高 等 职 业 教 育 规 划 教 材

药物检测技术

邹小丽　丁晓红　主编

任玉红　王炳强　主审

·北京·

内容简介

本书从实际应用出发，根据岗位作业要求，对主要工作任务进行分解，对典型的工作任务进行细化，确定课程内容和模式，围绕岗位核心能力和知识需求重构课程体系。结合《中华人民共和国药典》（简称《中国药典》）（2020年版）以及学生主要的就业岗位，在充分调研分析的基础上，将课程内容进行重新组合，按照其工作流程，分为八个模块，四十四个任务，八个模块分别为药品质量标准的应用、取样与留样、药物的性状检查与物理常数测定、药物的鉴别、药物的杂质检查、药物制剂的常规检查、药物的含量测定、药物综合检验。内容设计的原则从简单到复杂，从单一到综合，任务的选取全部来自实际典型的产品，按照企业规范化的流程进行设计，按照企业的要求对学生进行要求和考核。

每个任务都按照情境设定、任务目标、任务实施、任务评价四个步骤进行内容设计，每个任务在实施的时候都按照查学做练四个环节进行，每一模块后面以思维导图的形式总结本模块的知识结构与重点。

为方便教学，书中附有动画和视频等教学资源，读者可扫描书中二维码学习相应资源，随扫随学，激发学生自主学习，实现高效课堂。

本书有配套的电子教案和习题及答案，可登录 www.cipedu.com.cn 免费下载。

图书在版编目（CIP）数据

药物检测技术 / 邹小丽，丁晓红主编. —北京：化学工业出版社，2021.7（2025.1重印）
ISBN 978-7-122-39007-3

Ⅰ.①药… Ⅱ.①邹…②丁… Ⅲ.①药品检定 – 教材 Ⅳ.①R927.1

中国版本图书馆 CIP 数据核字（2021）第076083号

责任编辑：蔡洪伟 李 瑾
文字编辑：丁 宁 陈小滔
责任校对：宋 夏
装帧设计：关 飞

出版发行：化学工业出版社（北京市东城区青年湖南街13号 邮政编码100011）
印　 装：中煤（北京）印务有限公司
787mm×1092mm　1/16　印张18　字数366千字
2025年1月北京第1版第3次印刷

购书咨询：010-64518888
售后服务：010-64518899
网　　址：http://www.cip.com.cn
凡购买本书，如有缺损质量问题，本社销售中心负责调换。

定　　价：59.00元　　　　　　　　　　　　　　　版权所有　违者必究

编审人员名单

主　编　邹小丽　丁晓红

副主编　封美慧　王艳红　李振兴

主　审　任玉红　王炳强

编写人员（以姓氏笔画为序）

丁晓红　山东药品食品职业学院

王迪敏　山东药品食品职业学院

王艳红　山东药品食品职业学院

刘福胜　山东药品食品职业学院

孙春艳　山东药品食品职业学院

邹小丽　山东药品食品职业学院

李振兴　山东药品食品职业学院

宋　莹　山东药品食品职业学院

张冬梅　威海市食品药品检验检测中心

张修梅　山东药品食品职业学院

封美慧　山东药品食品职业学院

前言

高等职业教育中，课程建设是教学改革非常重要的部分，是培养学生的有效组织和实施方式，而教材建设和教学方式改革又是课程建设的重要内容，是"三教"改革的重要部分，对学生能力培养起着重要作用。《国家教育事业发展"十三五"规划》的通知提出"统筹规划课程与教材建设，对接最新行业、职业标准和岗位规范"，教材与行业、职业标准和岗位规范的连接更加密切。《国家职业教育改革实施方案》，倡导使用新型活页式、工作手册式教材并配套开发信息化资源，为固化近年来我院在技能型人才培养特色名校建设和优质高等职业院校创建过程中取得的阶段性成果，做好"三教"改革和配套教材开发工作，创新并改进现有的传统教材，探索适合学生特点和培养需要的教学模式，我院启动《药物检测技术》活页教材的编写工作。《药物检测技术》是药品制造专业群的核心课程，涵盖了药物检测职业领域的知识，是进行专业能力培养的重要课程。

本教材开发时，根据工作规范和技术要求，研发强调和岗位一致的教学内容。通过走访企业，深入药物检测一线，记录当前先进药品制造技术中关于药物检测的应用情况，结合《中国药典》（2020年版）以及学生主要的就业岗位进行教学内容设计。研发了技能发展评价量表，为有效地引导任务培养目标，将课程思政元素、岗位工作规范和技术要求标准引入教学评价，融合专业能力、学习与方法能力、社会能力的要求，规划整个培养能力进程的安排，每个任务配套评价量表，整门课程形成规范的技能评价体系。能有效度量技能生成发展的效度，形成对学生的任务达标情况的系统化评价，从而引导达成专业人才培养的职业能力目标。

同时，通过校企共建共同体保持课堂与岗位的常规性对话，实现教学内容与工作需求的动态对接。教材编写以行业企业资深技术专家或经验丰富的老师为主体，以学校教师教研内容为补充，教学素材来自产业一线，常态化的建设机制确保课程建设一直在路上。教材采取活页的形式，随时做到对内容进行灵活修补，保证第一时间接收来自产业的最新技术进步。

编者

2021 年 5 月

目录

模块六 药物制剂的常规检查 /127

模块七 药物的含量测定 /181

模块八　药物综合检验　/207

二维码资源目录

序号	资源标题	资源类型	资源编码	页码
1	药品质量标准简介	视频	1	001
2	国外药典简介	视频	2	003
3	凡例解读——贮藏项下的相关规定	视频	3	011
4	凡例解读——检验方法与限度的解读	视频	4	012
5	凡例解读——标准品与对照品	视频	5	012
6	凡例解读——精确度	视频	6	014
7	凡例解读——恒重	视频	7	014
8	凡例解读——按干燥品计算	视频	8	014
9	凡例解读——空白试验	视频	9	014
10	化学品、试剂有效期的规定	视频	10	015
11	取样的流程	视频	11	028
12	取样的要求	视频	12	029
13	pH 值的测定	视频	13	048
14	溶液旋光度的测定	视频	14	054
15	银镜反应	视频	15	062
16	紫外鉴别法	视频	16	064
17	重量差异检查	视频	17	128
18	装量检查	视频	18	145
19	装量差异检查	视频	19	147

序号	资源标题	资源类型	资源编码	页码
20	注射剂的不溶性微粒检查	视频	20	155
21	注射剂的渗透压摩尔浓度检查	视频	21	159
22	培养基的制备	视频	22	164
23	无菌室的清洁与消毒	视频	23	164
24	集菌培养器	视频	24	175
25	片剂中附加剂的干扰与排除	视频	25	198
26	注射剂的含量测定	视频	26	201
27	注射剂中附加剂的干扰与排除	视频	27	202
28	维生素 C 原料药的化学鉴别法	视频	28	209
29	维生素 C 原料药的红外鉴别法	视频	29	209
30	认识片剂	视频	30	217
31	片剂的性状观测	视频	31	219
32	认识注射剂	视频	32	231
33	注射剂检验记录与报告的书写	视频	33	234
34	胶囊剂装量差异检查	视频	34	247

模块一
药品质量标准的应用

药品是一种特殊的商品，它具有安全、有效、均一、稳定的质量特性，具有预防、治疗、诊断人的疾病的功能，药品的质量优劣，直接关系着人民群众的健康和生命的安危，因此，为了保障用药的安全和有效，必须对药品进行监督管理，而药品监督管理的主要法定技术依据就是药品的质量标准。

任务 1-1
药品质量标准认知

1. 药品质量
标准简介

情境设定

药品是防治疾病，保障人民健康的特殊商品，要保障人民用药安全有效，控制药品的质量很重要。对于药物质量的概念许多人存在狭隘、片面的理解，将药品质量的好坏与药品活性成分的含量完全等同起来，认为药品包装材料特性和质量、包装及标签、使用说明、广告及宣传品中的信息与药品质量无关……其实，这样片面、狭隘的理解和认识是非常错误和有害的。为了加强药品的质量管理，保证人民群众的用药安全，国家制定了药品质量标准，那么药品质量标准有哪些内容？

任务目标

1. 思政目标
具备"药品质量第一"意识、标准意识。
2. 知识目标
掌握药品质量标准的定义、分类、主要内容。
3. 技能目标
能分清我国药品质量标准的分类；了解几类国外药品质量标准；能正确使用药品质量标准。

任务实施

★ **查一查**：查阅《中华人民共和国药典》（以下简称《中国药典》）（2020年版）中牛磺酸胶囊质量标准的主要内容。

牛磺酸胶囊

Niuhuangsuan Jiaonang

Taurine Capsules

本品含牛磺酸（$C_2H_7NO_3S$）应为标示量的 90.0% ～ 110.0%。

【性状】 本品内容物为白色或类白色结晶性粉末。

【鉴别】 取本品内容物适量（约相当于牛磺酸0.5g），加水10mL使溶解，滤过，取滤液2mL，调节pH值至中性，加茚三酮试液1mL，在水浴中加热，溶液显蓝紫色。

【检查】 应符合胶囊剂项下有关的各项规定（通则0103）。

【含量测定】 取装量差异项下的内容物，混合均匀，精密称取适量（约相当于牛磺酸0.2g），加水25mL，振摇使溶解，用氢氧化钠滴定液（0.1mol/L）调节pH值至7.0，加入预先调节pH值至9.0的甲醛溶液15mL，摇匀，再用氢氧化钠滴定液（0.1mol/L）滴定至pH值至9.0，并持续30s，以加入甲醛溶液后消耗的氢氧化钠滴定液（0.1mol/L）的量（mL）计算。每1mL氢氧化钠滴定液（0.1mol/L）相当于12.52mg的$C_2H_7NO_3S$。

【类别】 同牛磺酸。

【规格】 （1）0.4g （2）0.5g

【贮藏】 避光，密封，在干燥处保存。

★ **学一学**：必备知识与原理。

一、药品的定义及其质量管理的依据

药品是一种特殊的商品，它具有安全、有效、均一、稳定的质量特性，具有预防、治疗、诊断人的疾病的功能，药品的质量优劣，直接关系着人民群众的健康和生命的安危，因此，为了保障用药的安全和有效，必须对药品进行监督管理，而药品监督管理的主要法定技术依据就是药品的质量标准。

二、药品质量标准的定义及性质

药品质量标准是国家对药品的质量规格和检验方法所做的技术规定，是药品生产、经营、使用、检验和监督管理部门共同遵守的法定依据。

我国《中华人民共和国药品管理法》（以下简称《药品管理法》）第二十八条规定：药品必须符合国家药品标准。不符合药品质量标准的药品，不得在市场中流通和使用，否则将会受法律的制裁。

三、药品质量标准的分类

1.《中国药典》

《中国药典》属于法定药品质量标准，由药典委员会负责编纂，经国家药品监督管理局批准颁布实施。《中国药典》的颁布实施体现了我国的用药水平、制药水平和监管水平，它的内容具有全国性的法律约束力。

2.《国家食品药品监督管理局国家药品标准》（简称《局颁药品标准》）和《中

华人民共和国卫生部药品标准》（简称《部颁药品标准》）

这两类药品标准，收载了国内已生产、疗效较好、需要统一标准但尚未载入药典的药品品种。

3. 国家注册标准

国家注册标准属于法定药品质量标准，是指国家药品监督管理局批准给申请人特定药品的标准、生产该药品的药品生产企业必须执行该注册标准。它也属于国家药品标准范畴。

4. 企业内部标准

企业内部标准属于非法定药品质量标准，该标准由药品生产企业自己制定，制定的目的主要用于控制其药品最终的质量，它仅在本企业的管理中具有约束力，具有一定的局限性，适用范围较窄，一般在制定时其内容均要求高于法定药品质量标准要求，在企业内部具有一定的保密性，因其药品标准的提高和可控在企业竞争中可以发挥重要的作用。

四、药品质量标准的内容

药品质量标准的内容一般包括：品名（包括中文名、汉语拼音名、英文名）；有机药物的结构式；分子式与分子量；来源或有机药物的化学名称；含量或效价规定；性状；鉴别；检查；含量或效价测定；类别；规格；贮藏；制剂等。

五、国外药典介绍

目前世界上多个国家都编制了国家药典，主要代表性的药典有以下几种：《美国药典》《英国药典》《日本药典》和《欧洲药典》。

2. 国外药典简介

《美国药典》是美国政府对药品质量标准和检验方法作出的技术规定，是唯一由美国食品药品监督管理局（FDA）强制执行的法定标准，其全称是《美国药典 - 国家处方集》，缩写为USP-NF。USP-NF是两个法定的药品标准，USP中提供关于原料药和制剂的质量标准，NF中提供关于辅料的质量标准，各论中提到的测试和程序将在USP-NF附录中予以详细说明。目前《美国药典》USP 43-NF 2020版为现行版本。

《英国药典》是英国药品委员会的正式出版物，缩写为BP。BP（2021）共六卷，第一卷和第二卷均有凡例和正文，正文品种主要收载化学原料药；第三卷正文品种收载化学药物制剂、血液制品、免疫制品、放射性药物制剂、糖类物质和顺势疗法制剂等制剂标准，并收载欧洲药典品种；第四卷收载附录、此外还收载红外参考光谱图，增补内容及索引；第五卷正文品种收载的是为兽用药品及其制剂和疫苗标准；第六卷为第一卷至第五卷的光盘版。目前《英国药典》2021年版为现行版本。

《日本药典》由日本药局方编辑委员会编制，又称《日本药局方》，其缩写为JP。《日本药典》由一部和二部组成，共一册。其中一部收载凡例、制剂总则、一般试验方法和医药品各论（主要为化学药品、抗生素、放射性药品以及制剂）；二部收载通则、生药总则、制剂总则、一般试验方法和医药品各论（主要为生药、生物制品、调剂用附加剂等）、药品红外光谱集、一般信息等。索引置于最后。目前《日本药典》JP17为现行版本。

《欧洲药典》由欧洲药典质量委员会编辑出版，其缩写为Ph. Eur.。《欧洲药典》的基本组成有凡例、通用分析方法（包括一般鉴别实验，一般检查方法，常用物理、化学测定法，常用含量测定方法，生物检查和生物分析，生药学方法）、容器和材料、试剂、正文和索引等。目前 Ph. Eur.10.0 为现行版本。

课堂互动：我国《药品管理法》第二十八条规定：药品必须符合国家药品标准。请问：符合国家药品标准的药品一定是质量合格的药品吗？请分析国家药品质量标准和质量合格药品之间的相互关系。

★ 总结提高：药品质量标准的概念、分类及主要内容。

一、药品质量标准的概念及分类

药品质量标准是国家对药品的质量规格和检验方法所做的技术规定，是药品生产、经营、使用、检验和监督管理部门共同遵守的法定依据。

药品质量标准包括《中国药典》、《局颁药品标准》、《部颁药品标准》、国家注册标准、企业内部标准等。

二、药品质量标准的主要内容

药品质量标准的内容一般包括：品名（包括中文名、汉语拼音名、英文名）；有机药物的结构式；分子式与分子量；来源或有机药物的化学名称；含量或效价规定；性状；鉴别；检查；含量或效价测定；类别；规格；贮藏；制剂等。

（邹小丽）

任务 1-2
《中国药典》认知

情境设定

《中华人民共和国药品管理法》（2019 年修订）中规定，国务院药品监督管理部门颁布的《中华人民共和国药典》（以下简称《中国药典》）和药品标准为国家药品标准。国家药品标准是国家为保证药品质量，对药品的质量指标、检验方法等作出的强制性技术规定。《中国药典》是国家药品标准体系的核心，是药品生产经营者的基本遵循，是药品监督管理工作的准绳。新颁布的 2020 年版《中国药典》于 2020 年 12 月 1 日正式实施，是迄今颁布的第十一版药典。新版药典的颁布实施对我国药品研发、生产、检验、流通以及监督管理产生重大影响。那么其构成和主要内容有哪些？使用时应如何查阅？

任务目标

1. 思政目标
具备"药品质量第一"的责任意识、标准意识、先进技术强国观念、法规意识。
2. 知识目标
掌握 2020 年版《中国药典》的构成及其主要内容。
3. 技能目标
正确查阅和使用《中国药典》；正确准备试药、试液；正确选用检验仪器。

任务实施

★ 查一查：查阅《中国药典》（2020 年版）下表中的相关内容。

序号	查阅内容	药典第几部	页码	查阅结果
1	白芍质量标准			
2	葡萄糖酸钙质量标准			
3	片剂的制剂通则			
4	分析方法验证指导原则			
5	重金属检查法			
6	淀粉质量标准			
7	熔点测定法			
8	乙二胺四醋酸二钠滴定液（0.05mol/L）的配制和标定方法			

★ 做一做：完成葡萄糖酸钙的含量测定所需要的仪器、试剂及其配制方法。

一、查阅准备

《中国药典》（2020 年版）1 ～ 4 部电子书。

二、操作要点

（1）按照药品的类别，查阅《中国药典》（2020 年版）第二部。

（2）查找葡萄糖酸钙的质量标准。查找方法有三种：品名目次法（汉语名首字笔画查询）、中文索引法（拼音查询）、英文索引法（英文查询）。

【含量测定】 取本品 0.5g，精密称定，加水 100mL，微温使溶解，加氢氧化钠试液 15mL 与钙紫红素指示剂 0.1g，用乙二胺四醋酸二钠滴定液（0.05mol/L）滴定至溶液自紫色转变为纯蓝色。每 1mL 乙二胺四醋酸二钠滴定液（0.05mol/L）相当于 22.42mg 的 $C_{12}H_{22}CaO_{14} \cdot H_2O$。

（3）分析其含量测定方法，列出需要的仪器和试剂。

仪器：电子天平、量筒、托盘天平、滴定管、锥形瓶

试剂：葡萄糖酸钙、氢氧化钠试液、钙紫红素指示剂、乙二胺四醋酸二钠滴定液（0.05mol/L）

其中氢氧化钠试液、钙紫红素指示剂和乙二胺四醋酸二钠滴定液（0.05mol/L）的配制方法需要查阅《中国药典》（2020 年版）第四部。

（4）查阅《中国药典》（2020 年版）第四部 "8000 试剂与标准物质" 项下的 8002 试液、8005 指示剂与指示液、8006 滴定液，确定氢氧化钠试液、钙紫红素指示剂和乙二胺四醋酸二钠滴定液（0.05mol/L）的配制方法。

氢氧化钠试液 取氢氧化钠 4.3g，加水使溶解成 100mL，即得。

钙紫红素指示剂 取钙紫红素 0.1g，加无水硫酸钠 10g，研磨均匀，即得。

乙二胺四醋酸二钠滴定液（0.05mol/L）

【配制】 取乙二胺四醋酸二钠 19g，加适量的水使溶解成 1000mL，摇匀。

【标定】 取于约 800℃灼烧至恒重的基准氧化锌 0.12g，精密称定，加稀盐酸 3mL 使溶解，加水 25mL，加 0.025% 甲基红的乙醇溶液 1 滴，滴加氨试液至溶液显微黄色，加水 25mL 与氨 - 氯化铵缓冲液（pH10.0）10mL，再加铬黑 T 指示剂少量，用本液滴定至溶液由紫色变为纯蓝色，并将滴定的结果用空白试验校正。每 1mL 乙二胺四醋酸二钠滴定液（0.05mol/L）相当于 4.069mg 的氧化锌。根据本液的消耗量与氧化锌的取用量，算出本液的浓度，即得。

【贮藏】 置玻璃塞瓶中，避免与橡皮塞、橡皮管等接触。

★ 学一学：必备知识与原理。

一、《中国药典》简介

《中华人民共和国药典》简称《中国药典》，英文名称为 Pharmacopoeia of the People's Republic of China；英文简称为 Chinese Pharmacopoeia；英文缩写为 ChP。

中华人民共和国成立以来，我国相继出版了 1953 年版、1963 年版、1977 年版、1985 年版、1990 年版、1995 年版、2000 年版、2005 年版、2010 年版、2015 年版和 2020 年版药典，现行版《中国药典》为 2020 年版，为第十一版药典。

二、《中国药典》（2020 年版）简介

《中国药典》（2020 年版）按照第十一届药典委员会成立大会暨全体委员大会审议通过的药典编制大纲要求，以建立 "最严谨的标准" 为指导，以提升药品质量，

保障用药安全、服务药品监管为宗旨，在国家药品监督管理局的领导下，在相关药品检验机构、科研院校的大力支持和国内外药品生产企业及学会协会积极参与下，国家药典委员会组织完成了《中国药典》2020年版编制各项工作。2020年4月9日，第十一届药典委员会执行委员会审议通过了《中国药典》2020年版（草案）。经国家药品监督管理局会同国家卫生健康委员会审核批准颁布后施行。

《中国药典》（2020年版）的编制秉承科学性、先进性、实用性和规范性的原则，不断强化《中国药典》在国家药品标准中的核心地位，标准体系更加完善、标准制定更加规范、标准内容更加严谨、与国际标准更加协调，药品标准整体水平得到进一步提升，全面反映出我国医药发展和检测技术应用的现状，在提高我国药品质量，保障公众用药安全，促进医药产业健康发展，提升《中国药典》国际影响力等方面必将发挥重要作用。

1.《中国药典》（2020年版）的特点

（1）稳步推进药典品种收载　品种收载以临床应用为导向，不断满足国家基本药物目录和基本医疗保险用药目录收录品种的需求，进一步保障临床用药质量。及时收载新上市药品标准，充分体现我国医药创新研发最新成果。

（2）健全国家药品标准体系　通过完善药典凡例以及相关通用技术要求，进一步体现药品全生命周期管理理念。结合中药、化学药、生物制品各类药品特性，将质量控制关口前移，强化药品生产源头以及全过程的质量管理。逐步形成以保障制剂质量为目标的原料药、药用辅料和药包材标准体系，为推动关联审评审批制度改革提供技术支撑。

（3）扩大成熟分析技术应用　紧跟国际前沿，不断扩大成熟检测技术在药品质量控制中的推广和应用，检测方法的灵敏度、专属性、适用性和可靠性显著提升，药品质量控制手段得到进一步加强。

（4）提高药品安全和有效控制要求　重点围绕涉及安全性和有效性的检测方法和限量开展研究，进一步提高药品质量的可控性。在安全性方面，进一步加强了对药材饮片重金属及有害元素、禁用农药残留、真菌毒素以及内源性有毒成分的控制。加强了对化学药杂质的定性定量研究，对已知杂质和未知杂质分别控制；对注射剂等高风险制剂增订了与安全性相关的质控项目，如渗透压摩尔浓度测定等。加强了生物制品病毒安全性控制、建立了疫苗氢氧化铝佐剂以及重组技术产品相关蛋白的控制。在有效性方面，建立和完善了中药材与饮片专属性鉴别方法，部分产品制定了与临床疗效相关的成分含量控制。结合通过仿制药质量与疗效一致性评价品种的注册标准，修订了药典相关标准的溶出度项目；进一步完善了化学药与有效性相关的质量控制要求。增订人用聚乙二醇化重组蛋白及多肽制品、螨变应原制品和人用基因治疗制品总论等，重组类治疗生物制品增订了相关蛋白检测及限度要求等。

（5）提升辅料标准水平　重点增加制剂生产常用药用辅料标准的收载，完善药用辅料自身安全性和功能性指标，逐步健全药用辅料国家标准体系，促进药用辅料质量提升，进一步保证制剂质量。

（6）加强国际标准协调　加强与国外药典的比对研究，注重国际成熟技术标准的借鉴和转化，不断推进与各国药典标准的协调。

（7）强化药典导向作用　紧跟国际药品标准发展的趋势，兼顾我国药品生产的实际状况，在药品监管理念、质量控制要求、检测技术应用、工艺过程控制、产品研发指导等方面不断加强。在检测项目和限量设置方面，既考虑保障药品安全的底线，又充分关注临床用药的可及性，进一步强化药典对药品质量控制的导向作用。

（8）完善药典工作机制　始终坚持公开、公正、公平的原则，不断完善药品标准的形成机制。

2.《中国药典》（2020 年版）基本结构

《中国药典》（2020 年版）分为四部，共收载品种 5911 种，新增 319 种，修订 3177 种，不再收载 10 种，因品种合并减少 6 种。

一部收载中药，收载品种 2711 种，其中新增 117 种、修订 452 种。

二部收载化学药品，收载品种 2712 种。

三部收载生物制品及其相关通用技术要求，收载 153 种，其中新增 20 种、修订 126 种；新增生物制品通则 2 个、总论 4 个。

四部收载通用技术要求和药用辅料，收载通用技术要求 361 个，其中制剂通则 38 个（修订 35 个）、检测方法及其他通则 281 个（新增 35 个、修订 51 个）、指导原则 42 个（新增 12 个、修订 12 个）；药用辅料收载 335 种，其中新增 65 种、修订 212 种。

3.《中国药典》（2020 年版）的主要内容

国家药品标准由品种正文及其引用的凡例、通用技术要求共同构成。

（1）凡例　凡例是为正确使用《中国药典》，对品种正文、通用技术要求以及药品质量检验和检定中有关共性问题的统一规定和基本要求。

本版药典收载的凡例、通则 / 生物制品通则、总论的要求对未载入本版药典的其他药品标准具同等效力。

《中国药典》（2020 年版）二部凡例分类项目有："总则""通用技术要求""品种正文""名称与编排""项目与要求""检验方法和限度""标准品与对照品""计量""精确度""试药、试液、指示剂""动物试验""说明书、包装与标签"等，共 39 条款。药品检验工作者在按照中国药典进行质量检定时，必须掌握和正确理解凡例的内容，并在检验过程中切实遵照执行。

《中国药典》（2020 年版）二部凡例的相关规定如下。

总　则

一、《中华人民共和国药典》简称《中国药典》，依据《中华人民共和国药品管理法》组织制定和颁布实施。《中国药典》一经颁布实施，其所载同品种或相关内容的上版药典标准或原国家药品标准即停止使用。

《中国药典》由一部、二部、三部、四部及其增补本组成。一部收载中药，二部收载化学药品，三部收载生物制品及相关通用技术要求，四部收载通用技术要求和药用辅料。除特别注明版次外，《中国药典》均指现行版。

本部为《中国药典》二部。

二、《中国药典》主要由凡例、通用技术要求和品种正文构成。

凡例是为正确使用《中国药典》，对品种正文、通用技术要求以及药品质量检验和检定中有关共性问题的统一规定和基本要求。

通用技术要求包括《中国药典》收载的通则、指导原则以及生物制品通则和相关总论等。

《中国药典》各品种项下收载的内容为品种正文。

三、药品标准由品种正文及其引用的凡例、通用技术要求共同构成。

本版药典收载的凡例、通则／生物制品通则、总论的要求对未载入本版药典的其他药品标准具同等效力。

四、凡例和通用技术要求中采用"除另有规定外"这一用语，表示存在与凡例或通用技术要求有关规定不一致的情况时，则在品种正文中另作规定，并据此执行。

五、品种正文所设各项规定是针对符合《药品生产质量管理规范》（Good Manufacturing Practices，GMP）的产品而言。任何违反 GMP 或有未经批准添加物质所生产的药品，即使符合《中国药典》或按照《中国药典》未检出其添加物质或相关杂质，亦不能认为其符合规定。

六、《中国药典》的英文名称为 Pharmacopoeia of the People's Republic of China；英文简称为 Chinese Pharmacopocia；英文缩写为 ChP。

通用技术要求

七、通则主要包括制剂通则、其他通则、通用检测方法。制剂通则系为按照药物剂型分类，针对剂型特点所规定的基本技术要求。通用检测方法系为各品种进行相同项目检验时所应采用的统一规定的设备、程序、方法及限度等。

指导原则系为规范药典执行，指导药品标准制定和修订，提高药品质量控制水平所规定的非强制性、推荐性技术要求。

生物制品通则是对生物制品生产和质量控制的基本要求，总论是对某一类生物制品生产和质量控制的相关技术要求。

品种正文

八、品种正文系根据药物自身的理化与生物学特性，按照批准的处方来源、生产工艺、贮藏运输条件等所制定的、用以检测药品质量是否达到用药要求并衡量其质量是否稳定均一的技术规定。

九、品种正文内容根据品种和剂型的不同，按顺序可分别列有：（1）品名（包括中文名，汉语拼音与英文名）；（2）有机药物的结构式；（3）分子式与分子量；（4）来源或有机药物的化学名称；（5）含量或效价规定；（6）处方；（7）制法；（8）性状；（9）鉴别；（10）检查；（11）含量或效价测定；（12）类别；（13）规格；（14）贮藏；（15）制剂；（16）标注；（17）杂质信息等。

原料药与制剂中已知杂质的名称与结构式等信息一般均在原料药正文中列出，相应制剂正文直接引用。复方制剂中活性成分相互作用产生的杂质，一般列在该品种正文项下。

十、品种正文中引用的药品系指本版药典收载的品种，其质量应符合相应的规定。

名称与编排

十一、品种正文收载的药品中文名称通常按照《中国药品通用名称》收载的名称及其命名原则命名，《中国药典》收载的药品中文名称均为法定名称；本部药典收载的原料药英文名除另有规定外，均采用国际非专利药名（International Nonproprietary Names，INN）。

有机药物的化学名称系根据中国化学会编撰的《有机化学命名原则》命名，母体的选定与国际纯粹与应用化学联合会（International Union of Pure and Applied

Chemistry，IUPAC）的命名系统一致。

十二、药品化学结构式按照世界卫生组织（World Health Organization，WHO）推荐的"药品化学结构式书写指南"书写。

十三、品种正文按药品中文名称笔画顺序排列，同笔画数的字按起笔笔形一丨丿丶一的顺序排列；单方制剂排在其原料药后面；放射性药品集中编排；索引按汉语拼音顺序排序的中文索引、英文名和中文名对照索引排列。

项目与要求

十四、制法项下主要记载药品的重要工艺要求和质量管理要求。

（1）所有药品的生产工艺应经验证，并经国务院药品监督管理部门批准，生产过程均应符合《药品生产质量管理规范》的要求。

（2）来源于动物组织提取的药品，其所用动物种属要明确，所用脏器均应来自经检疫的健康动物，涉及牛源的应取自无牛海绵状脑病地区的健康牛群；来源于人尿提取的药品，均应取自健康人群。上述药品均应有明确的病毒灭活工艺要求以及质量管理要求。

（3）直接用于生产的菌种、毒种、来自人和动物的细胞、DNA重组工程菌及工程细胞，来源途径应经国务院药品监督管理部门批准并应符合国家有关的管理规范。

十五、性状项下记载药品的外观、臭、味、溶解度以及物理常数等。

（1）外观性状是对药品的色泽和外表感观的规定，其中臭与味指药品本身所固有的，可供制剂开发时参考。

（2）溶解度是药品的一种物理性质。各品种项下选用的部分溶剂及其在该溶剂中的溶解性能，可供精制或制备溶液时参考；对在特定溶剂中的溶解性能需作质量控制时，在该品种检查项下另作具体规定。药品的近似溶解度以下列名词术语表示：

极易溶解　　系指溶质1g（mL）能在溶剂不到1mL中溶解；
易溶　　　　系指溶质1g（mL）能在溶剂1～不到10mL中溶解；
溶解　　　　系指溶质1g（mL）能在溶剂10～不到30mL中溶解；
略溶　　　　系指溶质1g（mL）能在溶剂30～不到100mL中溶解；
微溶　　　　系指溶质1g（mL）能在溶剂100～不到1000mL中溶解；
极微溶解　　系指溶质1g（mL）能在溶剂1000～不到10000mL中溶解；
几乎不溶或不溶　系指溶质1g（mL）在溶剂10000mL中不能完全溶解。

试验法：除另有规定外，称取研成细粉的供试品或量取液体供试品，于25℃±2℃一定容量的溶剂中，每隔5分钟强力振摇30秒钟；观察30分钟内的溶解情况，如无目视可见的溶质颗粒或液滴时，即视为完全溶解。

（3）物理常数包括相对密度、馏程、熔点、凝点、比旋度、折光率、黏度、吸收系数、碘值、皂化值和酸值等；其测定结果不仅对药品具有鉴别意义，也可反映药品的纯度，是评价药品质量的主要指标之一。

十六、鉴别项下规定的试验方法，系根据反映该药品某些物理、化学或生物学等特性所进行的药物鉴别试验，不完全代表对该药品化学结构的确证。

十七、检查项下包括反映药品的安全性与有效性的试验方法和限度、均一性与纯度等制备工艺要求等内容；对于规定中的各种杂质检查项目，系指该药品在按既定工艺进行生产和正常贮藏过程中可能含有或产生并需要控制的杂质（如残留溶剂、有关物质等）；改变生产工艺时需另考虑增修订有关项目。

对于生产过程中引入的有机溶剂，应在后续的生产环节予以有效去除。除正文已明确列有"残留溶剂"检查的品种必须对生产过程中引入的有机溶剂依法进行该项检查外，其他未在"残留溶剂"项下明确列出的有机溶剂或未在正文中列有此项检查的各品种，如生产过程中引入或产品中残留有机溶剂，均应按通则"残留溶剂测定法"检查并应符合相应溶剂的限度规定。

采用色谱法检测有关物质时，杂质峰（或斑点）不包括溶剂、辅料或原料药的非活性部分等产生的色谱峰（或斑点）。必要时，可采用适宜的方法对上述非杂质峰（或斑点）进行确认。

处方中含有抑菌剂的注射剂和眼用制剂，应建立适宜的检测方法对抑菌剂的含量进行控制。正文已明确列有抑菌剂检查的品种必须依法对产品中使用的抑菌剂进行该项检查，并应符合相应的限度规定。

供直接分装成注射用无菌粉末的原料药，应按照注射剂项下相应的要求进行检查，并应符合规定。

各类制剂，除另有规定外，均应符合各制剂通则项下有关的各项规定。

十八、含量测定项下规定的试验方法，用于测定原料药及制剂中有效成分的含量，一般可采用化学、仪器或生物测定方法。

十九、类别系按药品的主要作用与主要用途或学科的归属划分，不排除在临床实践的基础上作其他类别药物使用。

二十、制剂的规格，系指每一支、片或其他每一个单位制剂中含有主药的重量（或效价）或含量（%）或装量。注射液项下，如为"1mL：10mg"，系指1mL 中含有主药 10mg；对于列有处方或标有浓度的制剂，也可同时规定装量规格。

二十一、贮藏项下的规定，系为避免污染和降解而对药品贮存与保管的基本要求，以下列名词术语表示：

3. 凡例解读——贮藏项下的相关规定

遮光　系指用不透光的容器包装，例如棕色容器或适宜黑色材料包裹的无色透明、半透明容器；

避光　系指避免日光直射；

密闭　系指将容器密闭，以防止尘土及异物进入；

密封　系指将容器密封以防止风化、吸潮、挥发或异物进入；

熔封或严封　系指将容器熔封或用适宜的材料严封，以防止空气与水分的侵入并防止污染；

阴凉处　系指不超过 20℃；

凉暗处　系指避光并不超过 20℃；

冷处　系指 2～10℃；

常温（室温）　系指 10～30℃。

除另有规定外，贮藏项下未规定贮藏温度的一般系指常温。

由于注射剂与眼用制剂等的包装容器均直接接触药品，可视为该制剂的组成部分，因而可写为"密闭保存"。

二十二、标注项下的规定，系指开展检定工作等所需的信息，应采取适宜的方式（如药品说明书等）注明。

二十三、制剂中使用的原料药和辅料，均应符合本版药典的规定；本版药典未收载者，必须制定符合药用要求的标准，并需经国务院药品监督管理部门批准。

同一原料药用于不同制剂（特别是给药途径不同的制剂）时，需根据临床用药要求制定相应的质量控制项目。

检验方法和限度

4. 凡例解读——检验方法与限度的解读

二十四、本版药典品种正文收载的所有品种，均应按规定的方法进行检验。采用药典规定的方法进行检验时，应对方法的适用性进行确认。如采用其他方法，应进行方法学验证，并与规定的方法比对，根据试验结果选择使用，但应以本版药典规定的方法为准。

二十五、本版药典中规定的各种纯度和限度数值以及制剂的重（装）量差异，系包括上限和下限两个数值本身及中间数值。规定的这些数值不论是百分数还是绝对数字，其最后一位数字都是有效位。

试验结果在运算过程中，可比规定的有效数字多保留一位数，而后根据有效数字的修约规则进舍至规定有效位。计算所得的最后数值或测定读数值均可按修约规则进舍至规定的有效位，取此数值与标准中规定的限度数值比较，以判断是否符合规定的限度。

二十六、原料药的含量（%），除另有注明者外，均按重量计。如规定上限为 100% 以上时，系指用本版药典规定的分析方法测定时可能达到的数值，它为药典规定的限度或允许偏差，并非真实含有量；如未规定上限时，系指不超过 101.0%。

制剂的含量限度范围，系根据主药含量的多少、测定方法误差、生产过程不可避免偏差和贮存期间可能产生降解的可接受程度而制定的，生产中应按标示量 100% 投料。如已知某一成分在生产或贮存期间含量会降低，生产时可适当增加投料量，以保证在有效期内含量能符合规定。

标准品与对照品

5. 凡例解读——标准品与对照品

二十七、标准品与对照品系指用于鉴别、检查、含量或效价测定的标准物质。标准品系指用于生物检定或效价测定的标准物质，其特性量值一般按效价单位（或 μg）计，以国际标准物质进行标定；对照品系指采用理化方法进行鉴别、检查或含量测定时所用的标准物质，其特性量值一般按纯度（%）计。

标准品与对照品的建立或变更批号，应与国际标准物质或原批号标准品或对照品进行对比并经过协作标定，然后按照国家药品标准物质相应的工作程序进行技术审定，确认其质量能够满足既定用途后方可使用。

标准品与对照品均应附有使用说明书，一般应标明批号、特性量值、用途、使用方法、贮藏条件和装量等。

标准品与对照品均应按其标签或使用说明书所示的内容使用和贮藏。

计　量

二十八、试验用的计量仪器均应符合国务院质量技术监督部门的规定。

二十九、本版药典采用的计量单位

（1）法定计量单位名称和单位符号如下：

长度　　　　米（m）　　　　　分米（dm）　　　　厘米（cm）
　　　　　　毫米（mm）　　　　微米（μm）　　　　纳米（nm）
体积　　　　升（L）　　　　　毫升（mL）　　　　微升（μL）
质（重）量　千克（kg）　　　　克（g）　　　　　毫克（mg）
　　　　　　微克（μg）　　　　纳克（ng）　　　　皮克（pg）
物质的量　　摩尔（mol）　　　　毫摩尔（mmol）
压力　　　　兆帕（MPa）　　　　千帕（kPa）　　　帕（Pa）
温度　　　　摄氏度（℃）
动力黏度　　帕秒（Pa·s）　　　　毫帕秒（mPa·s）
运动黏度　　平方米每秒（m²/s）　　　平方毫米每秒（mm²/s）
波数　　　　厘米的倒数（cm⁻¹）
密度　　　　千克每立方米（kg/m³）　　克每立方厘米（g/cm³）
放射性活度　吉贝可（GBq）　　　兆贝可（MBq）　　　千贝可（kBq）
　　　　　　贝可（Bq）

（2）本版药典使用的滴定液和试液的浓度，以 mol/L（摩尔/升）表示者，其浓度要求精密标定的滴定液用"XXX 滴定液（YYYmol/L）"表示；作其他用途不需精密标定其浓度时，用"YYYmol/L XXX 溶液"表示，以示区别。

（3）有关的温度描述，一般以下列名词术语表示：

水浴温度　　　　除另有规定外，均指98～100℃；
热水　　　　　　系指70～80℃；
微温或温水　　　系指40～50℃；
室温（常温）　　系指10～30℃；
冷水　　　　　　系指2～10℃；
冰浴　　　　　　系指约0℃；
放冷　　　　　　系指放冷至室温。

（4）符号"%"表示百分比，系指重量的比例；但溶液的百分比，除另有规定外，系指溶液 100mL 中含有溶质若干克；乙醇的百分比，系指在 20℃时容量的比例。此外，根据需要可采用下列符号：

%（g/g）　　　表示溶液 100g 中含有溶质若干克；
%（mL/mL）　表示溶液 100mL 中含有溶质若干毫升；
%（mL/g）　　表示溶液 100g 中含有溶质若干毫升；
%（g/mL）　　表示溶液 100mL 中含有溶质若干克。

（5）缩写"ppm"表示百万分比，系指重量或体积的比例。

（6）缩写"ppb"表示十亿分比，系指重量或体积的比例。

（7）液体的滴，系在 20℃时，以 1.0mL 水为 20 滴进行换算。

（8）溶液后标示的"（1 → 10）"等符号，系指固体溶质 1.0g 或液体溶质 1.0mL 加溶剂使成 10mL 的溶液；未指明用何种溶剂时，均系指水溶液；两种或两种以上液体的混合物，名称间用半字线"-"隔开，其后括号内所示的"："符号，系指各液体混合时的体积（重量）比例。

（9）本版药典所用药筛，选用国家标准的 R40/3 系列，分等如下：

筛号	筛孔内径（平均值）	目号
一号筛	2000μm±70μm	10 目
二号筛	850μm±29μm	24 目
三号筛	355μm±13μm	50 目
四号筛	250μm±9.9μm	65 目
五号筛	180μm±7.6μm	80 目
六号筛	150μm±6.6μm	100 目
七号筛	125μm±5.8μm	120 目
八号筛	90μm±4.6μm	150 目
九号筛	75μm±4.1μm	200 目

粉末分等如下：

最粗粉　指能全部通过一号筛，但混有能通过三号筛不超过20%的粉末；

粗粉　指能全部通过二号筛，但混有能通过四号筛不超过40%的粉末；

中粉　指能全部通过四号筛，但混有能通过五号筛不超过60%的粉末；

细粉　指能全部通过五号筛，并含能通过六号筛不少于95%的粉末；

最细粉　指能全部通过六号筛，并含能通过七号筛不少于95%的粉末；

极细粉　指能全部通过八号筛，并含能通过九号筛不少于95%的粉末。

（10）乙醇未指明浓度时，均系指95%（mL/mL）的乙醇。

三十、计算分子量以及换算因子等使用的原子量均按最新国际原子量表推荐的原子量。

精确度

三十一、本版药典规定取样量的准确度和试验精密度。

6. 凡例解读——精确度

7. 凡例解读——恒重

8. 凡例解读——按干燥品计算

9. 凡例解读——空白试验

（1）试验中供试品与试药等"称重"或"量取"的量，均以阿拉伯数码表示，其精确度可根据数值的有效数位来确定，如称取"0.1g"，系指称取重量可为0.06～0.14g；称取"2g"，系指称取重量可为1.5～2.5g；称取"2.0g"，系指称取重量可为1.95～2.05g；称取"2.00g"，系指称取重量可为1.995～2.005g。

"精密称定"系指称取重量应准确至所取重量的千分之一；"称定"系指称取重量应准确至所取重量的百分之一；"精密量取"系指量取体积的准确度应符合国家标准中对该体积移液管的精密度要求；"量取"系指可用量筒或按照量取体积的有效数位选用量具。取用量为"约"若干时，系指取用量不得超过规定量的 ±10%。

（2）恒重，除另有规定外，系指供试品连续两次干燥或炽灼后称重的差异在0.3mg以下的重量，干燥至恒重的第二次及以后各次称重均应在规定条件下继续干燥1h后进行；炽灼至恒重的第二次称重应在继续炽灼30min后进行。

（3）试验中规定"按干燥品（或无水物，或无溶剂）计算"时，除另有规定外，应取未经干燥（或未去水，或未去溶剂）的供试品进行试验，并将计算中的取用量按检查项下测得的干燥失重（或水分，或溶剂）扣除。

（4）试验中的"空白试验"，系指在不加供试品或以等量溶剂替代供试液的情况下，按同法操作所得的结果；含量测定中的"并将滴定的结果用空白试验校正"，系指按供试品所耗滴定液的量（mL）与空白试验中所耗滴定液的量（mL）

之差进行计算。

（5）试验时的温度，未注明者，系指在室温下进行；温度高低对试验结果有显著影响者，除另有规定外，应以25℃±2℃为准。

试药、试液、指示剂

三十二、试验用的试药，除另有规定外，均应根据通则试药项下的规定，选用不同等级并符合国家标准或国务院有关行政主管部门规定的试剂标准。试液、缓冲液、指示剂与指示液、滴定液等，均应符合通则的规定或按照通则的规定制备。

三十三、试验用水，除另有规定外，均系指纯化水。酸碱度检查所用的水，均系指新沸并放冷至室温的水。

三十四、酸碱性试验时，如未指明用何种指示剂，均系指石蕊试纸。

10. 化学品、试剂有效期的规定

动物试验

三十五、动物试验所使用的动物应为健康动物，其管理应按国务院有关行政主管部门颁布的规定执行。动物品系、年龄、性别、体重等应符合药品检定要求。

随着药品纯度的提高，凡是有准确的化学和物理方法或细胞学方法能取代动物试验进行药品质量检测的，应尽量采用，以减少动物试验。

说明书、包装与标签

三十六、药品说明书应符合《中华人民共和国药品管理法》及国务院药品监督管理部门对说明书的规定。

三十七、直接接触药品的包装材料和容器应符合国务院药品监督管理部门的有关规定，均应无毒、洁净，与内容药品应不发生化学反应，并不得影响内容药品的质量。

三十八、药品标签应符合《中华人民共和国药品管理法》及国务院药品监督管理部门对包装标签的规定，不同包装标签其内容应根据上述规定印制，并应尽可能多地包含药品信息。

三十九、麻醉药品、精神药品、医疗用毒性药品、放射性药品、外用药品和非处方药品的说明书和包装标签，必须印有规定的标识。

（2）正文　《中国药典》各品种项下收载的内容为品种正文。正文系根据药物自身的理化与生物学特性，按照批准的来源、处方、制法和运输、贮藏等条件所制定的、用以检测药品质量是否达到用药要求并衡量其质量是否稳定均一的技术规定。正文项下根据品种和剂型不同，按顺序可分别列有：①品名；②来源；③处方；④制法；⑤性状；⑥鉴别；⑦检查；⑧浸出物；⑨特征图谱或指纹图谱；⑩含量测定；⑪炮制；⑫性味与归经；⑬功能与主治；⑭用法与用量；⑮注意；⑯规格；⑰贮藏；⑱制剂；⑲附注等。

（3）通用技术要求　通用技术要求包括《中国药典》收载的通则、指导原则以及生物制品通则和相关总论等（见表1-1）。通则主要包括制剂通则、其他通则、通用检测方法。制剂通则系为按照药物剂型分类，针对剂型特点所规定的基本技术要求。通用检测方法系为各品种进行相同项目检验时所应采用的统一规定的设备、程序、方法及限度等。

指导原则系为规范药典执行，指导药品标准制定和修订，提高药品质量控制水平所规定的非强制性、推荐性技术要求。

生物制品通则是对生物制品生产和质量控制的基本要求，总论是对某一类生物制品生产和质量控制的相关技术要求。

表 1-1 　《中国药典》（2020 年版）四部通用技术要求的主要内容

类别	编码及名称	举例
通则	0100 制剂通则	0101 片剂、0102 注射剂
	0200 其他通则	0211 药材和饮片取样法
	0300	0301 一般鉴别试验
	0400 光谱法	0401 紫外 - 可见分光光度法
	0500 色谱法	0512 高效液相色谱法
	0600 物理常数测定法	0612 熔点测定法
	0700 其他测定法	0702 非水溶液滴定法
	0800 限量检查法	0861 残留溶剂测定法
	0900 特性检查法	0903 不溶性微粒检查法
	1000 分子生物学检查法	1001 聚合酶链式反应法
	1100 生物检查法	1101 无菌检查法
	1200 生物活性测定法	1208 肝素生物测定法
	2000 中药其他方法	2302 灰分测定法
	3000 生物制品相关检查方法	
	4000 药包材检测方法	4005 拉伸性能测定法
	8000 试剂与标准物质	8001 试剂、8002 试液、8006 滴定液
指导原则	9000 指导原则	9101 分析方法验证指导原则

课堂互动：其他质量标准和现行版《中国药典》发生冲突时，如何处理？

★ 总结提高：《中国药典》的沿革。

1953 年版（第一版）　共收载品种 531 种，其中化学药 215 种，植物药与油脂类 65 种，动物药 13 种，抗生素 2 种，生物制品 25 种，各类制剂 211 种。1957 年出版《中国药典》1953 年版增补本。

1963 年版（第二版）　共收载品种 1310 种，分一、二两部，各有凡例和有关的附录。一部收载中药材 446 种和中药成方制剂 197 种；二部收载化学药品 667 种。此外，一部记载药品的"功能与主治"，二部增加了药品的"作用与用途"。

1977 年版（第三版）　共收载品种 1925 种。一部收载中草药（包括少数民族药材）、中草药提取物、植物油脂以及单味药制剂等 882 种，成方制剂（包括少数民族药成方）270 种，共 1152 种；二部收载化学药品、生物制品等 773 种。

笔记

1985 年版（第四版） 共收载品种 1489 种。一部收载中药材、植物油脂及单味制剂 506 种，成方制剂 207 种，共 713 种；二部收载化学药品、生物制品等 776 种。

1990 年版（第五版） 收载品种共计 1751 种。一部收载 784 种，其中中药材、植物油脂等 509 种，中药成方及单味制剂 275 种；二部收载化学药品、生物制品等 967 种。药典二部品种项下规定的"作用与用途"和"用法与用量"，分别改为"类别"和"剂量"，另组织编著《临床用药须知》一书，以指导临床用药。有关品种的红外光吸收图谱，收入《药品红外光谱集》另行出版，该版药典附录内不再刊印。

1995 年版（第六版） 收载品种共计 2375 种。一部收载 920 种，其中中药材、植物油脂等 522 种，中药成方及单味制剂 398 种；二部收载 1455 种，包括化学药、抗生素、生化药、放射性药品、生物制品及辅料等。第六届药典委员会还完成了《中国药典》1990 年版的增补本、英文版及二部注释和一部注释选编、《药品红外光谱集》（第一卷）、《临床用药须知》（第二版）、《中药彩色图集》、《中药薄层色谱彩色图集》及《中国药品通用名称》的编制工作。

2000 年版（第七版） 共收载品种 2691 种，其中新增品种 399 种，修订品种 562 种。一部收载 992 种，二部收载 1699 种。附录作了较大幅度的改进和提高，一部新增 10 个，修订 31 个；二部新增 27 个，修订 32 个。二部附录中首次收载了药品标准分析方法验证要求等六项指导原则，现代分析技术在这版药典中得到进一步扩大应用。为了严谨起见，将"剂量""注意"项内容移至《临床用药须知》。第七届药典委员会还完成了《中国药典》1995 年版增补本和英文版《中国药品通用名称》（一九九八年增补本）、《药品红外光谱集》（第二卷）及《临床用药须知》（第三版）的编制工作。

2005 年版（第八版） 共收载品种 3217 种，其中新增 525 种，修订 1032 种。一部收载 1146 种，其中新增 154 种、修订 453 种；二部收载 1970 种，其中新增 327 种、修订 522 种；三部收载 101 种，其中新增 44 种、修订 57 种。该版药典附录亦有较大幅度调整。一、二、三部共同采用的附录分别在各部中予以收载，并进行了协调统一。该版药典三部源于《中国生物制品规程》。第八届药典委员会还完成了《中国药典》2000 年版增补本、《药品红外光谱集》（第三卷）、《临床用药须知》（中成药第一版、化学药第四版）及《中国药典》2005 年版英文版的编制工作。

2010 年版（第九版） 收载品种 4567 种，其中新增 1386 种，修订 2237 种。药典一部收载品种 2165 种；药典二部收载品种 2271 种；药典三部收载品种 131 种。一、二、三部共同采用的附录分别在各部中予以收载，并尽可能做到统一协调、求同存异、体现特色。第九届药典委员会还完成了《中国药典》2005 年版增补本、《药品红外光谱集》（第四卷）、《临床用药须知》（中药材和饮片第一版、中成药第二版、化学药第五版）、《中药材显微鉴别彩色图鉴》及《中药材薄层色谱彩色图集》（第一册、第二册）的编制工作。

2015 年版（第十版） 收载品种 5608 种。一部收载品种 2598 种；二部收载品种 2603 种；三部收载品种 137 种。该版药典首次将上版药典附录整合为通则，并与药用辅料单独成卷作为《中国药典》四部。四部收载通则总数 317 个，其中制剂通则 38 个、检测方法 240 个（新增 27 个）、指导原则 30 个（新增 15 个）、标准品、标准物质及试液试药相关通则 9 个。

该版药典完善了药典标准体系的建设，整体提升质量控制的要求，进一步扩大了先进、成熟检测技术的应用，药用辅料的收载品种大幅增加，质量要求和安全性控制更加严格，使《中国药典》的引领作用和技术导向作用进一步体现。

2020 年版（第十一版） 进一步扩大药品品种和药用辅料标准的收载，本版药典收载品种 5911 种。一部中药收载 2711 种；二部化学药收载 2712 种；三部生物制品收载 153 种。四部收载通用技术要求 361 个，其中制剂通则 38 个、检测方法及其他通则 281 个、指导原则 42 个；药用辅料收载 335 种，其中新增 65 种、修订 212 种。

在编制本版药典期间，还完成了《中国药典》2015 年版第一增补本的工作，出版了《中国药典中药材薄层色谱彩色图集》《中国药典中成药薄层色谱彩色图集》等药典配套丛书，组织开展了《中国药典》2020 年版英文版的编制工作。

★ **练一练**：举一反三，巩固提高。

根据学习过的内容，查阅药典，准备对乙酰氨基酚的含量测定所需要的仪器和试剂，根据评价表完成自我评定。

任务评价

中国药典认知任务评价表

班级：＿＿＿＿＿＿＿ 姓名：＿＿＿＿＿＿＿ 学号：＿＿＿＿＿＿＿

序号	任务要求	配分 / 分	得分 / 分
1	思路清晰	10	
2	熟悉药典结构	20	
3	查阅方法正确	20	
4	查阅快速、准确	20	
5	列出仪器和试剂清单无误，配制方法准确	20	
6	态度认真、流程熟悉	10	
	总分	100	

（邹小丽）

任务 1-3
药品检验工作程序认知

情境设定

某药厂生产了一批阿司匹林原料药，质检员接受检验任务进行该药品的质量检验。对该产品进行质量检验应按照什么程序进行？检验过程中有哪些要求？

任务目标

1. 思政目标
具备质量标准意识、规范操作意识、严谨认真的实验态度、法规意识、道德和诚信意识。
2. 知识目标
掌握药品检验工作的程序、检验记录和检验报告的书写要求。
3. 技能目标
能完成药品检验程序设计；能规范填写检验原始记录与报告。

任务实施

★ 查一查：查阅《中国药典》（2020 年版）阿司匹林的质量标准，设计其检验流程。

阿司匹林
Asipilin
Aspirin

$C_9H_8O_4$　180.16

本品为 2-（乙酰氧基）苯甲酸。按干燥品计算，含 $C_9H_8O_4$ 不得少于 99.5%。

【性状】　本品为白色结晶或结晶性粉末；无臭或微带醋酸臭；遇湿气即缓缓水解。

本品在乙醇中易溶，在三氯甲烷或乙醚中溶解，在水或无水乙醚中微溶；在氢氧化钠溶液或碳酸钠溶液中溶解，但同时分解。

【鉴别】　（1）取本品约 0.1g，加水 10mL，煮沸，放冷，加三氯化铁试液 1滴，即显紫堇色。

（2）取本品约 0.5g，加碳酸钠试液 10mL，煮沸 2 分钟后，放冷，加过量的稀硫酸，即析出白色沉淀，并发生醋酸的臭气。

（3）本品的红外光吸收图谱应与对照的图谱（光谱集 5 图）一致。

【检查】　溶液的澄清度　取本品 0.50g，加温热至约 45℃的碳酸钠试液 10mL 溶解后，溶液应澄清。

游离水杨酸　照高效液相色谱法（通则 0512）测定。临用新制。

溶剂　1% 冰醋酸的甲醇溶液。

供试品溶液　取本品约 0.1g，精密称定，置 10mL 量瓶中，加溶剂适量，振摇使溶解并稀释至刻度，摇匀。

　　对照品溶液　取水杨酸对照品约 10mg，精密称定，置 100mL 量瓶中，加溶剂适量使溶解并稀释至刻度，摇匀，精密量取 5mL，置 50mL 量瓶中，用溶剂稀释至刻度，摇匀。

　　色谱条件　用十八烷基硅烷键合硅胶为填充剂；以乙腈 - 四氢呋喃 - 冰醋酸 - 水（20∶5∶5∶70）为流动相；检测波长为 303nm；进样体积 10μL。

　　系统适用性要求　理论板数按水杨酸峰计算不低于 5000。阿司匹林峰与水杨酸峰之间的分离度应符合要求。

　　测定法　精密量取供试品溶液与对照品溶液，分别注入液相色谱仪，记录色谱图。

　　限度　供试品溶液色谱图中如有与水杨酸峰保留时间一致的色谱峰，按外标法以峰面积计算，不得过 0.1%。

　　易炭化物　取本品 0.50g，依法检查（通则 0842），与对照液（取比色用氯化钴液 0.25mL、比色用重铬酸钾液 0.25mL、比色用硫酸铜液 0.40mL，加水使成5mL）比较，不得更深。

　　有关物质　照高效液相色谱法（通则 0512）测定。

　　溶剂　1% 冰醋酸的甲醇溶液。

　　供试品溶液　取本品约 0.1g，置 10mL 量瓶中，加溶剂适量，振摇使溶解并稀释至刻度，摇匀。

　　对照溶液　精密量取供试品溶液 1mL，置 200mL 量瓶中，用溶剂稀释至刻度，摇匀。

　　水杨酸　对照品溶液见游离水杨酸项下对照品溶液。灵敏度溶液精密量取对照溶液 1mL，置 10mL 量瓶中，用溶剂稀释至刻度，摇匀。

　　色谱条件　用十八烷基硅烷键合硅胶为填充剂；以乙腈 - 四氢呋喃 - 冰醋酸 - 水（20∶5∶5∶70）为流动相 A，乙腈为流动相 B，按下表进行梯度洗脱；检测波长为 276nm；进样体积 10μL。

时间 /min	流动相 A/%	流动相 B/%
0	100	0
60	20	80

　　系统适用性要求　阿司匹林峰的保留时间约为 8min，阿司匹林峰与水杨酸峰之间的分离度应符合要求。灵敏度溶液色谱图中主成分峰高的信噪比应大于 10。

　　测定法　精密量取供试品溶液、对照溶液、灵敏度溶液与水杨酸对照品溶液，分别注入液相色谱仪，记录色谱图。

　　限度　供试品溶液色谱图中如有杂质峰，除水杨酸峰外，其他各杂质峰面积的和不得大于对照溶液主峰面积（0.5%），小于灵敏度溶液主峰面积的色谱峰忽略不计。

　　干燥失重　取本品，置五氧化二磷为干燥剂的干燥器中，在 60℃减压干燥至恒重，减失重量不得过 0.5%（通则 0831）。

　　炽灼残渣　不得过 0.1%（通则 0841）。

重金属　取本品1.0g，加乙醇23mL溶解后，加醋酸盐缓冲液（pH3.5）2mL，依法检查（通则0821第一法），含重金属不得过百万分之十。

【含量测定】　取本品约0.4g，精密称定，加中性乙醇（对酚酞指示液显中性）20mL溶解后，加酚酞指示液3滴，用氢氧化钠滴定液（0.1mol/L）滴定。每1mL氢氧化钠滴定液（0.1mol/L）相当于18.02mg的$C_9H_8O_4$。

【类别】　解热镇痛、非甾体抗炎药，抗血小板聚集药。

【贮藏】　密封，在干燥处保存。

【制剂】　（1）阿司匹林片　（2）阿司匹林肠溶片　（3）阿司匹林肠溶胶囊（4）阿司匹林泡腾片　（5）阿司匹林栓

★ 做一做：完成阿司匹林检验流程设计。

（1）查阅《中国药典》（2020年版）二部666页阿司匹林的质量标准。

（2）根据质量标准，完成阿司匹林的检验流程设计。

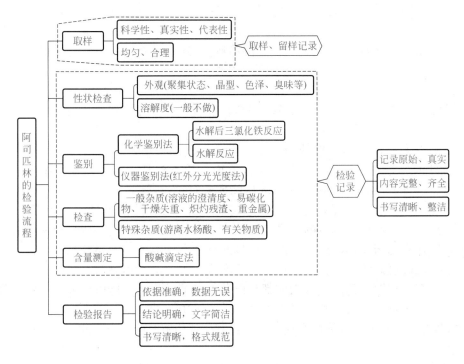

★ 学一学：必备知识与原理。

药品检验工作的根本目的就是保证人民用药的安全、有效。药物分析工作者必须具备严肃谨慎和实事求是的工作态度，操作技能熟练、正确以及良好的科学作风和职业道德，才能对药品质量给出正确的评价。

一、取样

药品检验工作的第一步就是取样。工作中经常有大量样品需要检测，把样品的每一部分都完全检测是不可能的，这样就需要从大量药品中取出能代表整体质量的少量样品进行分析。所取样品应该具有科学性、真实性和代表性，取样的原则是均匀、合理。

取样的相关要求见模块二"取样"任务项。

二、检验

药品检验应以药品质量标准作为依据，根据标准操作规程进行操作，只有具备相应专业技术资格的检验员才可以对样品进行检验，实习人员不得独立进行样品检测。药品检验分为性状、鉴别、检查、含量测定四项内容。

1. 性状

药品性状的检查包括外观、臭、味、溶解度以及物理常数等。外观是对药品的色泽和外表感官的规定，溶解度是药品的一种物理性质，物理常数包括密度、馏程、熔点、凝点、折光率、黏度、比旋度、碘值、皂化值、吸收系数和酸值等。物理常数的测定对药品鉴别具有一定的意义，而且可以反映药品的纯度，是评价药品质量的主要指标之一，其方法在药典附录中收载。

2. 鉴别

药品的鉴别是依据药物的化学结构和理化性质进行某些化学反应，测定某些理化常数或光谱特征，来判断药物及其制剂的真伪。通常，某一项鉴别试验，如官能团反应、焰色反应，只能表示药物的某一特征，绝不能将其作为判断的唯一依据。因此，药物的鉴别不只由一项试验就能完成，而是采用一组（两个或几个）试验项目对一个药物进行全面评价。例如，《中国药典》（2020年版）在苯巴比妥鉴别项下规定了一个母核呈色反应，两个官能团的特征鉴别反应，以及利用红外分光光度法。

3. 检查

药品的检查可以分为四个方面：安全性检查、有效性检查、均一性检查和纯度检查。

药品的安全性是指合格的药品在正常的用法用量下，不应引起与用药目的无关和意外的严重不良反应；药品安全性方面的检查包括无菌、热原、微生物、细菌内毒素、异常毒性、升压物质、降压物质和过敏性等。

药品的内在有效性是指在规定的适应证、用法和用量的条件下，能满足预防、治疗、诊断人的疾病，有目的的调节人的生理功能的要求。药品质量控制的有效性是指研究建立的药品标准所使用的分析检测方法必须有效地满足药品质量检定的专属灵敏、准确可靠的要求，所设置的项目和指标限度必须达到对药品的特定临床使用目标的有效控制。药品进入人体都是以药物制剂的形式，所以保证制剂的有效性尤为重要，药物制剂必须符合《中国药典》附录中制剂通则的要求，并且可以通过《中国药典》附录中的有关检查项目进行控制，如崩解时限、融变时限、溶出度、释放度等。

药品的均一性是指药物及其制剂按照批准的来源、处方、生产工艺、贮藏和运输条件等所生产的每一批次的产品，都符合其质量标准的规定，满足用药的安全性和有效性的要求。原料药的均一性主要是看产品的质量是否均匀，制剂的均一性主要是看各个单位制剂之间的质量是否相同，比如装量差异、含量均匀度等。

药品的纯度检查是指对药品中所含的杂质进行检查和控制，以使药品达到一定的纯净程度而满足用药的要求。杂质是影响药物纯度的物质，有些杂质没有治疗作用，有些杂质影响药物的疗效，有些杂质影响药物的稳定性，有些杂质影响药物的安全性。药物的纯度检查也称为杂质检查，杂质检查的内容将在本书模块五做详细介绍。

4. 含量测定

药品的含量测定是指采用规定的试验方法对药品（原料药和制剂）中的有效成分的含量进行测定。某一药物成分的含量是指药品（原料药和制剂）中所含特定成分的绝对质量占药品总质量的分数。药品的含量应在性状、鉴别、检查都合格的情况下进行测定。凡是采用理化方法对药品中特定成分的绝对质量进行的测定称为含量测定，凡是以生物学方法或酶化学方法对药品中特定成分以标准品为对照、采用量反应平行线测定法等进行的生物活性（效力）测定称为效价测定。药物含量测定的方法主要包括容量分析法、光谱分析法、色谱分析法和生物检定法等。

三、检验原始记录

检验记录是进行科学研究和技术总结的原始资料。对原始记录的要求：真实、科学、完整、清晰、溯源。

需及时如实地边试验边记录，实验的现象、数据、计算结果等；严禁事先记录、事后补记或转抄，并根据真实的检验顺序进行记录，不必按照质量标准的项目顺序进行。

进行每一个项目的检验，都应记录实验条件：室温，相对湿度，所用仪器的型号、编号。

实验中用到的试剂、指示剂等，应按照《中国药典》四部通则的规定配制、命名和使用。

涉及计算中的有效数字，应正确选择仪器；如实记录从仪器上读取的数据；根据各项目的限度要求的有效数字，计算过程中多保留一位有效数字，最后结果保留到与标准规定的一致。比如含量一般用四位有效数字表达，阿司匹林含量按干燥品计算不少于99.5%，实验过程，要称取2份样品进行试验测定，每份的结果保留五位有效数字，最后的平均值保留到四位有效数字。

对于打印的图谱，应该有编页、签名、日期。像称量、不溶性微粒的小打印纸条，签名应横跨原始记录和打印纸条。

如果出现写错或记错数据，应在原记录上画一横线，在旁边写上正确内容，并签名、日期。

原始记录按检验顺序编页装订，每一页（每个项目）检验者要签名。

原始记录应有复核人检查并签名（日期），复核人的职责由药品企业的规定执行。

检验记录的书写及格式见模块八"任务一原料药的检验"。

四、检验报告

药品检验报告是对药品质量做出的技术鉴定，是具有法律效力的技术文件。要求做到：依据准确、数据无误、结论明确、文字简洁、书写清晰、格式规范。药品检验报告书由药品信息，检验信息（检验项目、标准规定、检验结果），检验结论三大部分组成。每一份药品检验报告只针对一个批号。

药品信息包括：名称、生产单位、包装、批号、检品数量、规格、留样数量、检验项目、受检日期、有效期、检验标准等。

检验信息必须简明扼要，包括"检验项目""标准规定""和检验结果"三个栏目组成。

各项目的书写顺序要求与质量标准的项目顺序一致。

"检验项目"下，按质量标准依次列出【性状】、【鉴别】、【检查】、【含量测定】，项目名称用大方括号；所包含的具体检验项目名称和排列顺序，应按质量标准上的顺序书写；通则中的项目应与通则规定的顺序一致；对应各项目应写出所用方法。

"标准规定"按照质量标准的内容书写，对不易用数值或简单的语言确切表达的，此项可写"应符合规定"。

"检验结果"合格时不做说明。不合格时，得在结果后注明不符合规定。像溶出度，合格时，检验结果为：符合规定；不合格时，要写出具体的 6 个溶出量并注明"不符合规定"。对数值型的，填写具体数据，若不合格的，在具体数值后注明"不符合规定"。

检验报告书结论，分为三种表达形式：

① 如果只进行了单项检验，报告结论为：本品按《中国药典》（2020 年版）二部检验，***（检验项目名称）结果符合规定（或不符合规定）。

② 如果进行部分项目检验，报告结论为：本品按《中国药典》（2020 年版）二部检验，上述项目结果符合规定（或不符合规定）。注意，只要其中一个项目不符合规定，结论就是"不符合规定"。

③ 如果是进行了全部项目的检验，报告结论为：本品按《中国药典》（2020 年版）二部检验，结果符合规定（或不符合规定）。注意只要其中一个项目不符合规定，结论就是"不符合规定"。

检验报告的书写及格式见模块八"任务一　原料药的检验"。

★ **总结提高**：药品检验的结果判定与复检。

将检验结果同质量标准相比较，判定是否符合质量标准的要求，进而对整批产品质量做出结论。

（1）检验原始记录和检验报告，除检验人自查外，还必须经第二人进行复核。检验报告还必须交化验室主任或由其委托指定的人员进行审核。

（2）复核人主要复核原始记录和检验报告的结果是否一致，双平行试验结果是否在允许误差范围内。压限（边缘值）和不合格指标是否已经复验、指标是否漏检、是否异常数据、判断结果是否准确等。

（3）复核、审核接受后，复核人、审核人均应在原始记录或检验报告上签字，并对复核和审核结果负全部责任。凡属计算错误等，应由复核者负责；凡属判断错误等，应由审核人负责。凡属原始数据错误等，应由检验者本人负责。

（4）对原始记录和检验报告上查出的差错，由复核人、审核人提出，告知检验者本人，并由更正人签章。

（5）检验报告经检验人、复核人、审核人三级签章，并由审核人加盖质量管理部章后，方可外报。

（6）检验结果不合格的项目或结果处于边缘的项目，除另有规定以一次检验结果为准不得复检外，一般应予复检。凡符合以下情况之一者，必须由检验人进行复验：

① 平行试验结果误差超过规定的允许范围内的。

② 检验结果指标压限（边缘值）或不合格的。

③ 复核人或审核人提出有必要对某项指标进行复验的。

④ 技术标准中有复验要求的。

⑤ 原辅料超过贮存期限的。

（7）对抽样检验的品种，复验时应加大一倍取样数重新抽样检验。如初次检验和复验结果不一致时，除技术标准中另有规定外，应查找原因，排除客观因素，使原检验人与复验人的结果在误差允许范围内，以两人（或多人）的平均值为最终结论。

（8）平行试验结果的误差允许范围规定。

① 中和法、碘量法、配位滴定法、非水滴定法，相对偏差不得超过 0.3%。

② 直接重量法的相对偏差不得超过 0.5%。

③ 比色法相对偏差不得超过 2.0%。

④ 紫外分光光度法相对偏差不得超过 0.5%。

⑤ 高效液相色谱法，相对偏差不得超过 1.5%。

★ 练一练：举一反三，巩固提高。

根据学习过的内容，查阅《中国药典》，完成阿司匹林片检验流程、检验记录和检验报告的设计，根据评价表完成自我评定。

任务评价

药品检验工作程序认知任务评价表

班级：_____   姓名：_____   学号：_____

序号	任务要求	配分 / 分	得分 / 分
1	思路清晰	20	
2	流程设计准确	20	
3	检验记录设计项目齐全	20	
4	检验报告设计项目齐全	20	
5	态度认真、流程熟悉	20	
	总分	100	

（张冬梅）

模块小结

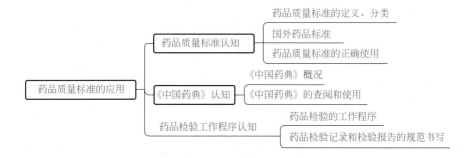

模块二
取样与留样

任务 2-1
取样

情境设定

某药厂从恒康药材有限公司采购了一批金银花药材，药材总件数为 600 件，其规格为 500g/ 件，批号为 20200305。你作为该药厂的取样人员，应如何进行该批金银花药材的取样？

任务目标

1. 思政目标

具备质量标准意识、规范操作意识、严谨认真的态度。

2. 知识目标

掌握取样的相关规定、取样记录的书写要求。

3. 技能目标

能规范进行药品取样；能规范填写取样记录。

任务实施

★ 查一查：查阅《中国药典》（2020 年版）四部"药材和饮片取样法"。

0211　药材和饮片取样法

药材和饮片取样法系指供检验用药材或饮片样品的取样方法。

取样时均应符合下列有关规定。

一、抽取样品前，应核对品名、产地、规格等级及包件式样，检查包装的完整性、清洁程度以及有无水迹、霉变或其他物质污染等情况，详细记录。凡有异常情况的包件，应单独检验并拍照。

二、从同批药材和饮片包件中抽取供检验用样品的原则：

总包件数不足 5 件的，逐件取样；

5～99 件，随机抽 5 件取样；

100～1000 件，按 5% 比例取样；

超过 1000 件的，超过部分按 1% 比例取样；

贵重药材和饮片，不论包件多少均逐件取样。

三、每一包件至少在 2～3 个不同部位各取样品 1 份；包件大的应从 10cm 以下的深处在不同部位分别抽取；对破碎的、粉末状的或大小在 1cm 以下的药材和饮片，可用采样器（探子）抽取样品；对包件较大或个体较大的药材，可根据实际情况抽取有代表性的样品。

每一包件的取样量：一般药材和饮片抽取 100～500g；粉末状药材和饮片抽取 25～50g；贵重药材和饮片抽取 5～10g。

四、将抽取的样品混匀，即为抽取样品总量。若抽取样品总量超过检验用量数倍时，可按四分法再取样，即将所有样品摊成正方形，依对角线划"×"，使分为四等份，取用对角两份；再如上操作，反复数次，直至最后剩余量能满足供检验用样品量。

五、最终抽取的供检验用样品量，一般不得少于检验所需用量的 3 倍，即 1/3 供实验室分析用，另 1/3 供复核用，其余 1/3 留样保存。

11. 取样
的流程

★ 做一做：完成金银花药材的取样。

（1）根据药材数量随机抽取需要的数量。

（2）填写取样记录（表 2-1）。

表 2-1　中药材取样记录表

取样地点		温度：	湿度：	取样日期：
取样准备	1. 取样工具以饮用水刷洗再以纯化水冲洗晾干； 2. 接到仓库传验单，携取样工具、容器至药材仓库。 ※ 取样结束，取样工具用饮用水冲洗并用毛刷蘸洗涤剂刷洗，再以饮用水冲洗无泡沫，后以纯化水冲洗，（确认无残留药材成分）晾干备用			
药材取样	品名	产地	规格	批号
	总件数	取样数	总取样量	留样量
	取样方法： 1. 接到仓库请验单，经授权的取样人员到达指定原料仓库； 2. 按请验单核对药材品格、产地、规格、批号及总体取样量； 3. 检查总体的完整性、清洁程度及有无虫蛀，霉变的污染情况； 4. 按上述规程取样混匀，分取三个样品（一份检验、一份复制、一份留样）代贴样品标签； 5. 将已取样品按原包装密封，贴取样标签			
取样员				

★ 学一学：必备知识与原理。

药品检验的首要任务就是取样，从一批药品中取出少量的样品进行分析检测，根据检测结果给出这一批药品的质量结论。

一、基本原则

必须具有科学性、真实性和代表性。取样的基本原则是均匀、随机、合理。按批取样。

二、基本要求

1.取样人员

取样人员必须熟悉对应药品的质量标准及检验要求；视力良好，不色盲；能够根据观察到的现象做出可靠的质量判断和评估；有传染性疾病和在身体暴露部分有伤口的人员不应该被安排进行取样操作；取样人员还要对物料安全知识、职业卫生要求有一定了解；取样人员必须掌握取样技术和取样工具的使用，必须意识到在取样过程中样品被污染的风险并采取相应的安全防护措施，同时应该在专业技术和个人技能领域得到持续的培训。

12. 取样的
要求

2.取样器具

取样器具分为取样器具和盛放样品的容器。取样器具和盛放样品的容器，应根据样品的性质选择。取样器具一般来说应该具有光滑表面，易于清洁和灭菌。取样器具使用完后应该尽快清洁，必须在洁净、干燥的状态下保存，再次使用前应用75%乙醇擦拭消毒。一般用来取样的取样器具有铲子、液位探测管、分层式取样器、取样袋和取样棒等。

取样前，根据所取样品的性质对取样和盛放器具进行符合要求的处理。比如取无菌原料药时，应将器具提前进行同等灭菌处理。

三、取样数量

1.被取样品件数

取样量需要根据被取样品件数确，假定包装总数为 n，当 $n \leqslant 3$ 时，每件取样；当 $3 < n \leqslant 300$ 时，按 $\sqrt{n} + 1$ 件取样；当 $n > 300$ 时，按 $\sqrt{n}/2 + 1$ 件取样。

2.取样数量

取样数量一般为一次全项检验用量的三倍；如果是留样观察的药品，除保证三倍检验量外，还需要保证后续多次观察用的检验量。

四、取样方法

1.固体原辅料

首先应将被取物料外包装清洁干净后移至与配料室洁净级别相当的取样室或其他场所进行取样，以免被取物料被污染。原辅料需检验微生物限度的样品，样品应放在已灭菌的容器内，封口。

固体样品用取样器或其他适宜的工具从袋（桶、箱）口一边斜插至对边袋（桶、箱）深约3/4处抽取均匀样品。取样数较少时，应选取中心点和周边四个抽样点，自上往下垂直抽取样品。

将所取样品混匀（必要时进行粉碎），按"四分法"缩分样品，直至缩分到需要的量。

2.液体原辅料

液体样品用两端开口、长度和粗细适宜的玻璃管，慢慢插入液体中，插至底部，使管内外液面在同一水平线，堵住上端开口，提出样品管，将样品液放入盛放容器中。

所取样品经混合或振摇均匀后，分取所需样品量。

3.包装材料

取样员按"请验单"内容，根据与药品直接接触和不与药品直接接触的具体情况，作出相应的取样准备，并到仓库办理取样手续；取样员在取样时应核对"请验单"中的内容与供货是否相符。

取与药品直接接触的包材样品时，取样人员必须在取样室或取样车内取样，样品放入洁净容器内密封，贴上标签。

★ 总结提高：取样的注意事项。

（1）首先应将被取物料外包装清洁干净后移至与配料室洁净级别相当的取样室或其他场所进行取样，避免被取物料被污染。

（2）绝对不允许同时打开两个物料包装以防止物料的交叉污染。

（3）取不同种类的物料时必须更换套袖。

（4）从不同的包装中取样时必须更换一次性塑料手套。对于只接触外箱和外层包装的取样协助人员不作此要求。

（5）如果在同一天需要在同一取样间进行不同种类物料取样，最好按照包装材料、辅料、原料药的顺序进行取样操作，不同各类物料之间必须要根据规程要求进行取样间的清洁。

★ 练一练：举一反三，巩固提高。

根据学习过的内容，完成阿司匹林片取样并填写取样记录，根据评价表完成自我评定。

任务评价

药品取样任务评价表

班级：_____　　姓名：_____　　学号：_____

序号	任务要求	配分/分	得分/分
1	思路清晰	20	
2	流程设计准确	20	
3	取样操作规范	20	
4	取样数量、方式正确	20	
5	态度认真、流程熟悉	20	
	总分	100	

（张冬梅）

任务 2-2

留样

情境设定

某药厂对采购的金银花药材进行取样并留样，应如何留样？

任务目标

1. 思政目标

具备质量标准意识、规范操作意识、严谨认真的态度。

2. 知识目标

掌握留样的相关规定、留样记录的书写要求。

3. 技能目标

能规范进行药品留样；能规范填写留样记录。

任务实施

★ 做一做：完成金银花药材的留样。

1. 将金银花药材按照规定留样。

2. 填写留样登记表（表2-2）。

表2-2　留样登记表

日期	代号	品名	批号	单位	留样量	备注

★ 学一学：必备知识与原理。

凡需留样观察的产品由质量部门填写留样通知单通知车间留足产品，所留样品要求为原包装品。由分样人或取样员将样品交给留样员，留样员加贴留样标签，并填写收样记录，内容包括留样接收时间、品名、规格、批号、来源、样品数量、留样编号、双方签字。

超过留样期限的产品应每年集中销毁一次。由留样员填写"销毁单"，注明品名、批号、剩余量、销毁原因、销毁方法等，报质量部负责人审核、批准后销毁。销毁按规定的销毁程序进行，由两人以上现场监督销毁，并有销毁记录。

一、留样的包装

原辅料留样的包装形式应与市场包装相同或模拟市售包装；成品的留样必须使用其商业包装。存放留样的容器必须贴有标签。

留样应有留样标签，标明产品名称、批号、有效期、留样量、编号、保留时间等。

二、留样的保存

依据产品注册批准的贮藏条件贮存，一般应有留样室。留样产品要专人专柜保管，并按品种、规格、生产时间、批号分别排列整齐。每个留样柜内的品种、批号应有明显标志，并易于识别，以便定期进行稳定性考察和用户投诉时查证。

三、留样的程序

对每批产品按品种、数量、规格进行登记，填写"留样登记表"，然后存放到留样库，每月定期填写"留样产品稳定性检验计划表"，按照留样观察周期进行检验，出具检验单，由留样观察人员进行汇总，填写"留样观察台账"。

四、留样观察周期及数量等规定

一般用于药品质量追溯或调查的物料、产品样品为留样。各企业应按照 GMP 具体要求制定操作规程。一般情况下，留样仅在特殊需要时才能使用。例如调查、投诉。使用前需得到质量管理负责人的批准。留样一般到药品有效期后一年。

正常生产时每批需留仲裁样，为用户反映产品质量问题提供复检样品，以及药品在使用过程中出现质量问题作为仲裁样品。仲裁样品数量应至少为该产品的全检量的两倍（无菌检查和热原检查除外）。

制药企业应根据产品特性，如不影响留样的外观完整性，应制定相应的规程对产品留样进行外观检查。其中应规定留样数量、频次、判定标准，有相应的记录。

★ 总结提高：留样的注意事项。

（1）样品根据贮存条件的不同，分区域存放。

（2）留样要求 正立：样品必须正立码放，不得横放、颠倒。透明：使用无色或白色透明材料袋封样。可辨：四面（上侧、左右侧及后侧），包装可辨认样品标签，正面可辨留样封签。

（3）留样人员需及时完成留样入库工作，并详细记录留样的存放位置，建立台账，便于后续查找使用。

（4）特殊样品的留样管理按照特殊样品相关法规进行留样管理。

★ 练一练：举一反三，巩固提高。

根据学习过的内容，完成阿司匹林片取样并填写取样记录，根据评价表完成自我评定。

任务评价

药品留样任务评价表

班级：_____ 姓名：_____ 学号：_____

序号	任务要求	配分 / 分	得分 / 分
1	思路清晰	10	
2	流程设计准确	10	

序号	任务要求	配分 / 分	得分 / 分
3	留样操作规范	20	
4	留样数量、方式正确	20	
5	留样标签书写正确、项目齐全	20	
6	态度认真、流程熟悉	20	
	总分	100	

（张冬梅）

模块小结

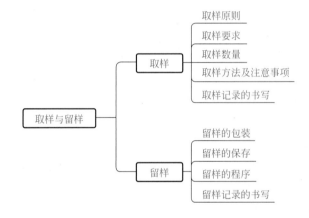

模块三
药物的性状检查与物理常数测定

药品的性状是药品质量的重要表征之一。药品质量标准性状项下包含外观、臭、溶解度以及物理常数等，在一定程度上反映药品的质量特性。

外观性状是对色泽和外表感观的规定。臭、味是指药品本身所固有的气和味，而非混入残留有机溶剂的异臭和异味，如薄荷、甘草、樟脑等。

物理常数包括相对密度、馏程、熔点、凝点、比旋度、折光率、黏度、吸收系数、酸值、羟值、碘值、过氧化值和皂化值等，是药品品质的表征之一，其测定结果不仅具有鉴别意义，也可在一定程度上反映药用原料及辅料的纯度，是评价药品质量的指标之一。

任务 3-1
药物的性状检查

情境设定

维生素 C 原料药、维生素 C 片、维生素 C 注射液三个药物的主成分都是维生素 C，其性状是否相同呢?

任务目标

1. 思政目标

树立"药品质量关系人的生命"的责任意识，养成严谨细致、实事求是的工作作风。

2. 知识目标

掌握外观性状的概念；熟悉检查方法；了解检查的意义。

3. 技能目标

能熟练检查不同类型药品的性状检查方法，正确记录并判断结果。

任务实施

★ 查一查：查阅《中国药典》（2020 年版）二部，1480～1482 页。

（1）维生素 C：本品为白色结晶或结晶性粉末；无臭，味酸；久置色渐变微黄；水溶液显酸性反应。

（2）维生素 C 片：本品为白色至略带淡黄色片。

（3）维生素 C 注射液：本品为无色至微黄色的澄明液体。

★ 做一做：完成维生素 C、维生素 C 片、维生素 C 注射液的外观性状检查。

一、检验准备

维生素 C、维生素 C 片、维生素 C 注射液、检验记录、标准操作规程（SOP）。

二、检验过程

1. 查阅质量标准

认真阅读质量标准"性状"项下的描述，按照提示的信息来观察对应的药品。

2. 记录外观性状

记录观察到的维生素 C、维生素 C 片、维生素 C 注射液真实外观。

维生素 C 原料药：白色结晶性粉末，无臭，味酸。

维生素 C 片：白色略带淡黄色圆形片。

维生素 C 注射液：无色略带微黄色的澄明液体。

3. 结果判断

将观察到的结果与"查一查"项下的描述进行比对，若一致，检查结果即为"符合规定"；若不一致，检查结果即为"不符合规定"。

维生素 C 原料药：符合规定。

维生素 C 片：符合规定。

维生素 C 注射液：符合规定。

★ 学一学：必备知识与原理。

（1）外观性状　是对色泽和外表感观的规定，一般包括色泽、状态、形状、剂型等的描述。

（2）外观性状检查的方法　目视观测、闻、嗅。

课堂互动：维生素 C 味酸，其中的"味"能否用品尝的方法？

★ 总结提高：药品性状检查的基本程序。

（1）先查阅药品质量标准或 SOP。

（2）阅读并找出关键观测点：颜色、状态（固液气）、形状、剂型等。

（3）取来要检查的药品，对照关键观测点逐一检查并如实记录。

（4）将记录的现象与标准比对，得出结论。

★ 练一练：举一反三，巩固提高。

现有甲硝唑片、头孢氨苄胶囊、头孢氨苄颗粒、氯化钠注射液一组药品，请自主查阅 2020 年版《中国药典》，完成药物的性状检测任务和自我评价。

药物的性状检测记录及评价表

班级：＿＿＿＿＿＿＿＿　　姓名：＿＿＿＿＿＿＿＿　　学号：＿＿＿＿＿＿＿＿

序号	药品名称	药典性状描述	检测记录	结论	配分 / 分	得分 / 分
1	甲硝唑片				25	
2	头孢氨苄胶囊				25	
3	头孢氨苄颗粒				25	
4	氯化钠注射液				25	
	总分				100	

（丁晓红）

任务 3-2
药物的相对密度测定

情境设定

相对密度系指在相同的温度、压力条件下，某物质的密度与水的密度之比。除另有规定外，温度为20℃。纯物质的相对密度在特定的条件下为不变的常数，但当物质的纯度不够，其相对密度的测定值会随着纯度的变化而改变。因此，测定药物的相对密度可以鉴别或检查药品的纯杂程度，在药品质量控制方面发挥着重要作用。

制药企业的QC都设有原料药检验岗位，负责进、出厂原料药及辅料的质量检验，相对密度测定为该岗位常规检验任务。假如你是该岗位的化验员，如何才能胜任这项工作呢？

任务目标

1. 思政目标

具备"质量第一"的责任意识、认真负责的工作态度、精益求精的工作作风。

2. 知识目标

掌握相对密度的概念，理解测定原理；熟悉比重瓶法和韦氏比重秤法的测定方法；了解相对密度测定的意义及振荡型密度计法。

3. 技能目标

能独立依据质量标准规范进行药品的相对密度测定，正确记录并判断结果。

任务实施

★ **查一查**：查阅《中国药典》（2020年版）二部乙醇的相对密度测定和四部相对密度测定法的韦氏比重秤法。

乙醇【相对密度】 本品的相对密度（通则0601）不大于0.8129，相当于含 C_2H_6O 不少于95%（mL/mL）。

【0601 相对密度测定法】 韦氏比重秤法 取20℃时相对密度为1的韦氏比重秤（图3-1），用新沸过的冷水将所附玻璃圆筒装至八分满，置20℃（或各品种项下规定的温度）的水浴中，搅动玻璃圆筒内的水，调节温度至20℃（或各品种项下规定的温度），将悬于秤端的玻璃锤浸入圆筒内的水中，秤臂右端悬挂游码于1.0000处，调节秤臂左端平衡用的螺旋使平衡，然后将玻璃圆筒内的水倾去，拭干，装入供试液至相同的高度，并用同法调节温度后，再把拭干的玻璃锤浸入供试液中，调节秤臂上游码的数量与位置使平衡，读取数值，即得供试品的相对密度。

如该比重秤系在4℃时相对密度为1，则用水校准时游码应悬挂于0.9982处，并应将在20℃测得的供试品相对密度除以0.9982。

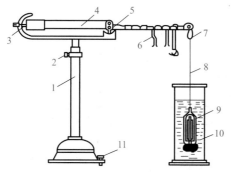

图 3-1 韦氏比重秤

1—支架；2—调节器；3—指针；4—横梁；5—刀口；6—游码；7—小钩；
8—细铂丝；9—玻璃锤；10—玻璃圆筒；11—调整螺丝

★ 做一做：完成乙醇的相对密度测定。

一、查阅标准

查阅《中国药典》（2020 年版）四部通则 0601，相对密度测定方法有三种，即比重瓶法、韦氏比重秤法和振荡型密度计法。一般液体用比重瓶法，乙醇属挥发性液体，应采用韦氏比重秤法。根据韦氏比重秤法进行实验准备，设计检验流程，对供试品依法进行测定。

二、检验准备

韦氏比重秤、恒温水浴、新鲜煮沸后放冷的纯化水、乙醇、检验记录等。

三、检验步骤

1. 仪器调整

将 20℃时相对密度为 1 的韦氏比重秤，安放在操作台上，放松调节器螺丝，将托架升至适当高度后拧紧螺丝，横梁置于托架玛瑙刀座上，将等砝码挂在横梁右端的小钩上，调整水平，调整螺丝，使指针与支架左上方另一指针对准即为平衡，将等砝码取下，换上玻璃锤，此时必须保持平衡（允许有 ±0.005g 的误差），否则应予校正。

2. 用水校准

取洁净的玻璃圆筒将新沸过的冷水装至八分满，置 20℃（或各药品项下规定的温度）的水浴中，搅动玻璃圆筒内的水，调节温度至 20℃（或各药品项下规定的温度），将悬于秤端的玻璃锤浸入圆筒内的水中，秤臂右端悬挂游码于 1.0000 处，调节秤臂左端平衡用螺丝使平衡。

3. 乙醇的相对密度测定

将玻璃圆筒内的水倾去，拭干，装入乙醇至相同的高度，并用上述相同的方法调节温度后，将拭干的玻璃锤沉入供试液中，调节秤臂上游码的数量与位置使平衡，读取数值至小数点后 4 位，即为乙醇的相对密度。如使用 4℃时相对密度为 1 的比重秤测定 20℃时供试品的相对密度，则用水校准时的游码应悬挂于 0.9982 处，并应将供试品在 20℃测得的数值除以 0.9982。如测定温度为其他温度时，则用水校准时的游码应悬挂于该温度水的相对密度处，并应将在该温度测得的数值除以该温度水的相对密度。

4. 测定时的注意事项

（1）韦氏比重秤应安装在固定平放的操作台上，避免受热、冷、气流及震动的影响。

（2）玻璃圆筒应洁净，在装水及供试品时的高度应一致，使玻璃锤沉入液面的深度前后一致。

（3）玻璃锤应全部浸入液体内。

四、记录测定结果

应记录测定温度、韦氏比重秤的型号、读取数值等。

五、结果判定

测定结果不大于 0.8129，即为"符合规定"；否则应复试，仍不在范围则为"不符合规定"。

★ 学一学：必备知识与原理。

一、相对密度的概念与检查意义

相对密度是指在相同的温度、压力条件下，某物质的密度与水的密度之比。除另有规定外，温度为 20℃。

纯物质的相对密度在特定的条件下为不变的常数。但如物质的纯度不够，则其相对密度的测定值会随着纯度的变化而改变。因此，测定药品的相对密度，可用以检查药品的纯杂程度。

二、相对密度测定方法

药典收载的相对密度测定方法有三种，比重瓶法、韦氏比重秤法和振荡型密度计法。液体药品的相对密度一般用比重瓶法测定；易挥发液体的相对密度可用韦氏比重秤法测定。液体药品的相对密度也可采用振荡型密度计法测定。因此比重瓶法和韦氏比重秤法是药品检验工作中常用的两种方法。

三、比重瓶法

比重瓶的常用规格有容量为 5mL、10mL、25mL 和 50mL（如图 3-2）。测定使用的比重瓶必须洁净、干燥。比重瓶法的测定方法如下。

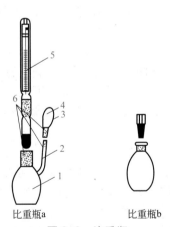

图 3-2　比重瓶

1—比重瓶主体；2—侧管；3—侧孔；4—罩；5—温度计；6—玻璃磨口

1.第一法采用比重瓶 a

（1）称定比重瓶重量　比重瓶洗净并干燥，称定其重量，准确至毫克（mg）数。

（2）供试品重量的测定　取上述已称定重量的比重瓶，装满供试品（温度应低于20℃或各该药品项下规定的温度）后，插入中心有毛细孔的瓶塞，用滤纸将从塞孔溢出的液体擦干，置20℃（或各该药品项下规定的温度）的水浴中，放置若干分钟，随着供试液温度的上升，过多的液体不断从塞孔溢出，随时用滤纸将瓶塞顶端擦干，待液体不再由塞孔溢出（此现象意味着温度已平衡），迅速将比重瓶自水浴中取出，再用滤纸擦干瓶壁外的水，迅速称定重量准确至毫克（mg）数。减去比重瓶的重量，即得供试品重量。

（3）水重量的测定 将比重瓶中供试品倾去，洗净比重瓶，装满新沸过的冷水，再按照供试品重量的测定法测定同一温度水的重量。

2. 第二法采用比重瓶 b

采用带温度计的比重瓶时，应在装满供试品（温度低于20℃或各药品项下规定的温度）后，插入温度计（瓶中应无气泡），置20℃（或各药品项下规定的温度）的水浴中放置若干分钟，使内容物的温度达到20℃（或各药品项下规定的温度），用滤纸除去溢出侧管的液体，待液体不再由侧管溢出，立即盖上罩。将比重瓶自水浴中取出，用滤纸擦干比重瓶壁外的水，迅速称定重量准确至毫克（mg）数，减去比重瓶的重量，即求得供试品重量。

3. 结果计算

按下式计算即得。

$$供试品的相对密度 = \frac{供试品重量}{水重量}$$

4. 测定实例

苯甲醇相对密度的测定。

仪器：天平、比重瓶（附温度计比重瓶）。

记录测定数据。

测定温度：20℃		室温：19℃	
比重瓶重/g	31.999		
比重瓶 + 供试品重/g	21.597	比重瓶 + 水重/g	21.596
供试品重/g	10.402	水重/g	9.934

$$相对密度 = \frac{供试品的重量}{水的重量} = \frac{10.402}{9.934} = 1.047$$

标准规定：本品的相对密度应为 1.043 ～ 1.049。

结果判定：符合规定。

课堂互动："密度"与"相对密度"是否相同？若不同请简述其区别。

★ 总结提高：相对密度测定的注意事项。

（1）比重瓶必须洁净、干燥（所附温度计不能采用加热干燥），操作顺序为先称量空比重瓶的重量，再装供试品称重，最后装水称重。

（2）装过供试液的比重瓶必须冲洗干净，如供试品为油剂，测定后应尽量倾去，连同瓶塞可先用石油醚和氯仿冲洗数次，待油完全洗去，再以乙醇、水冲洗干净。

（3）供试品及水装瓶时，应小心沿壁倒入比重瓶内，避免产生气泡，如有气泡，应稍放置待气泡消失后再调温称重。供试品如为糖浆剂、甘油等黏稠液体，装瓶时更应缓慢沿壁倒入，避免因黏稠度大产生的气泡很难逸去而影响测定结果。

（4）将比重瓶从水浴中取出时，应用手指拿住瓶颈，而不能拿瓶肚，以免液体因手温影响体积膨胀外溢。

（5）测定有腐蚀性供试品时，为避免腐蚀天平盘，称量时可将一表面皿放置天平盘上，再放比重瓶称量。

（6）当天气温度高于20℃或各药品项下规定的温度时，必须设法调节环境温度至略低于规定的温度。

★ 练一练：举一反三，巩固提高。

1. 请查阅《中国药典》（2020年版）二部二甲硅油的质量标准，依据所学内容选择其相对密度测定方法，设计检验流程，并完成自我评价定。

2. 查阅《中国药典》（2020年版）四部振荡型密度计法，完成该法学习，设计检验步骤。

任务评价

药物的相对密度测定任务评价表

班级：_____　　姓名：_____　　学号：_____

序号	项目	配分/分	得分/分
1	查阅标准正确	10	
2	流程设计合理、简单明了，易操作	10	
3	内容全面，思路清晰	10	
4	准确测定供试品的重量	20	
5	准确测定水的重量	15	
6	记录规范、计算过程正确	10	
7	正确判断测定结果	10	
8	操作过程中能及时清场，操作环境整洁	10	
9	操作态度严谨、认真、不拖沓	5	
	总分	100	

（丁晓红）

任务 3-3
药物的熔点测定

情境设定

　　熔点是固体物质由固态转化为液态时的温度，受压力和纯度的影响较大，纯物质的熔点在一定压力下是固定的。测定药物在一定的压力下的熔点可以鉴别药物的真伪，也可以反映药物的纯杂程度，对于原辅料药物的质量控制具有重要意义。

　　某制药企业新进一批维生素C原料药，通知QC取样进行质量检验。假如你是岗位的化验员，分配到了熔点测定的任务，你该如何完成这个任务？

任务目标

　　1.思政目标

　　具备认真负责的工作态度，精益求精的工作作风，对质量负责的职业道德。

　　2.知识目标

　　掌握熔点测定相关概念，理解测定原理；熟悉第一法测定方法；了解其他两个方法及测定意义。

　　3.技能目标

　　会使用熔点仪；能独立进行第一法操作，正确记录并判断结果。

任务实施

　　★ 查一查：查阅《中国药典》（2020年版）二部甲硝唑的熔点和第四部熔点测定第一法的传温液加热法。

　　甲硝唑【熔点】 本品熔点（通则0612）为159～163℃。

　　【0612 熔点测定法】 传温液加热法 取供试品适量，研成细粉，除另有规定外，应按照各药品项下干燥失重的条件进行干燥。若该药品为不检查干燥失重、熔点范围低限在135℃以上、受热不分解的供试品，可采用105℃干燥；熔点在135℃以下或受热分解的供试品，可在五氧化二磷干燥器中干燥过夜或用其他适宜的干燥方法干燥，如恒温减压干燥。

　　分取供试品适量，置熔点测定用毛细管（简称毛细管，由中性硬质玻璃管制成，长9cm以上，内径0.9～1.1mm，壁厚0.10～0.15mm，一端熔封；当所用温度计浸入传温液在6cm以上时，管长应适当增加，使露出液面3cm以上）中，轻击管壁或借助长短适宜的洁净玻璃管，垂直放在表面皿或其他适宜的硬质物体上，将毛细管自上口放入使自由落下，反复数次，使粉末紧密集结在毛细管的熔封端。装入供试品的高度约为3mm。另将玻璃温度计（分浸型，具有0.5℃刻度，经熔点测定用对照品校正）放入盛装传温液（熔点在80℃以下者，用水；熔点在

80℃以上者，用硅油或液状石蜡）的容器中，使温度计汞球部的底端与容器的底部距离2.5cm以上（用内加热的容器，温度计汞球与加热器上表面距离2.5cm以上）或使用经对照品校正后的电阻式数字温度计；加入传温液以使传温液受热后的液面适在温度计的分浸线处。将传温液加热，待温度上升至较规定的熔点低限约低10℃时，将装有供试品的毛细管浸入传温液，贴附在温度计上（可用橡皮圈或毛细管夹固定），位置须使毛细管的内容物部分适在温度计测量区中部；继续加热，调节升温速率为每分钟上升1.0～1.5℃，加热时须不断搅拌使传温液温度保持均匀，记录供试品在初熔至终熔时的温度，重复测定3次，取其平均值，即得。

"初熔"系指供试品在毛细管内开始局部液化出现明显液滴时的温度。

"终熔"系指供试品全部液化时的温度。

"熔距"系指初熔与终熔的温度差值。熔距值可反映供试品的化学纯度，当供试品存在多晶型现象时，在保证化学纯度的基础上，熔距值大小也可反映其晶型纯度。

测定熔融同时分解的供试品时，方法如上述，但调节升温速率使每分钟上升2.5～3.0℃；供试品开始局部液化时（或开始产生气泡时）的温度作为初熔温度；供试品固相消失全部液化时的温度作为终熔温度。遇有固相消失不明显时，应以供试品分解物开始膨胀上升时的温度作为终熔温度。某些药品无法分辨其初熔、终熔时，可以将发生突变时的温度作为熔点。

★ 做一做：完成维生素C熔点的测定。

一、查阅标准

查阅《中国药典》（2020年版）四部通则0612熔点测定法，确定甲硝唑熔点测定应该选用第一法。根据第一法进行实验准备，设计检验流程，对供试品依法进行测定。

二、检验准备

药物熔点仪、毛细管、酒精灯、干燥器、玻璃管（约60cm）、称量瓶、甲硝唑、检验记录等。

三、检验步骤

1. 供试品的预处理

将甲硝唑研细，在105℃下干燥后放于干燥器中备用。

将毛细管开口的一端插入上述预处理后的供试品中，再反转毛细管，并将熔封一端轻叩桌面，使供试品落入管底，再借助长短适宜（约60cm）的洁净玻璃管，垂直放在表面皿或其他适宜的硬质物体上，将上述装有供试品的毛细管放入玻璃管上口使其自由落下，反复数次，使供试品尽可能紧密地集结于毛细管底部。装入供试品的高度应约为3mm。

2. 药物熔点仪准备

取熔点仪与熔点专用烧杯，将烧杯放在熔点仪加热装置上，再将约120mL二甲基硅油倒入烧杯中作为传温液，接通电源，并打开电源开关，设置初始温度为149℃（通常为供试品熔点下限10℃），按控温按钮，则加热启动，待传温液的温度上升至初始升温后进行下一步测定。

3. 测试

使仪器温度上升至初始温度后，待测样品规定的熔点低限约低10℃时，将装有供试品的毛细管放入仪器样品架，调节升温速率为每分钟上升 1.0 ～ 1.5℃，按设定的方法开始测定至测定结束，记录测定结果，加热时须不断搅拌，使传温液温度保持均匀，测试人员的眼睛紧盯毛细管内药粉，发现药粉有初熔迹象时，立即按一下初熔按钮，继续观察至全熔时，再按一下终熔按钮。测试完成后，分别记录初熔和终熔的温度，重复测定 3 次，取其平均值，即得。

四、记录测定结果

项目	1	2	3	平均
初熔温度 /℃	160.2	160.3	160.5	160.5
全熔温度 /℃	161.5	161.6	161.7	161.5

五、标准规定
本品熔点应为 159 ～ 163℃。

六、结果判定
符合规定。

★ 学一学：必备知识与原理。

一、相关概念
"初熔"系指供试品在毛细管内开始局部液化出现明显液滴时的温度。
"终熔"系指供试品全部液化时的温度。
"熔距"系指初熔与终熔的温度差，熔距可反映供试品的纯杂程度。

二、熔点测定法的分类
根据被测物质的不同性质，在《中国药典》四部通则"0612 熔点测定法"项下列有三种不同的测定方法，分别用于测定易粉碎的固体药品、不易粉碎的固体药品、凡士林及其类似物质，并在正文该品种项下明确规定应选用的方法。若正文中未注明方法，均系指采用第一法。

三、供试品的干燥方法
第一法中供试品应按照各药品项下干燥失重的条件进行干燥。若供试品为不检查干燥失重、熔点范围低限在135℃以上、受热不分解的供试品，可采用105℃干燥；熔点在135℃以下或受热分解的供试品，可在五氧化二磷干燥器中干燥过夜或用其他适宜的干燥方法干燥，如恒温减压干燥。

四、升温速率
在第一法中，若供试品熔融时同时伴有分解现象，将装有待测药品的毛细管浸入传温液后升温速率为每分钟上升 2.5 ～ 3.0℃，其他供试品升温速率调节为每分钟上升 1.0 ～ 1.5℃。

五、结果的要求
对第一法中的初熔、全熔或分解突变时的温度，以及第二法中熔点的温度，均要估读到 0.1℃，并记录突变时或不正常的现象。每一供试品应至少重复测定 3 次，3 次读数的极差不大于 0.5℃且不在合格与不合格边缘时，可取 3 次的均值加上温度计的校正值后作为熔点测定的结果。如 3 次读数的极差为 0.5℃以上时，或在合格与不合格边缘时，可再重复测定 2 次，并取 5 次的均值加上温度计的校正值后作为熔点测定的结果。必要时可选用正常的同一供试品再次进行测定，记录其结果并进行比较。

测定结果的数据应按标准规定的熔点或熔距范围进行修约。当其有效数字的定位为小数时，修约间隔以 0.5 进行修约，即 0.1 ~ 0.2℃舍去，0.3 ~ 0.7℃修约为 0.5℃，0.8 ~ 0.9℃修约为 1℃，并以修约后的数据报告；当其有效数字的定位为个位数时，则按修约间隔为 1 进行修约，即一次修约到标准规定的个位数。

经修约后的初熔、全熔或分解突变时的温度均在各品种"熔点"项下规定的范围以内时，判为"符合规定"。

如有下列情况之一者，即判为"不符合规定"：①初熔温度低于规定范围的低限；②全熔温度超过规定范围的高限；③分解点或熔点温度处于规定范围之外；④初熔前出现严重的"发毛""收缩""软化""出汗"现象，且其过程较长，并与正常的该供试品作对照比较后有明显的差异者。

课堂互动：目前的熔点测定一般都使用自动熔点仪，准确度较高，是否可以以一次测定结果为准？

★ **总结提高**：熔点测定的注意事项。

（1）温度计需用熔点测定，用对照品定期校验。

（2）传温液的选择：①水用于测定熔点在 80℃以下的药物，用前应先加热至沸使脱气，并放冷。②硅油或液状石蜡用于测定熔点在 80℃以上的药物。硅油或液状石蜡经长期使用后，液状石蜡色泽易变深而影响熔融过程的观察，硅油的黏度易搅拌均匀，传温液应注意更换。

（3）采用第一法时，供试品初熔之前，毛细管内的供试品可能出现"发毛""收缩""软化""出汗"等现象，在未出现局部液化的明显液滴和持续熔融过程时，均不作初熔判断。但如上述现象严重，过程较长或因之影响初熔点的观察时，应视为供试品纯度不高的标志而予以记录；并设法与正常的该品种作对照测定，以便于最终判断。

"发毛"系指毛细管内的柱状供试物因受热而在其表面呈现毛糙。

"收缩"系指柱状供试物向其中心聚集紧缩，或贴在某一边壁上。

"软化"系指柱状供试物在收缩后变软，而形成软质柱状物，并向下弯塌。

"出汗"系指柱状供试物收缩后在毛细管内壁出现细微液滴，但尚未出现局部液化的明显液滴和持续的熔融过程。

（4）熔点测定过程中，供试品受热后通常可观察到以下五个变化过程（图 3-3）。

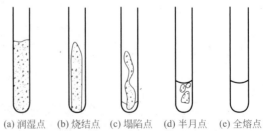

(a) 润湿点　(b) 烧结点　(c) 塌陷点　(d) 半月点　(e) 全熔点

图 3-3　受热时供试品的变化过程示意图

（a）润湿点：在样品和玻璃壁表面形成均匀的小液滴的阶段；

（b）烧结点：当样品开始黏结，在玻璃内壁与样品之间形成缝隙的阶段；

（c）塌陷点：样品开始塌陷并熔到毛细管底部的阶段；

（d）半月点：塌陷的样品有部分还留在液体内，液体上方形成完整的半月面的阶段；

（e）全熔点：固体样品完全液化的阶段，全熔时毛细管内的液体应完全澄清，个别供试品在熔融成液体后会有小气泡停留在液体中，此时容易与未熔融的固体相混淆，应仔细辨别。

（5）凡在正文品种的熔点项下注明有"熔融时同时分解"的品种，除升温速度应调节为每分钟上升 2.5～3.0℃外，并应以供试品开始局部液化出现明显液滴或开始产生气泡时的温度作为初熔温度，以供试品的固相消失、全部液化时的温度作为全熔温度。遇有固相消失不明显时，应以供试品分解物开始膨胀上时的温度作为全溶温度；无法分辨初熔和全熔时，可记录其产生突变（例如颜色突然变深、供试品突然迅速膨胀上升）时的温度作为熔点。此时可只有一个温度数据。

（6）个别品种的特殊要求：含有结晶水的环磷酰胺、重酒石酸去甲肾上腺素和氯化琥珀胆碱等品种，药典规定不要进行干燥，直接测定。硫酸阿托品规定在 120℃干燥 4h 后应立即依法测定。因干燥后的无水物极易吸潮，操作中应严格控制温度与时间，在干燥后要立即装入毛细管并熔封，测定前再锯开上端。

★ 练一练：举一反三，巩固提高。

请查阅《中国药典》（2020 年版）二部乙琥胺药品的熔点测定方法，按照四部通则（第三法）设计其熔点测定流程，并完成自我评价。

任务评价

药物的熔点测定任务评价表

班级：＿＿＿＿＿＿＿ 姓名：＿＿＿＿＿＿＿ 学号：＿＿＿＿＿＿＿

序号	项目	配分/分	得分/分
1	查阅标准正确	10	
2	流程设计合理、简单易操作	10	
3	内容全面，思路清晰	10	
4	熔点仪操作正确	25	
5	数据记录正确	15	
6	结果判定正确	10	
7	操作过程中能及时清场，操作环境整洁	10	
8	操作态度严谨、认真、不拖沓	10	
	总分	100	

（丁晓红）

任务 3-4
药物的 pH 值测定

情境设定

pH 值是影响药物稳定性的重要因素，尤其是注射剂。所有注射液、滴眼液等溶液型制剂的质量标准中都规定要做 pH 值检查，因此药物的 pH 值测定是药物制剂检验岗位的一项常规工作。假如你是某制药企业 QC 部门制剂检验岗位的化验员，现有维生素 B_{12} 注射液一批，请你完成其 pH 值检查。

任务目标

1. 思政目标

具备质量至上、责任第一、"精操细作"的职业素养。

2. 知识目标

掌握 pH 值的概念，熟悉测定方法，了解其测定意义。

3. 技能目标

会使用 pH 计；会配制标准缓冲液；能独立依据质量标准进行 pH 值测定，正确记录并判断结果。

任务实施

★ 查一查：《中国药典》（2020 年版）二部维生素 B_{12} 注射液 pH 值和第四部 pH 值测定法。

维生素 B_{12} 注射液【pH 值】 应为 4.0 ～ 6.0（通则 0631）。

【通则 0631 pH 值测定法】 溶液的 pH 值使用 pH 计（酸度计）测定。水溶液的 pH 值通常以玻璃电极为指示电极、饱和甘汞电极或银 - 氯化银电极为参比电极进行测定。pH 计（酸度计）应定期进行计量检定，并符合国家有关规定。测定前，应采用标准缓冲液校正仪器，也可用国家标准物质管理部门发放的标示 pH 值准确至 0.01pH 单位的各种标准缓冲液校正仪器。

★ 做一做：完成维生素 B_{12} 注射液 pH 值检查。

一、查阅标准

查阅《中国药典》（2020 年版）四部通则 0631，设计检验流程，对供试品依法进行测定。

插上电源→开机预热→摘下电极帽→用纯化水充分洗涤电极→滤纸拭干电极→插入定位标准缓冲液中→定位→取出电极→用纯化水充分洗涤电极→滤纸拭干电极→插入核对标准缓冲液中→核对调试仪器→取出电极→用纯化水充分洗涤电极→滤纸拭干电极→插入待测溶液中→测定，记录数值。

13. pH 值的测定

二、检验准备

pH 计（酸度计）、草酸盐标准缓冲溶液、邻苯二甲酸盐标准缓冲溶液、磷酸盐标准缓冲溶液、硼砂标准缓冲溶液、氢氧化钙标准缓冲溶液、维生素 B_{12} 注射液、检验记录等。

三、检验步骤

1. 校正仪器

测定前，按各品种项下的规定，选择三种或两种合适的标准缓冲液对仪器进行校正，使供试品溶液的 pH 值处于它们之间。校正仪器有两种方法。

第一种方法：选择两种 pH 值约相差 3 个 pH 单位的标准缓冲溶液，先取与供试品溶液 pH 值较接近的第一种标准缓冲液对仪器进行校正（定位），使仪器示值与表列数值一致（表 3-1）。再用第二种标准缓冲液核对仪器示值，与表列数值（表 3-1）相差应不大于 ±0.02pH 单位。若大于此差值，则应小心调节斜率，使示值与第二种标准缓冲液的表列数值相符。重复上述定位与斜率调节操作，至仪器示值与标准缓冲液的规定数值相差不大于 ±0.02pH 单位。否则，需检查仪器或更换电极后，再行校正至符合要求。

本品的 pH 值应为 4.0～6.0，故应选择邻苯二甲酸盐（pH 常温下为 4.00～4.01）与磷酸盐标准缓冲溶液（pH 常温下为 6.92～6.85）作为校正溶液。先粗测一下本品的 pH 值，确定用哪个标准溶液作为定位液，用哪个标准溶液作为核对液，然后依据上述方法对仪器进行校正。

第二种方法：先采用两种标准缓冲液对仪器进行自动校正，使斜率为 90%～105%，漂移值在 0±30mv 或 ±0.5pH 单位之内，再用 pH 介于两种校正缓冲液之间且尽量与供试品接近的第三种标准缓冲液验证，至仪器示值与验证缓冲液的规定数值相差不大于 ±0.05pH 单位。

根据本品的 pH 范围（4.0～6.0），故选择草酸盐（pH 常温下为 1.68）、邻苯二甲酸盐（pH 常温下为 4.00～4.01）与磷酸盐标准缓冲溶液（pH 常温下为 6.92～6.85）三个溶液作为校正溶液。

2. 待测溶液 pH 值测定

取维生素 B_{12} 注射液适量于 50mL 的小烧杯中，用供试品溶液淋洗电极数次，将电极浸入供试品溶液中，轻摇供试品溶液平衡稳定后，进行读数。

四、记录测定结果

应记录酸度计型号，供试品溶液的制备过程，测定时的温度，使用的标准缓冲液以及重复测定 2 次的数据及其平均值。

酸度计：pH-S 型酸度计　　　温度：25℃

使用的标准缓冲溶液：邻苯二甲酸盐缓冲溶液与磷酸盐标准缓冲溶液

供试品溶液的制备过程：维生素 B_{12} 溶液直接测定

测定结果：4.422、4.424

平均值：4.4

五、标准规定

应为 4.0～6.0。

六、结果判定

符合规定。

★ 学一学：相关知识。

一、pH 值定义

pH 值是水溶液中氢离子活度的方便表示方法，为水溶液中氢离子活度（α_{H^+}）的负对数，即 pH=$-\lg\alpha_{H^+}$。

二、pH 值测定的原理

测定溶液 pH 值时，用玻璃电极作指示电极，饱和甘汞电极作参比电极组成原电池，在一定条件下，电池的电动势与溶液的 pH 呈线性关系，若将玻璃电极作为负极，饱和甘汞电极作为正极，所组成电池的电动势为：

$$E = K + \frac{2.303RT}{F}pH$$

上述 Nersnt 方程式中 K 值包含饱和甘汞电极电位、玻璃膜的不对称电位及参比电极与溶液间的液接电位，难以用理论方法计算出来，但在一定实验条件下是常数，通常用与带测溶液 pH 值接近的标准缓冲溶液进行校正，消除 K 值对测量的影响。当电极分别插入 PHs 标准缓冲溶液和 pHx 待测溶液时，如果测得的电池的电动势分别为 E_s、E_x，则

$$pH_x = pH_s + \frac{E_x - E_s}{2.303RT / F}$$

由于待测物的电离常数、介质的介电常数和液接界电位等诸多因素均可影响 pH 的准确测量，所以实验测得的数值只是溶液的近似 pH，它不能作为溶液氢离子活度的严格表征。尽管如此，只要待测溶液与标准缓冲液的组成足够接近，由上式测得的 pH 与溶液的真实 pH 还是颇为接近的。

pH 计应定期进行计量检定，并符合国家有关规定。

三、标准缓冲液的制备

1. 草酸盐标准缓冲液

精密称取在 54℃ ±3℃ 干燥 4～5h 的草酸三氢钾 12.71g，加水使溶解并稀释至1000mL。

2. 邻苯二甲酸盐标准缓冲液

精密称取在 115℃ ±5℃ 干燥 2～3h 的邻苯二甲酸氢钾 10.21g，加水使溶解并稀释至 1000mL。

3. 磷酸盐标准缓冲液

精密称取在 115℃ ±5℃ 干燥 2～3h 的无水磷酸氢二钠 3.55g 与磷酸二氢钾 3.40g，加水使溶解并稀释至 1000mL。

4. 硼砂标准缓冲液

精密称取硼砂 3.81g（注意避免风化），加水使溶解并稀释至 1000mL，置聚乙烯塑料瓶中，密塞，避免空气中二氧化碳进入。

5. 氢氧化钙标准缓冲液

于 25℃，用无二氧化碳的水和过量氢氧化钙经充分振摇制成饱和溶液，取上清液使用。因本缓冲液是 25℃时的氢氧化钙饱和溶液，所以临用前需核对溶液的温度是否在 25℃，否则需调温至 25℃再经溶解平衡后，方可取上清液使用。存放时应防止空气中二氧化碳进入。一旦出现浑浊，应弃去重配。

上述标准缓冲溶液必须用 pH 值基准试剂配制。不同温度时各种标准缓冲液的 pH 值如表 3-1。

表 3-1　不同温度时各种标准缓冲液的 pH 值

温度/℃	草酸盐标准缓冲液	邻苯二甲酸盐标准缓冲液	磷酸盐标准缓冲液	硼砂标准缓冲液	氢氧化钙标准缓冲液（25℃饱和溶液）
0	1.67	4.01	6.98	9.46	13.43
5	1.67	4.00	6.95	9.40	13.21
10	1.67	4.00	6.92	9.33	13.00
15	1.67	4.00	6.90	9.27	12.81
20	1.68	4.00	6.88	9.22	12.63
25	1.68	4.01	6.86	9.18	12.45
30	1.68	4.01	6.85	9.14	12.30

课堂互动：溶液的 pH 值是如何影响药物稳定性的？药典规定，哪些药物需要做 pH 值检查？

★ 总结提高：pH 值测定的注意事项。

（1）每次更换标准缓冲液或供试品溶液前，应用纯化水充分洗涤电极，再用所换的标准缓冲液或供试品溶液洗涤，或者用纯化水充分洗涤电极后将水吸尽。

（2）在测定高 pH 值的供试品和标准缓冲液时，应注意碱误差的问题，必要时选用适当的玻璃电极测定。

（3）如果供试品溶液的 pH 值超出标准缓冲液的 pH 范围，选择 pH 接近供试品的三种或两种标准缓冲液进行校正。

（4）对弱缓冲或无缓冲作用溶液的 pH 值测定，除另有规定外，先用邻苯二甲酸盐标准缓冲液校正仪器后测定供试品溶液，并重取供试品溶液再测，直至 pH 的读数在 1min 内改变不超过 0.05pH；然后再用硼砂标准缓冲液校正仪器，再如上法测定；两次 pH 值的读数相差应不超过 0.1，取两次读数的平均值为其 pH 值。

（5）配制标准缓冲液与溶解供试品的水，应是新沸过并放冷的纯化水。

（6）标准缓冲液一般可保存 2～3 个月，但发现有浑浊、发霉或沉淀等现象时，不能继续使用。

（7）当 pH 值不需很精确时，可使用 pH 试纸或指示剂进行粗略比较。

★ 练一练：举一反三，巩固提高。

（1）登录学习通平台，查阅 pH 计的使用操作规程，设计成操作流程图。

（2）请阅《中国药典》（2020 年版）二部，自行到实训室完成维生素 C 注射液的 pH 值检查任务，并完成自我评定。

任务评价

药物的 pH 测定任务评价表

班级：_____ 姓名：_____ 学号：_____

序号	项目	配分 / 分	得分 / 分
1	查阅标准正确	10	
2	流程设计合理、简单易操作	10	
3	会选择和配制校准仪器的标准缓冲溶液，思路清晰	10	
4	pH 计操作正确	15	
5	仪器校正操作正确	15	
6	数据记录正确	10	
7	结果判定正确	10	
8	仪器清洗归位正确	10	
9	操作过程中台面整洁干净	5	
10	操作态度严谨、认真、不拖沓	5	
	总分	100	

（丁晓红）

任务 3-5
药物的旋光度测定

情境设定

20世纪五六十年代之前，人们也从未关注过左右旋光异构体成分对人体的影响有何不同。直至反应停事件的发生，才让手性药物暴露了真面目。当时，沙利度胺是用于缓解孕妇妊娠反应的特效药，又称"反应停"，但是不幸的是，服用了沙利度胺的孕妇很多却生出了畸形的"海豹婴"。经过研究，沙利度胺是含有两个对映体的外消旋体，只有（R）-对映体具有止吐镇静作用，而（S）-对映体却是一种强力致畸剂，可导致胎儿畸形。世界上超过40%的药物具有手性，由于人体的脏器和细胞对于药物的旋光异构体往往具有选择性，异构体在体内可能有多种表现：二者具有相同的药效和安全性，如盖替沙星；一种有效、另一种低效，如沙丁胺醇和特布他林是两种支气管扩张药，它们的 R-型药效分别比 S-构型强 80～200 倍；一种有效、另一种无效或拮抗或有毒，典型的例子就是上述反应停事件中的罪魁祸首——沙利度胺。

对于手性药物，应该注意不同对映体的药理作用并最好以单一异构体的形式应用。因为这样药物剂量更容易控制，药物间的相互作用更少，药效更具有专一性，可减少药物不良反应，提高用药安全性。

如何判断手性药物的专一性？

任务目标

1. 思政目标

具备"质量第一"的责任意识，良好的实验习惯及职业素养，严谨扎实、实事求是、精益求精的工作作风。

2. 知识目标

掌握旋光度测定的相关概念；熟悉检查流程和结果判断方法。

3. 技能目标

能熟练规范使用旋光仪进行旋光度测定操作，正确记录并判断结果。

任务实施

★ **查一查**：查阅《中国药典》（2020 年版）二部葡萄糖的比旋度和四部通则 0621 旋光度测定法。

葡萄糖【比旋度】　取本品约 10g，精密称定，置 100mL 容量瓶中，加水适量与氨试液 0.2mL，溶解后，用水稀释至刻度，摇匀，放置 10min，在 25℃时，依法测定（通则 0621），比旋度为 +52.6°～ +53.2°。

【0621 旋光度测定法】　旋光度测定一般应在溶液配制后 30min 内进行测定。

测定旋光度时，将测定管用供试液体或溶液（取固体供试品，按各品种项下的方法制成）冲洗数次，缓缓注入供试液体或溶液适量（注意勿使发生气泡），置于旋光计内检测读数，即得供试液的旋光度。使偏振光向右旋转者（顺时针方向）为右旋，以"+"符号表示；使偏振光向左旋转者（逆时针方向）为左旋，以"−"符号表示。用同法读取旋光度3次，取3次的平均数，照下列公式计算，即得供试品的比旋度。

对液体供试品 $[\alpha]_D^t = \dfrac{\alpha}{ld}$

对固体供试品 $[\alpha]_D^t = \dfrac{100\alpha}{lc}$

式中，$[\alpha]_D^t$ 为比旋度；D 为钠光谱的 D 线；t 为测定时的温度；l 为测定管长度，dm；α 为测得的旋光度；d 为液体的相对密度；c 为每 100mL 溶液中含有被测物质的重量，g（按干燥品或无水物计算）。

14. 溶液旋光度的测定

★ 做一做：完成葡萄糖原料药的旋光度测定。

一、查阅标准，设计流程

溶液样品的配制→溶液的装入→旋光仪零点校正→旋光度的测定→结果判断→检验结论。

二、检验准备

电子天平（感量 0.1mg）、平头手术镊、葡萄糖原料药、手套、50mL 容量瓶、旋光仪、蒸馏水、氨试液等。

三、操作步骤

1. 溶液样品的配制

取葡萄糖约 5g，精密称定，置 50mL 量瓶中，加水适量与氨试液 0.1mL，溶解后，用水稀释至刻度，摇匀，放置 10min，20℃依法测定。同时配制空白溶液。

2. 溶液的装入

将样品管的一头用玻盖和铜帽封上，然后将管竖起，开口向上，将配制好的溶液注入样品管中，并使溶液因表面张力而形成的凸液面中心高出管顶，再将样品管上的玻盖盖好，不能带入气泡，然后盖上铜帽，使之不漏水。

3. 旋光仪零点的校正

在测定样品之前，先校正旋光仪零点，将样品管洗干净，装入空白溶液，将样品管外壁擦干，放入旋光仪内，盖上旋光仪样品室盖子，按"清零"键。

4. 旋光度的测定

测定时，样品管必须用待测液洗 2～3 次，以免有其他物质影响。依法将样品溶液装入旋光管测定旋光度。记下此时样品管的长度及溶液的温度，然后按公式计算其比旋度。

四、记录数据

葡萄糖的称样量为 5.0500g，采用 50mL 容量瓶，其浓度为

$$C = 5.0500g/50mL = 10.1（g/100mL）$$

旋光管长度为 2dm，测得旋光度均值为 +10.706。

$$[\alpha]_D^t = \frac{100\alpha}{lc}$$

比旋度 = [100×(+10.706)] / (2×10.1) =+53.0°

五、标准规定

《中国药典》（2020 年版）葡萄糖质量标准"性状"项下比旋度合格范围为 +52.6°～ +53.2°。

六、检验结论

符合规定。

★ 学一学：必备知识与原理。

一、旋光度及比旋度的概念

旋光度：当平面偏振光通过含有某些光学活性的化合物液体或溶液时，能引起旋光现象，使偏振光的振动平面向左或向右旋转，旋转的度数称为旋光度（α）。偏振光向右旋转（顺时针方向）称为"右旋"，用符号"+"表示；偏振光向左旋转（逆时针方向）称为"左旋"，用符号"-"表示。

在一定波长与温度下，偏振光透过长 1dm，且每 1mL 中含有旋光性物质 1g 的溶液，测得的旋光度称为比旋度（符号 $[\alpha]_D^t$）。

二、测定条件

除另有规定外，旋光度测定法系采用钠光谱的 D 线（589.3nm）测定旋光度，测定管长度为 1dm（如使用其他管长，应进行换算），测定温度为 20℃。用读数至 0.01° 并经过检定的旋光计。

三、比旋度测定的意义

比旋度是旋光物质的重要物理常数，可以用来鉴别药物或检查药物的纯杂程度，也可用来测定含量。

【药典实例】

维生素 C 的比旋度测定：取本品，精密称定，加水溶解并定量稀释制成每 1mL 中约含 0.1g 的溶液，依法测定（通则 0621），比旋度为 +20.5°～ +21.5°。

硫酸阿托品中莨菪碱的检查：取本品，按干燥品计算，加水溶解并制成每 1mL 中含 50mg 的溶液，依法测定（通则 0621），旋光度不得过 -0.40°。

葡萄糖注射液的含量测定：精密量取本品适量（约相当于葡萄糖 10g），置 100mL 量瓶中，加氨试液 0.2mL（10% 或 10% 以下规格的本品可直接取样测定），用水稀释至刻度，摇匀，静置 10min，在 25℃时，依法测定旋光度（通则 0621），与 2.0852 相乘，即得供试品中含有 $C_6H_{12}O_6 \cdot H_2O$ 的重量（g）。

课堂互动：旋光度是物理常数吗？测得的旋光度和哪些因素有关？比旋度是物理常数吗？比旋度和哪些因素有关？

★ 总结提高：药物旋光度测定时的注意事项。

（1）每次测定前应以溶剂作空白校正，测定后，再校正 1 次，以确定在测定时零点有无变动。如第 2 次校正时发现零点有变动，则应重新测定旋光度。

（2）配制溶液及测定时，均应调节温度至 20℃ ±0.5℃（或各品种项下规定的温度）。

（3）测定应使用规定的溶剂，使主药溶解完全，供试液应澄清，如辅料致供试液不澄清，应滤清后再用；加入测定管时，应先用供试液冲洗数次；如有气泡，应使其浮于测定管凸颈处；旋紧测试管螺帽时，用力不要过大；两端的玻璃窗应用滤纸与镜头纸擦拭干净。

（4）测定管不可置干燥箱中加热干燥，因为玻璃管与两端的金属螺帽的线膨胀系数不同，加热易造成损坏，用后可晾干或用乙醇等有机溶剂处理后晾干。注意，使用酸碱溶剂或有机溶剂后，必须立刻洗涤晾干，以免造成金属腐蚀或使螺帽内的橡胶垫圈老化、变黏。仪器不用时，样品室内可放置硅胶以保持干燥。

（5）物质的比旋度与测定光源、测定波长、溶剂、浓度和温度等因素有关。因此，表示物质的比旋度时应注明测定条件。

（6）按规定或根据读数精度配制浓度适当的供试品溶液，通常使读数误差小于±1.0%。如供试品溶解度小，可以使用 2dm 的长测定管，以提高旋光度，减小测定误差。

★ 练一练：举一反三，巩固提高。

根据学习过的内容，自主练习维生素 C 的旋光度测定，根据评价表完成自我评定。

任务评价

药物的旋光度测定任务评价表

班级：_____　　姓名：_____　　学号：_____

序号	任务要求	配分 / 分	得分 / 分
1	正确穿戴工作服	5	
2	正确选择天平	10	
3	葡萄糖称重	10	
4	配制葡萄糖溶液	10	
5	旋光仪零点校正	10	
6	旋光度的测定并计算比旋度	20	
7	正确判断比旋度是否符合规定	15	
8	结束后清场	10	
9	态度认真、操作规范有序	10	
	总分	100	

（宋　莹）

模块小结

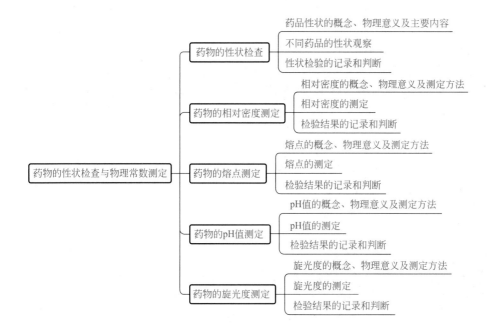

笔记

模块四

药物的鉴别

　　药物的鉴别是根据药物的组成、结构、理化性质，利用物理化学及生物学等方法来判断药物真伪的分析方法。药物鉴别的主要目的就是判断已知药物的真伪。

　　药物的鉴别是药品质量检验工作中的首项任务，只有在药物鉴别无误的情况下，进行药物的杂质检查、含量测定等分析才有意义。中国药典和世界各国药典所收载的药品项下的鉴别试验方法，均为用来证实贮藏在有标签容器中的药物是否为其所标示的药物，而不是对未知药物进行定性分析和结构推断。

　　药物鉴别的方法主要有化学鉴别法、光谱鉴别法、色谱鉴别法和生物学鉴别法。

　　药物鉴别的内容主要包括性状、一般鉴别试验和专属鉴别试验等内容。《中国药典》现行版中鉴别项下规定的鉴别方法，适用于鉴别药物的真伪，对于原料药还应结合性状项下的外观、溶解度和物理常数进行确认。

　　1. 一般鉴别试验

　　一般鉴别试验是依据某一类药物的化学结构、理化性质的特征，通过化学反应来鉴别药物的真伪。对无机药物是根据其组成的阴离子和阳离子的特性反应；对有机药物则大多采用药物的官能团反应。因此，一般鉴别试验只能证实是某一类药物，而不能证实是某一个药物。

　　一般鉴别试验的内容及方法收载在《中国药典》（2020年版）四部"0301一般鉴别试验"项下。

　　2. 专属鉴别试验

　　药物的专属鉴别试验是证实某一种药物的依据，它是根据每一种药物化学结构上的差异所引起的物理化学特性，选用某些特有的灵敏度高的反应，来鉴别药物的真伪。

　　一般鉴别试验与专属鉴别试验的不同点在于，一般鉴别试验是以某些药物的共同化学结构为依据，根据相同的物理化学性质进行药物真伪的鉴别，以区别不同类别的药物。而专属鉴别试验则是在一般鉴别试验的基础上，利用各种药物的化学结构差异来鉴别药物的，以区别同类药物或区别具有相同化学结构中的某一个药物，达到最终确证药物真伪的目的。特征鉴别试验方法收载在药物质量标准的正文的鉴别项下。

任务 4-1
化学鉴别法

情境设定

小明在实验任务中接到实验员分发的维生素 C 片 10 片，按照鉴别要求，取本品片剂 0.2g 磨成粉，加水 10mL 溶解后，分成二等份，在一份中加硝酸银试液 0.5mL，即生成银的黑色沉淀。同学们能否判断以上实验现象属于哪种鉴别试验方法？

任务目标

1. 思政目标

从规矩意识的建立中渗透职业道德教育进入实验室时，要求学生严格遵守实验室规则，保持良好的实验环境和实验秩序。培养学生严谨正确的职业态度和"笃学尚行，止于至善"的科学素养，具备"质量第一"的责任意识，严谨扎实、实事求是、精益求精的工作作风，利于学生综合素质的形成、科学思维的方法和创新能力的培养。

2. 知识目标

掌握鉴别的概念；熟悉常用的化学鉴别法的测定原理及操作方法。

3. 技能目标

能正确进行化学鉴别操作；会配制相关试液；能正确记录鉴别结果，书写原始记录并正确判断结果。

任务实施

★ 查一查：查阅《中国药典》（2020 年版）二部正文阿司匹林的鉴别（1）。

阿司匹林【鉴别】 （1）取本品的细粉适量（约相当于阿司匹林 0.1g），加水 10mL，煮沸，放冷，加三氯化铁试液 1 滴，即显紫堇色。

★ 做一做：完成阿司匹林的鉴别。

一、查阅标准，分析鉴别方法，设计操作流程

用托盘天平称取阿司匹林约 0.1g →加水溶解，加热煮沸后放冷→溶液盛于试管中→加三氯化铁试液 1 滴→振摇→结果判断→检验结论。

二、检验准备

托盘天平、平头手术镊、阿司匹林原料药、手套等。

三、操作要点

1. 调节托盘天平平衡

托盘天平在使用前要进行平衡调节，左右两盘不加任何物品，游码归零，观察

托盘天平指针是否停在刻度线中央。

2. 反应条件

未水解的阿司匹林与三氯化铁试液不反应。阿司匹林一旦水解，其产物为水杨酸，含有酚羟基，遇到三氯化铁试液便呈现紫堇色。

3. 操作注意事项

反应需要加热煮沸，有助于阿司匹林水解成水杨酸。

三氯化铁试液的配制：取三氯化铁 9g 加水使溶解成 100mL 即得。

四、记录现象

将未加热水解的阿司匹林与三氯化铁试液反应，未见现象。加热后加三氯化铁试液 1 滴，振摇，即呈现紫堇色。

五、标准规定

应显紫堇色。

六、检验结论

符合规定。

★ 学一学：必备知识与原理。

一、化学鉴别方法的概念

根据药物的结构特征或特有官能团可与化学试剂发生颜色变化、产生沉淀、生成气体等具有显著特征的化学反应对药品进行鉴别的方法，称为化学鉴别法。

二、化学鉴别方法的优点

化学鉴别法具有专属性强、反应迅速、现象明显、成本较低的优点，是药物分析中最常用的鉴别方法。

三、化学鉴别方法

《中国药典》常用的化学鉴别方法主要包括以下几种：

1. 呈色反应鉴别法

利用药物分子结构中的取代基性质，在供试品溶液中加入特定的试剂溶液，在一定条件下进行反应，观察特定的有色产物的生成情况加以鉴别。同类药物利用相同的试剂鉴别时，由于不同位置的取代基不同，会产生不同的色泽而加以区别。

课堂互动：请查阅磺胺嘧啶片的鉴别，总结采用化学反应鉴别法的实验现象。

如《中国药典》（2020 年版）肾上腺素的鉴别实例（1）：取本品约 2mg，加盐酸溶液（9→1000）2～3 滴溶解后，加水 2mL 与三氯化铁试液 1 滴，即显翠绿色；再加氨试液 1 滴，即变紫色，最后变成紫红色。

2. 沉淀反应鉴别法

利用药物分子结构中特殊原子或基团，在供试品溶液中加入适当的试剂溶液，在一定条件下进行反应，观察沉淀生成的情况加以鉴别。

如《中国药典》（2020 年版）尼可刹米的鉴别实例（3）：取本品 2 滴，加水 1mL，摇匀，加硫酸铜试液 2 滴与硫氰酸铵试液 3 滴，即生成草绿色沉淀。

3. 荧光反应鉴别法

利用供试品本身在可见光下发射荧光，或者药物溶于适当的溶剂中发射荧光，或者药物加入一定试剂反应后反应产物可发射荧光等性质，通过观察荧光的生成情况加以鉴别。

如《中国药典》（2020年版）地西泮的鉴别实例（1）：取本品约10mg，加硫酸3mL，振摇使溶解，在紫外灯（365nm）下检视，显黄绿色荧光。

4. 气体生成反应鉴别法

利用药物分子结构中特殊官能团，在一定条件下，可生成特殊气体的性质，在供试品溶液中加入适当的试剂，通过观察或测定气体生成的情况加以鉴别。

15. 银镜反应

如《中国药典》（2020年版）异烟肼的鉴别实例（1）：取本品约10mg，置试管中，加水2mL溶解后，加氨制硝酸银试液1mL，即发生气泡与黑色混浊，并在试管壁上生成银镜。

★ **总结提高：** 化学鉴别法的注意事项。

（1）所有仪器与用具要求洁净，以免干扰化学反应。

（2）试药应符合《中国药典》（2020年版）四部通则"8001 试药"的要求，使用时应研成粉末或配成试液。

（3）试液除另有规定外，均应按《中国药典》（2020年版）四部通则"8002 试液"项下的方法进行配制和贮藏，要求新配制的，必须临用新制。

（4）供试品和供试液的取用量应按各品种项下的规定，固体供试品应研成细粉；液体供试品如果太稀可浓缩，如果太浓可稀释。

（5）试药和试液的加入量、方法和顺序均应按各试验项下的规定；如未作规定，试液应逐滴加入，边加边振摇，并注意观察反应现象。

（6）试验在试管或离心管中进行，如需加热，应小心仔细，并使用试管夹，边加热边振摇，试管口不要对着试验操作者。

（7）试验中需要蒸发时，应置于玻璃蒸发皿或瓷蒸发皿中，在水浴上进行。

（8）沉淀反应、有色沉淀反应宜在白色点滴板上进行，白色沉淀反应宜在黑色或蓝色点滴板上进行，也可在试管或离心管中进行；如沉淀少不易观察时，可加入适量的某种与水互不混溶的有机溶剂，使原来悬浮在水中的沉淀集中于两液层之间，以便观察。

（9）试验中需分离沉淀时，采用离心机分离，经离心沉降后，用吸出法或倾泻法分离沉淀。

（10）颜色反应须在玻璃试管中进行，并注意观察颜色的变化。

（11）试验温度上升10℃，一般可使反应速度增加2～4倍，应按各试验项下规定的温度进行试验，若达不到时，可适当加温。

（12）反应灵敏度极高的试验，必须保证试剂的纯度和仪器的洁净，同时应进行空白试验。

（13）反应不够灵敏、试验条件不易掌握的试验，可用对照品进行对照试验。

（14）一般鉴别试验中列有一项以上的试验方法时，除正文中已明确规定外，应逐项进行试验，方能证实，不得任选其中之一作为依据。

★ **练一练：** 举一反三，巩固提高。

根据学习过的内容，自主练习维生素C片的鉴别反应，根据评价表完成自我评定。

维生素 C 片的鉴别反应任务评价表

班级：＿＿＿＿＿＿＿＿＿　　　姓名：＿＿＿＿＿＿＿＿＿　　　学号：＿＿＿＿＿＿＿＿＿

序号	任务要求	配分/分	得分/分
1	正确穿戴工作服	5	
2	正确选择天平	10	
3	研钵的使用	10	
4	洗刷玻璃仪器	10	
5	硝酸银试液的配制	10	
6	银镜的生成	20	
7	正确判断实验现象，得出结论	15	
8	结束后清场	10	
9	态度认真、操作规范有序	10	
	总分	100	

（孙春艳）

任务 4-2
光谱鉴别法

情境设定

布洛芬的化学名为 2- 甲基 -4-（2- 甲基丙基）苯乙酸，分子式为 $C_{13}H_{18}O_2$，结构式中含有苯环，含有芳环或共轭双键以及生色团和助色团的药物均可以通过紫外 - 可见分光光度法鉴别，《中国药典》（2020 年版）采用紫外可见分光光度法鉴别布洛芬原料药及片剂，具体鉴别操作如何进行？

任务目标

1.思政目标
培养学生严谨正确的职业态度和"笃学尚行，止于至善"的科学素养，具有较强的质量意识和严谨求实、客观公正的职业素质。

2.知识目标
掌握红外分光光度法、紫外分光光度法适用范围；熟悉红外分光光度法、紫外分光光度法的测定原理及鉴别方法。

3.技能目标
能熟练使用红外分光光度计、紫外分光光度计进行红外和紫外鉴别的操作；正确记录鉴别结果，书写原始记录及正确判断鉴别结果。

任务实施

★ 查一查：查阅《中国药典》（2020 年版）二部正文布洛芬片鉴别（1）。

布洛芬片【鉴别】 （1）取本品糖衣片或薄膜包衣片，除去包衣后显白色。取本品的细粉适量，加 0.4% 氢氧化钠溶液制成每 1mL 中含布洛芬 0.25mg 的溶液。滤过，取续滤液，照布洛芬项下的鉴别（1）项试验，显相同的结果。

16. 紫外鉴别法

★ 做一做：完成布洛芬片紫外分光光度法鉴别。

一、查阅标准，设计实验流程
随机称取布洛芬片 10 片→称定总重→计算平均片重→研细，称取片粉适量→加 0.4% 氢氧化钠溶解制成每 1mL 中含布洛芬 0.25mg 的溶液，滤过，取续滤液→在 265nm 与 273nm 的波长处有最大吸收，在 245nm 与 271nm 的波长处有最小吸收，在 259nm 的波长处有一肩峰→得出鉴别结论。

二、检验准备
托盘天平、平头手术镊、布洛芬片、烧杯、研钵、吸收池 1 对、紫外分光光度计等。

三、操作要点

1. 称定总重，计算平均片重

天平调零，称取 10 片的总重，计算平均片重，根据平均片重及规格计算样品取样量。

2. 配制供试品溶液

将供试品研细，称取片粉适量，于 100mL 烧杯中加 0.4% 氢氧化钠溶解制成每 1mL 中含布洛芬 0.25mg 的溶液。

3. 过滤

将上步容量瓶配制的溶液进行过滤，取续滤液至已经配对的吸收池中，待检。另一个吸收池盛 0.4% 氢氧化钠试液做空白试剂。

4. 绘制吸收光谱

在 190 ～ 400nm 间每间隔 1nm 测定吸光度，绘制紫外光谱图。

四、记录数据

在绘制的供试品溶液的吸收光谱图中，查找最大吸收波长、最小吸收波长、肩峰。

最大吸收波长：265nm、273nm

最小吸收波长：245nm、271nm

肩峰：259nm

五、标准规定

在 265nm 与 273nm 的波长处有最大吸收，在 245nm 与 271nm 的波长处有最小吸收，在 259nm 的波长处有一肩峰。

六、检验结论

符合规定。

★ 学一学：必备知识与原理。

一、光谱鉴别法概念

光谱鉴别法系利用物质对不同波长（频率）的电磁辐射的吸收特性进行鉴别的方法。常用的方法有紫外 - 可见分光光度法和红外分光光度法。

二、紫外 - 可见分光光度鉴别法

紫外 - 可见分光光度鉴别法是在 190 ～ 800nm 波长范围内测定物质的吸光度，用于鉴别、杂质检查和定量测定的方法。其适用范围为含有芳环或共轭双键以及生色团和助色团的药物。鉴别时，可根据药物的吸收光谱特征，如吸收光谱的形状、最大吸收波长、吸收峰数目、各吸收峰的位置、强度和相应的吸收系数等进行分析。紫外 - 可见分光光度法具有一定的灵敏度和专属性，应用范围广，但由于吸收光谱图较简单，用作鉴别专属性不如红外光谱法，在药典中经常与其他方法结合进行鉴别。在紫外 - 可见光区有特征吸收，可以用紫外 - 可见分光光度法进行鉴别。常用的鉴别方法有：

（1）对比吸收曲线的一致性；

（2）测定对比最大吸收波长和最小吸收波长的一致性；

（3）规定在一定浓度的供试液在特定吸收波长处的吸光度；

（4）规定几个特定吸收波长及吸光度比值或吸收系数；

（5）经化学处理后，测定其反应产物的吸收光谱特征等。

如《中国药典》（2020 年版）二部地西泮实例：取本品，加 0.5% 硫酸的甲醇溶液制成每 1mL 中含 5μg 的溶液，照紫外 - 可见分光光度法（通则 0401）测定，在 242nm、284nm 与 366nm 的波长处有最大吸收；在 242nm 波长处的吸光度约为 0.51，在 284nm 波长处的吸光度约为 0.23。

课堂互动：通过查阅《中国药典》（2020 年版）同类药物醋酸泼尼松、醋酸可的松的性状项下吸收系数内容和鉴别项下的内容，讨论紫外光谱法和红外光谱法的鉴别专属性差异？

三、红外光谱鉴别法

红外分光光度鉴别法是 4000 ～ 400cm^{-1} 波数范围内测定物质的吸收光谱。除部分光学异构体及长链烷烃同系物外，几乎没有两个化合物具有相同的红外光谱，据此可进行化合物定性和结构分析。该法专属性强、准确度高、应用较广。红外光谱鉴别法是《中国药典》对组分单一、结构明确的原料药鉴别的首选方法，尤其适用于其他方法不易区分的同类药物，如磺胺类、甾体激素类和半合成抗生素类药物。

1. 红外光谱法样品的制备方法

（1）压片法　压片法是固体样品红外光谱分析中最常用的制样方法，凡是易于粉碎的固体样品都可以采用此法。具体制样方法为取供试品 1 ～ 1.5mg，置玛瑙研钵中，研细，加入干燥的溴化钾或氯化钾细粉 200 ～ 300mg（与供试品的比约为 200 : 1）作为稀释剂，充分研磨混匀，置于直径为 13mm 的压片模具中，使铺展均匀，抽真空约 2min，加压至 0.8×10^{6}kPa（约 8T/cm^2），保持压力约 2min，撤去压力并放气后取出制成的供试片，目视检测，应呈透明状，其中供试品分布应均匀，并无明显的颗粒。亦可采用其他直径的压模制片，供试品与稀释剂的用量需相应调整以保证制得的供试片浓度合适。

（2）糊法　糊法对于无适当溶剂又不能成膜的固体样品可采用此法。具体制样方法为取供试品约 5mg，置玛瑙研钵中，粉碎研细后，滴加少量液状石蜡或其他适宜的糊剂，研成均匀的糊状物，取适量糊状物夹于两个窗片或空白溴化钾片（每片约 150mg）之间，作为供试片。另以溴化钾约 300mg 制成空白片作为补偿背景。亦可用专用装置夹持糊状物。制备时应注意尽量使糊状样品在窗片间分布均匀。

（3）膜法　膜法参照糊法所述的方法，将能形成薄膜的液体样品铺展于适宜的盐片中，使形成薄膜后测定。若为高分子聚合物，可先制成适宜厚度的高分子薄膜，直接置于样品光路中测定。熔点较低的固体样品可采用熔融成膜的方法制样。

（4）溶液法　溶液法将供试品溶于适宜的溶剂中，制成 1% ～ 10% 浓度的溶液，灌入适宜厚度的液体池中测定。常用溶剂有四氯化碳、三氯甲烷、二硫化碳、己烷、环己烷及二氯乙烷等。选用溶液应在被测定波数范围内透明或仅有中至弱的吸收，但与样品间的相互作用应尽可能小。

（5）气体吸收池法　气体吸收池法测定气体样品需使用气体吸收池，常用气体吸收池的光路长度为 10cm。通常先把气体吸收池抽空，然后充以适当压力（约 50mmHg）的供试品测定。也可用注射器向气体吸收池内注入适量的样品，待样品完全气化后测定。

2. 红外光谱法鉴别的方法

利用红外分光光度法鉴别药物时，《中国药典》采用标准图谱对照，即按规定条件测定供试品的红外吸收光谱图,将测得的供试品的红外吸收光谱图与《药品红外光谱集》中的相应标准图谱对比,对比的主要参数是峰位、峰形、峰的相对强度等。

《药品红外光谱集》收载的药品红外光谱图的基线一般控制在90%透光率以上,供试品的取样量一般控制在使其最强峰在10%透光率以下,波数范围为4000～400cm^{-1}。对于原料药的鉴别,应按照《药品红外光谱集》收载的各光谱图所规定的方法制备样品。对于制剂的鉴别,在《中国药典》中应用较少,一般需要采取提取分离排除辅料干扰后,干燥后再测定图谱。

课堂互动:红外光谱和紫外光谱有何异同点?

★ **总结提高**:紫外分光光度计和红外分光光度计使用时的注意事项。
一、紫外分光光度计使用时的注意事项
(1)取吸收池时,手指拿毛玻璃面的两侧。装入样品溶液的体积以池体积的4/5为宜,使用挥发性溶液时应加盖,透光面要用擦镜纸由上而下擦拭干净,检视应无残留溶剂。为防止溶剂挥发后溶质残留在吸收池的透光面,可先用蘸有空白溶剂的擦镜纸擦拭,然后再用干擦镜纸拭净。吸收池放入样品室时应注意每次放入方向相同。测定完毕后吸收池应及时用溶剂及水冲洗干净,晾干,防尘保存。

(2)用的石英吸收池必须洁净。当吸收池中装入同一溶剂,在规定波长测定各吸收池的透光率,如透光率相差在0.3%以下者可配对使用,否则必须加以校正。

(3)测定时不要打开仪器的样品池盖。
二、红外分光光度计使用时的注意事项
(1)背景补偿或空白校正:记录供试品光谱时,双光束仪器的参比光路中应置相应的空白对照物(空白盐片、溶剂或糊剂等)。

(2)采用压片法时,以溴化钾最常用。应预先研细,过200目筛,并在120℃干燥4h后分装并在干燥器中保存备用。若发现结块,则须重新干燥。

(3)供试品研磨应适度,通常以粒度2～5μm为宜。供试品过度研磨有时会导致晶格结构的破坏或晶型的转化。

(4)压片法制成的片厚在0.5mm左右时,常可在光谱上观察到干涉条纹,对供试品光谱产生干扰。一般可将片厚调节至0.5mm以下即可减弱或避免。

(5)压片模具及液体吸收池等红外附件,使用完后应及时擦拭干净,必要时清洗,保存在干燥器中,以免锈蚀。

(6)用于制剂红外鉴别时,必须规定样品的前处理方法,如辅料干扰不能完全排除,可规定待测成分的3～5个特征谱带用于鉴别。

★ **练一练**:举一反三,巩固提高。
根据学习过的内容,自主练习双光束红外分光光度法扫描维生素C,根据评价表完成自我评定,上传学习平台。

根据学习过的内容,自主练习紫外分光光度法鉴别维生素B$_{12}$,根据评价表完成自我评定。

红外分光光度法扫描维生素 C 红外图谱任务评价表

班级：_____　　姓名：_____　　学号：_____

序号	任务要求	配分 / 分	得分 / 分
1	正确穿戴工作服	5	
2	预热红外分光光度计	10	
3	正确选择压片使用的盐	10	
4	干燥、玛瑙研钵研磨	10	
5	正确使用压片磨具	10	
6	校正仪器、进入工作界面，设置参数	20	
7	空白片、样品片分别放入样品室，开始扫描	15	
8	比较扫描的红外图谱与标准红外图谱一致性	10	
9	态度认真、操作规范有序，结束后清场	10	
	总分	100	

紫外分光光度法鉴别维生素 B_{12} 注射液任务评价表

班级：_____　　姓名：_____　　学号：_____

序号	任务要求	配分 / 分	得分 / 分
1	正确穿戴工作服	5	
2	预热紫外分光光度计	10	
3	校正仪器	10	
4	吸收池配对	10	
5	配制对照品、样品溶液	10	
6	进入工作界面，设置参数	20	
7	空白液、样品液分别放入样品池中，开始扫描	15	
8	观察扫描的吸收光谱图，注意特殊峰、计算吸收比值	10	
9	态度认真、操作规范有序，结束后清场	10	
	总分	100	

（孙春艳）

任务 4-3
色谱鉴别法

情境设定

色谱鉴别法是利用药物在一定色谱条件下，产生特征色谱行为（比移值或保留时间）进行的鉴别试验，使原本很难测试的混合物得以很快的分离、检测。与光谱法比较，除具有定性、定量的特点外，还具有分离的作用。

布洛芬片既可用紫外分光光度法鉴别，也可以用色谱法鉴别。两者鉴别法之间存在什么异同点呢？

任务目标

1. 思政目标

对于学生而言，在专业课程中培养良好习惯是养成良好职业道德的先决条件。在实验教学中，主要通过建立规矩意识、法治意识两方面来渗透职业道德教育。具有严谨细致的工作作风和诚实守信、认真负责的工作态度，养成严格执行药品质量标准、实事求是填写原始记录的职业习惯。

2. 知识目标

掌握薄层色谱法、高效液相色谱法、气相色谱法的测定原理及鉴别方法。

3. 技能目标

能熟练使用高效液相色谱仪、气相色谱仪；能规范进行薄层鉴别、高效液相色谱鉴别、气相色谱鉴别；能正确记录鉴别数据与原始记录及能正确判断鉴别结果。

任务实施

★ **查一查**：查阅《中国药典》（2020 年版）二部布洛芬片鉴别实例（3）。

布洛芬片【鉴别】 （3）在含量测定项下记录的色谱图中，供试品溶液主峰的保留时间应与对照品溶液主峰的保留时间一致。

★ **做一做**：完成布洛芬片高效液相色谱法鉴别。

一、查阅标准，设计实验流程

随机取布洛芬片 10 片→称定总重→计算平均片重→研细，取片粉→加甲醇配制供试品溶液→滤过，取续滤液。

配制对照品溶液 取布洛芬对照品 25mg，精密称定，置 50mL 量瓶中，加甲醇 2mL 使溶解，用甲醇稀释至刻度，摇匀。

色谱条件 用十八烷基硅烷键合硅胶为填充剂；以醋酸钠缓冲液（取醋酸钠 6.13g，加水 750mL 使溶解，用冰醋酸调节 pH 至 2.5）- 乙腈（40：60）为流动相；

检测波长为 263nm；进样体积为 20μL。

在记录的色谱图中，比较供试品溶液主峰的保留时间应与对照品溶液主峰的保留时间一致。

二、检验准备

电子天平（感量 0.1mg：适用于平均片重 0.3g 以下的片剂；感量 1mg：适用于平均片重 0.3g 或 0.3g 以上的片剂）、高效液相色谱仪、平头手术镊、布洛芬片、手套等。

三、操作要点

1. 称量

天平调零，称取 10 片的总重，记录数值，计算平均片重量，进一步计算样品取样量。

2. 配制供试品、对照品溶液

配制供试品溶液　取片粉适量，加甲醇配制供试品溶液（约相当于布洛芬 50mg），置 100mL 量瓶中，加甲醇适量，振摇使布洛芬溶解，用甲醇稀释至刻度，摇匀，滤过，取续滤液。

配制对照品溶液　见一、项下配制对照品溶液。

3. 高效液相色谱鉴别

色谱条件　见一、项下色谱条件。

理论塔板数按布洛芬峰计算不低于 2500。

设置工作站参数，将供试品溶液和对照品溶液分别进样，得到供试品、对照品色谱图。

四、结果判断

在记录的色谱图中，比较供试品溶液主峰的保留时间应与对照品溶液主峰的保留时间一致。

五、检验结论

符合规定。

★ 学一学：必备知识与原理。

一、色谱鉴别法概念

是利用药物在一定色谱条件下，产生特征色谱行为（比移值或保留时间）进行的鉴别试验。

二、色谱鉴别法特点

药物与对照品在相同条件下进行色谱分离，通过比较其色谱行为是否一致来鉴别药物真伪。色谱鉴别法准确度高，专属性强，但操作较费时，一般检查或含量测定项下已采用色谱法的情况下采用此法鉴别。

三、色谱鉴别法的分类

1. 薄层色谱（TLC）鉴别法

薄层色谱鉴别法是将供试品溶液点在薄层板上，在展开容器内用展开剂展开，使供试品所含成分分离，所得色谱图与适宜的标准物质按同法所得的色谱图对比的鉴别方法，亦可用薄层色谱扫描仪进行扫描，用于鉴别、检查或含量测定。

鉴别时，需要照各品种项下规定的方法，制备供试品溶液和对照标准溶液，在同一薄层板上点样、展开与检视，要求供试品色谱图中所限斑点的位置和颜色（或荧光）应与标准物质色谱图的斑点一致。必要时化学药品可采用供试品溶液与标准溶液混合点样、展开，与标准物质相应斑点应为单一、紧密斑点。或选用与供试品化学结构相似的药物对照品与供试品溶液的主斑点比较，两者比移值应不同，或将上述两种溶液等体积混合，应显示两个清晰分离的斑点，来鉴别药物。

如《中国药典》（2020 年版）二部盐酸异丙嗪片的鉴别实例。

照薄层色谱法（通则 0502）试验。

供试品溶液　取本品 5 片（50mg 规格）或 10 片（25mg 规格）或 20 片（12.5mg规格），除去包衣，置研钵中研细，加甲醇 - 二乙胺（95 ∶ 5）适量使盐酸异丙嗪溶解，并转移至 25mL 量瓶中，再用上述溶剂稀释至刻度，摇匀，滤过，取续滤液。

对照品溶液　取盐酸异丙或对照品适量，加上述溶剂溶解并稀释制成每 1mL 中含 10mg 的溶液。

色谱条件　采用硅胶 GF_{254} 薄层板，以乙烷 - 丙酮 - 二乙胺（8.5 ∶ 1 ∶ 0.5）为展开剂。

测定法　吸取供试品溶液与对照品溶液各 10μL，分别点于同一薄层板上，展开，晾干，置紫外光灯（254nm）下检视。

结果判定　供试品溶液所显主斑点的位置和颜色应与对照品溶液的主斑点相同。

2. 高效液相色谱（HPLC）鉴别法

高效液相色谱法是采用高压输液泵将规定的流动相泵入装有填充剂的色谱柱，对供试品进行分离测定的色谱方法。注入的供试品，由流动相带入色谱柱内，各组分在柱内被分离，并进入检测器检测，由积分仪或数据处理系统记录和处理色谱信号。一般规定按供试品含量测定项下的高效液相色谱条件进行试验。要求供试品和对照品色谱峰的保留时间一致。注意实际操作中，由于条件不明原因的微小变化，有时可能存在同一物质在完全相同的色谱系统中保留时间不一致的情况，此时可以考虑增加将供试品溶液与对照品溶液等量混合，进样后出现单一色谱峰作为鉴别依据。

如《中国药典》（2020 年版）第二部氧氟沙星片的鉴别实例：在含量测定项下记录的色谱图中，供试品溶液主峰的保留时间应与对照品溶液主峰的保留时间一致。

课堂互动：薄层色谱法、高效液相色谱法对药物进行定性鉴别的依据是什么？

★ 总结提高：薄层色谱鉴别法和高效液相色谱鉴别法的注意事项。

一、薄层色谱鉴别法注意事项

（1）直接点样法：点样量一般不超过 10μL，点样时不要损伤薄层板表面，宜分次点加，直径不要超过 4mm，点样基线距底边为 2cm，距两边不少于 1.0cm，两个样点距离可视斑点扩散以不影响检出为宜，一般为 1.5 ～ 2.0cm，点样基线与薄层板底边平行。

（2）展开剂的制备：按比例配制，现配现用。

（3）层析缸的饱和：为使 R_f 值重现性良好，展开剂置于层析缸中，缸壁贴上两条高、宽适宜的滤纸条，一端浸入展开剂中，密封室顶的盖，室温放置 1h 左右，待展开剂挥发，使系统平衡。

（4）薄层板的预饱和：克服边缘效应以及改善分离效果，R_f 值重现性良好。

（5）展开：水平展开和垂直展开，浸入深度距底边 0.5 ～ 1.0cm，距原点 5mm

为宜，切勿将样点浸入展开剂中，展距以 7 ～ 15cm 为宜，展距过大，斑点扩散，精确度差，展距过小，分离效果差。

二、高效液相色谱鉴别法注意事项

（1）色谱柱不能倒接，注意方向。

（2）更换流动相时要停泵，否则易吸进气泡。

（3）排气泡时一定要开"purge"阀，排完后关闭再开泵。

（4）进样前后要冲洗进样口，更换溶液要润洗注射器及进样口，工作完毕用水或甲醇冲洗干净。

（5）工作完毕关闭检测器的灯，节约灯的寿命。

（6）供试品溶液在注入液相色谱仪前，一般应经适宜的 0.45μm（或 0.22μm）滤膜滤过，以减少对色谱系统产生污染或影响色谱分离。应根据试验要求和供试品的稳定性，设置待测溶液的贮存条件（如温度、遮光等）。

★ 练一练：举一反三，巩固提高。

根据学习过的内容，自主练习氧氟沙星片的鉴别（2），根据评价表完成自我评定。

任务评价

氧氟沙星片的高效液相色谱鉴别任务评价表

班级：_____   姓名：_____   学号：_____

序号	任务要求	配分/分	得分/分
1	正确穿戴工作服	5	
2	称量总重，计算平均片重	10	
3	计算取样重量	10	
4	配制供试品溶液	10	
5	配制对照品溶液	10	
6	配制流动相，进入工作站，设置色谱条件	20	
7	得到色谱图曲线，比较保留时间一致性	15	
8	结束后清场	10	
9	态度认真、操作规范有序	10	
	总分	100	

（孙春艳）

模块小结

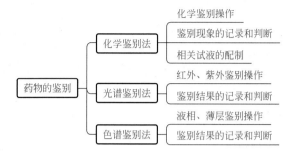

模块五

药物的杂质检查

药物的杂质是指药物中存在的无治疗作用、或影响药物的疗效和稳定性、甚至对人体健康有害的物质。这些物质的存在不仅影响药物的质量，有的还反映出生产中存在的问题。对药物所含杂质进行检查既可保证用药的安全、有效，同时也为生产、流通过程的质量保证和企业管理的考核提供依据。

一、药物中杂质的来源及种类

1. 杂质的来源

药物中的杂质主要有两个来源，即药物生产过程中引入和药品贮藏过程中产生。

（1）生产过程中引入的杂质　这类杂质主要来源于以下几个方面：所用原料不纯；部分原料反应不完全；反应中间产物或副产物在精制时未能完全除去；生产过程中加入试剂、溶剂的残留以及与生产器皿接触等都有可能使产品存在有关杂质。

如阿司匹林是由水杨酸乙酰化制成，若原料不纯会引入苯酚，并在合成过程中生成一系列副产物，如乙酸苯酯、水杨酸苯酯、乙酰水杨酸苯酯等，同时合成过程中乙酰化反应不完全会残存水杨酸。

在药物制剂的生产过程中也可能产生新的杂质，如肾上腺素注射液中常加入抗氧剂焦亚硫酸钠，在亚硫酸根存在下，肾上腺素会生成无生理活性和无光学活性的肾上腺素磺酸。

生产中所用试剂、溶剂，若不能完全除去，也会引入有关杂质。如使用酸碱试剂处理后，可能使产品引入酸性或碱性杂质；有机溶剂提取、精制后，在产品中可能有残留溶剂。

另外生产中接触到的器皿、工具等金属设备都可能使产品中引入砷盐及铅、铁、铜等金属杂质。

（2）贮藏过程中产生的杂质　药物在运输或贮藏过程中，由于贮藏保管不善，或贮藏时间过长，因外界条件如温度、湿度、日光、空气等影响，或因微生物的作用，发生水解、氧化、分解、异构化、晶型转变、聚合、潮解和发霉等，生成其他物质而产生杂质。这类杂质的产生不仅使药物的外观性状发生改变，更重要的是降低了药物的稳定性和质量，甚至失去疗效或对人体产生毒害。如阿司匹林水解产生水杨酸；麻醉乙醚在日光、空气及水分的作用下，易氧化分解为醛及有毒的过氧化物；肾上腺素在光和氧气存在下，发生氧化、聚合而变色；维生素 C 在空气中氧化成去氢维生素 C 等。以上这些杂质对人体危害大，必须进行检查。

2. 杂质的种类

药物中的杂质按来源可分为一般杂质和特殊杂质。一般杂质是指在自然界中分布广泛，在多数药物的生产和贮藏过程中容易引入的杂质，如酸、碱、水分、氯化物、硫酸盐、砷盐、重金属等。特殊杂质是指某些个别药物在特定的生产和贮藏过程中引入的杂质，如阿司匹林中的游离水杨酸，是因为乙酰化反应不完全而引入的。

杂质按其毒性可分为信号杂质和有害杂质。信号杂质本身一般无害，但其含量的多少可反映出药物的纯度水平，如含量过高，表明药物的纯度差，提示药物的生产工艺不合理或生产控制存在问题。如氯化物、硫酸盐等属于信号杂质。有害杂质如砷盐、重金属、氰化物对人体有害，在质量标准中要严格控制，以保证用药安全。

杂质按其结构性质又可分为无机杂质和有机杂质。无机杂质主要来源于生产过程所用到的试剂、器皿等，如氯化物、硫化物、氰化物、重金属等。有机杂质在生产和贮藏中引入，如未反应完的原料、中间体、副产物、分解产物、异构体和残留溶剂等。

药典中各药物品种项下规定的杂质检查项目，系指该药品在按既定工艺进行生产和正常贮藏过程中可能含有或产生并需要控制的杂质。凡药典未规定检查的杂质，一般不需要检查。对危害人体健康、影响药物稳定性的杂质，必须严格控制其限量。

二、杂质的限量检查及有关计算

1. 杂质限量

在不影响疗效和不发生毒副作用的原则下，综合考虑杂质的安全性、生产的可行性、产品的稳定性，对于药物中可能存在的杂质，允许有一定限度。所以只要把杂质的量控制在一定的限度以内，就能够保证用药的安全与有效。药物中所含杂质的最大允许量称为杂质限量。通常用百分含量或百万分含量表示。药物中的杂质检查，通常不要求测定其准确含量，而只检查杂质的量是否超过限量，这种杂质检查的方法称为杂质的限量检查。

药物中杂质的限量检查方法有以下三种：

（1）对照法　对照法系指取一定量待检杂质的对照液与一定量供试液，在相同条件下处理后，比较反应结果，从而判断供试品中所含杂质是否超过限量。使用本法检查药物的杂质，须遵循平行原则。该法通常不需要准确测定杂质的含量，而是判断药物所含杂质是否符合限量规定，中国药典主要采用本法检查药物的杂质。

（2）灵敏度法　灵敏度法系指在供试品溶液中加入试剂，在一定反应条件下，观察有无阳性反应出现，以不出现阳性反应为合格，即以检测条件下的灵敏度来控制杂质限量。本法的特点是不需要对照物质。

如纯化水中的酸碱度检查：本品 10mL，加甲基红指示液 2 滴，不得显红色；另取 10mL，加溴麝香草酚蓝指示液 5 滴，不得显蓝色。

（3）比较法　比较法系指取供试品一定量依法检查，测得待检杂质的吸收度或旋光度等与规定的限量比较，不得更大。本法的特点是不需要对照物质。

如肾上腺素中酮体的检查：取本品，加盐酸溶液（9 → 2000）制成每 1mL 中含 2.0mg 的溶液，照紫外 - 可见分光光度法（通则 0401），在 310nm 的波长处测定，吸光度不得过 0.05。

2. 杂质限量的有关计算

$$杂质限量 = \frac{杂质最大允许量}{供试品量} \times 100\%$$

因一定量的供试品（S）中所含杂质的量是通过一定量标准溶液进行比较，杂质最大允许量=标准溶液体积（V）×标准溶液浓度（C），所以杂质限量（L）可表示为：$L = \dfrac{V \times C}{S} \times 100\%$

【实例】 《中国药典》（2020 年版）检查卡培他滨中的硫酸盐。

卡培他滨的硫酸盐检查法：取本品 0.50g，加水 40mL 使溶解，依法检查（通则0802），与标准硫酸钾溶液 1.0mL 制成的对照液比较，不得更浓（0.02%）。

已知标准硫酸钾溶液的浓度为每 1mL 相当于 $100\mu g SO_4^{2+}$，计算该药品中硫酸盐的杂质限量。

由上述方法可知，S=0.50g，V=1.0mL，C=100μg/mL=100×10^{-6}g/mL

$$L = \frac{V \times C}{S} \times 100\% = \frac{1.0 \times 100 \times 10^{-6}}{0.50} \times 100\% = 0.02\%$$

【实例】 《中国药典》（2020 年版）检查卡马西平中的氯化物。

卡马西平的氯化物检查法：取本品 1.0g，加水 100mL，煮沸，放冷，滤过，取续滤液 50mL，依法检查（通则0801），与标准氯化钠溶液 7.0mL 制成的对照液比较，不得更浓。

已知标准氯化钠溶液的浓度为每 1mL 相当于 10μgCl，计算该药品中氯化物的杂质限量。

由上述方法可知，$S = 1.0g \times \dfrac{50}{100}$ =0.5g，V=7.0mL，C=10μg/mL=10×10^{-6}g/mL

$$L = \frac{V \times C}{S} \times 100\% = \frac{7.0 \times 10 \times 10^{-6}}{0.5} \times 100\% = 0.014\%$$

课堂互动：布洛芬进行重金属检查标准铅溶液的取用量。

布洛芬的重金属检查法：取本品 1.0g，加乙醇 22mL 溶解后，加醋酸盐缓冲液（pH3.5）2mL 与水适量使成 25mL，依法检查（通则0821 第一法），含重金属不得过百万分之十。已知标准铅的浓度为每 1mL 相当于 10μgPb。

任务 5-1
氯化物的检查

情境设定

我们日常生活中用到的自来水都用什么来进行消毒？药品在生产过程中需要水吗？用的水是自来水吗？水中的杂质会不会引入我们的药物当中？氯化物是不是药物中的杂质？对我们的身体有没有危害？

任务目标

1. 思政目标

培养学生"安全第一，质量第一"的责任意识、良好的实验习惯及职业素养，养成严谨扎实、实事求是、精益求精的工作作风。

2. 知识目标

掌握氯化物检查法的原理；熟悉检查流程和结果判断方法。

3. 技能目标

能熟练规范使用托盘天平；能熟练进行氯化物检查操作，正确记录并判断结果。

任务实施

★ 查一查：查阅《中国药典》（2020 年版）二部葡萄糖中氯化物的检查和四部氯化物检查法。

葡萄糖【氯化物】　取本品 0.60g，依法检查（通则 0801），与标准氯化钠溶液 6.0mL 制成的对照液比较，不得更浓（0.01%）。

【0801 氯化物检查法】　除另有规定外，取各品种项下规定量的供试品，加水溶解使成 25mL（溶液如显碱性，可滴加硝酸使成中性），再加稀硝酸 10mL，溶液如不澄清，应滤过；置 50mL 纳氏比色管中，加水使成约 40mL，摇匀，即得供试品溶液。另取该品种项下规定量的标准氯化钠溶液，置 50mL 纳氏比色管中，加稀硝酸 10mL，加水使成 40mL，摇匀，即得对照溶液。于供试品溶液与对照溶液中，分别加入硝酸银试液 1.0mL，用水稀释使成 50mL，摇匀，在暗处放置 5min，同置黑色背景上，从比色管上方向下观察、比较，即得。

供试品溶液如带颜色，除另有规定外，可取供试品溶液两份，分别置 50mL 纳氏比色管中，一份中加硝酸银试液 1.0mL，摇匀，放置 10min，如显浑浊，可反复滤过，至滤液完全澄清，再加规定量的标准氯化钠溶液与水适量使成 50mL，摇匀，在暗处放置 5min，作为对照溶液；另一份中加硝酸银试液 1.0mL 与水适量使成 50mL，摇匀，在暗处放置 5min，按上述方法与对照溶液比较，即得。

标准氯化钠溶液的制备　称取氯化钠 0.165g，置 1000mL 量瓶中，加水适量使溶解并稀释至刻度，摇匀，作为贮备液。临用前，精密量取贮备液 10mL，置 100mL 量瓶中，加水稀释至刻度，摇匀，即得（每 1mL 相当于 10μg 的 Cl）。

【附注】　用滤纸滤过时，滤纸中如含有氯化物，可预先用含有硝酸的水溶液洗净后使用。

★ 做一做：完成葡萄糖的氯化物检查。

一、查阅标准，设计流程

供试品加水至 25mL ⎤
　　　　　　　　　⎬→加稀硝酸 10mL →加水至 40mL →摇匀→加硝酸
标准氯化钠溶液 ⎦
银试液 1.0mL →加水稀释至 50mL →摇匀→暗处放置 5min →比浊。

二、检验准备

电子天平（感量 0.1mg）、移液管、容量瓶、纳式比色管、洗耳球、稀硝酸、硝酸银试液、氯化钠、葡萄糖等。

三、操作要点

1. 配制标准氯化钠溶液

称取氯化钠 0.165g，置 1000mL 量筒，加水适量使其溶解，并稀释至刻度，摇匀，作为贮备液。临用前，精密量取贮备液 10mL 至 100mL 量瓶中，加水，稀释至刻度，摇匀即得。

2. 配制供试品溶液

取规定量的供试品，置 50mL 纳氏比色管中，加水使溶解成 25mL，再加稀硝酸 10mL，加水使成约 40mL，摇匀，作为供试品溶液。

3. 配制对照溶液

另精密量取规定量的标准氯化钠溶液，置 50mL 纳氏比色管中，加水使成 25mL，再加稀硝酸 10mL，加水使成约 40mL，摇匀；作为对照溶液。

4. 加入试液

分别向供试品溶液和对照品溶液中加入硝酸银试液 1.0mL，加水使成约 50mL，摇匀。

5. 结果判断

在暗处放置 5min，在黑色背景下，从比色管的上方向下观察、比较，即得。

四、记录

记录实验时的室温、取样量、标准氯化钠溶液的浓度和所取毫升数，以及比较所产生浑浊的观察结果。

室温：23℃　　　取样量：0.60g

标准氯化钠溶液的浓度：每 1mL 相当于 10μg 的 Cl

标准氯化钠溶液所取毫升数：6.0mL

观察的结果：供试管浑浊程度浅于对照管

五、标准规定

若供试管浑浊程度不深于对照管，判为符合规定；反之，不符合规定。

六、检查结论

符合规定。

★ 学一学：必备知识与原理。

一、氯化物检查法的概述

氯化物广泛存在于自然界中，在药物的生产过程中极易引入。少量的氯化物对人体没有伤害，但其存在会药物的纯净程度造成影响，因此，控制氯化物的量具有重要意义。

二、氯化物检查法的原理

在硝酸的酸性条件下，氯离子与硝酸银试液作用，生成氯化银白色浑浊，与一定量标准氯化钠溶液在相同的条件下生成的氯化银浑浊比较，以判断供试品中氯化物是否超标。

课堂互动：氯化物检查时，若溶液不澄清应如何处理？可不可以用自来水进行氯化物检查实验？

★ 总结提高：氯化物检查的注意事项。

（1）标准氯化钠溶液应为临用新配，每 1mL 相当于 $10\mu g$ 的 Cl。在检测条件下，以 50mL 中含 $50\sim80\mu g$ 的氯离子为宜，在此范围内氯化物与硝酸银的反应生成的浑浊梯度明显，便于观察。因此，在进行实验设计时应根据氯化物的限量选择供试品的取样量。

（2）检测中加入稀硝酸的目的是为排除碳酸根、亚硫酸根等杂质的干扰，同时可以加速氯化银沉淀的生成并产生较好的浑浊。酸度以 50mL 溶液含 10mL 稀硝酸为宜。

（3）暗处放置 5min，避光防止单质银析出。

（4）有机药物中的氯化物检查。能够溶于水的药物可按规定直接检查，不溶于水的药物通常采用加水振摇使氯化物溶解，滤除不溶物后，取滤液进行实验。

（5）对于有颜色样品溶液的氯化物检查通常采用内消色法处理，除另有规定外，取供试品溶液两份，分别置于 50mL 纳氏比色管中，加入硝酸银试液 1.0mL，摇匀，放置 1min，如显浑浊，可反复滤过至滤液完全澄清，再加规定量的标准氯化钠试液与水适量使成 50mL，摇匀，在暗处放置 5min，作为对照溶液；另一份中加入硝酸银试液 1.0mL 与水适量使成 50mL，摇匀，在暗处放置 5min，与对照溶液同置黑色背景上从比色管上方向下观察。

（6）整个操作过程平行操作，以减小误差。

★ 练一练：举一反三，巩固提高。

根据学习过的内容，自主完成乙酰谷酰胺的氯化物检查，根据评价表完成自我评定。

氯化物检查任务评价表

班级：＿＿＿＿＿＿＿ 姓名：＿＿＿＿＿＿＿ 学号：＿＿＿＿＿＿＿

序号	任务要求	配分 / 分	得分 / 分
1	正确穿戴工作服	5	
2	正确称量	10	
3	正确配置氯化钠标准溶液	10	
4	移取溶液规范	10	
5	加入试液平行操作	10	
6	正确进行氯化物比较	20	
7	正确判断氯化物是否符合规定	15	
8	结束后清场	10	
9	态度认真、操作规范有序	10	
	总分	100	

（李振兴）

任务 5-2
硫酸盐的检查

情境设定

我们日常生活中用来进行胃镜检查的钡餐是什么？
药品在生产过程中除氯化物外，还有没有其他容易引入的杂质？

任务目标

1. 思政目标
培养学生"安全第一，质量第一"的责任意识、良好的实验习惯及职业素养，养成严谨扎实、实事求是、精益求精的工作作风。
2. 知识目标
掌握硫酸盐检查法的原理；熟悉检查流程和结果判断方法。
3. 技能目标
能熟练进行硫酸盐检查操作，正确记录并判断结果。

任务实施

★ **查一查**：查阅《中国药典》（2020 年版）二部葡萄糖中硫酸盐的检查和四部硫酸盐检查法。

葡萄糖【硫酸盐】 取本品 2.0g，依法检查（通则 0802），与标硫酸钾钠溶液 2.0mL 制成的对照液比较，不得更浓（0.01%）。

【0802 硫酸盐检查法】 除另有规定外，取各品种项下规定量的供试品，加水溶解使成约 40mL（溶液如显碱性，可滴加盐酸使成中性溶液）；如不澄清，应滤过；置 50mL 纳氏比色管中，加稀盐酸 2mL，摇匀，即得供试品溶液。另取该品种项下规定量的标准硫酸钾溶液，置 50mL 纳氏比色管中，加水使成约 40mL，加稀盐酸 2mL，摇匀，即得对照溶液。于供试品溶液与对照溶液中，分别加入 25% 氯化钡溶液 5mL，用水稀释至 50mL，充分摇匀，放置 10min，同置黑色背景上，从比色管上方向下观察、比较，即得。

供试品溶液如带颜色，除另有规定外，可取供试品溶液两份，分别置 50mL 纳氏比色管中，一份中加 25% 氯化钡溶液 5mL，摇匀，放置 10min，如显浑浊，可反复滤过，至滤液完全澄清，再加规定量的标准硫酸钾溶液与水适量使成 50mL，摇匀，放置 10min，作为对照溶液；另一份中加 25% 氯化钡溶液 5mL 与水适量使成 50mL，摇匀，放置 10min，按上述方法与对照溶液比较，即得。

标准硫酸钾溶液的制备 称取硫酸钾 0.181g，置 1000mL 量瓶中，加水适量使溶解并稀释至刻度，摇匀，即得（每 1mL 相当于 100μg 的 SO_4^{2+}）。

★ 做一做：完成葡萄糖的硫酸盐检查。

一、查阅标准，设计流程

供试品加水至 40mL

标准硫酸钾溶液→加水至 40mL ⎬→加稀盐酸 2mL →摇匀→加 25% 氯化

钡溶液 5mL →加水至 50mL →充分摇匀→放置 10min →比浊

二、检验准备

电子天平（感量 0.1mg）、移液管、洗耳球、稀盐酸、硫酸钾、稀盐酸、25% 氯化钡溶液、葡萄糖等。

三、操作要点

1. 配制标准硫酸钾溶液

称取硫酸钾 0.181g，置 1000mL 量瓶中，加水适量使溶解并稀释至刻度，摇匀，即得（每 1mL 相当于 100μg 的 SO_4^{2+}）。

2. 配制供试品溶液

除另有规定外，取各品种项下规定量的供试品，置 50mL 纳氏比色管中，加水溶解使成约 40mL；溶液如显碱性，可滴加盐酸至遇 pH 试纸显中性；溶液如不澄清，应滤过；加稀盐酸 2mL，摇匀，即得。

3. 配制对照溶液

取该品种项下规定量的标准硫酸钾溶液，置另一 50mL 纳氏比色管中，加水使成约 40mL，加稀盐酸 2mL，摇匀，即得。

4. 加入试液

于供试品溶液与对照溶液中，分别加入 25% 氯化钡溶液 5mL，用水稀释使成50mL，充分摇匀。

5. 结果判断

放置 10min，同置黑色背景上，从比色管上方向下观察，比较所产生的浑浊。

四、记录

记录实验时的室温、取样量、标准氯化钠溶液的浓度和所取毫升数，以及比较所产生浑浊的观察结果。

室温：23℃　　　　　　取样量：2.0g

标准硫酸钾氯化钠溶液的浓度：每 1mL 相当于 100μg 的 SO_4^{2+}

标准硫酸钾溶液所取毫升数：2.0mL

观察的结果：供试管浑浊程度浅于对照管

五、标准规定

若供试管浑浊程度不深于对照管，判为符合规定；反之，不符合规定。

六、检查结论

符合规定。

★ 学一学：必备知识与原理。

一、硫酸盐检查法概述

硫酸盐也广泛存在于自然界中，在药物的生产过程中极易引入。少量的硫酸盐摄入对人体没有伤害，但由于其存在会影响药物的纯净程度，因此，需要对硫酸盐进行控制。

二、硫酸盐检查法的原理

在盐酸的酸性条件下，硫酸根与氯化钡试液作用，生成硫酸钡白色浑浊，与一定量标准硫酸钾溶液在相同的条件下生成的硫酸钡浑浊比较，以判断供试品中硫酸盐是否超标。

课堂互动：硫酸盐检查时，溶液不澄清可以吗？可以用自来水进行硫酸盐检查实验吗？

★ 总结提高：硫酸盐检查的注意事项。

（1）本法适宜的比浊浓度范围为50mL溶液中含 0.1 ~ 0.5mg 的 SO_4^{2-}。

（2）供试品溶液中加入盐酸使成酸性，可防止碳酸根等与钡离子生成沉淀而干扰测定。如供试品溶液加入盐酸后不澄清，则应过滤，滤纸需预先用盐酸酸化的水洗。当温度低于10℃时，应将比色管在 25 ~ 30℃ 水浴放置 10min 后再比浊。

（3）加入 25% 氯化钡溶液后，应充分摇匀，以免影响浊度。25% 氯化钡溶液存放期间如有沉淀析出，应重新配制。

（4）供试品如带颜色，除另有规定外，可取供试品溶液两份，分置50mL纳氏比色管中，一份中加 25% 氯化钡溶液 5mL，摇匀，放置 10min，如显浑浊，可反复滤过，至滤液完全澄清，再加规定量的标准硫酸钾溶液与水适量使成50mL，摇匀，放置 10min，作为对照溶液；另一份加 25% 氯化钡溶液 5mL 与水适量使成50mL，摇匀，放置 10min，再与对照溶液比较。

（5）整个操作过程，平行操作，以减小误差。

★ 练一练：举一反三，巩固提高。

根据学习过的内容，自主完成盐酸二氧丙嗪的硫酸盐检查，根据评价表完成自我评定。

任务评价

硫酸盐检查任务评价表

班级：＿＿＿＿＿＿＿＿＿＿ 姓名：＿＿＿＿＿＿＿＿＿＿ 学号：＿＿＿＿＿＿＿＿＿＿

序号	任务要求	配分 / 分	得分 / 分
1	正确穿戴工作服	5	
2	正确准备实验仪器	10	
3	正确称量	10	
4	正确配制硫酸钾标准溶液	10	
5	移取溶液规范	10	
6	加入试液平行操作	10	
7	正确进行硫酸盐限量检查	10	

序号	任务要求	配分 / 分	得分 / 分
8	正确填写检验记录和检验报告	10	
9	正确判断硫酸盐是否符合规定	10	
10	结束后清场	10	
11	态度认真、操作规范有序	5	
	总分	100	

（李振兴）

任务 5-3
药物干燥失重的检查

情境设定

药物中的水分对药物的质量有什么影响？在高温环境中，药物失去的重量除水分外还可能有哪些物质？

任务目标

1. 思政目标
具备"安全第一，质量第一"的责任意识，良好的实验习惯及职业素养，严谨扎实、实事求是、精益求精的工作作风。

2. 知识目标
掌握干燥失重测定法的原理；熟悉检查流程和结果判断方法。

3. 技能目标
能熟练规范使用电子天平和烘箱；能熟练进行干燥失重检查操作，正确记录并判断结果。

任务实施

★ 查一查：查阅《中国药典》（2020 年版）二部甲硝唑的干燥失重的检查和四部干燥失重检查法。

甲硝唑【干燥失重】 取本品，在 105℃干燥至恒重，减失重量不得过 0.5%（通则 0831）。

【干燥失重检查法】 取供试品，混合均匀（如为较大的结晶，应先迅速捣碎使成 2mm 以下的小粒），取约 1g 或各品种项下规定的重量，置与供试品相同条件下干燥至恒重的扁形称量瓶中，精密称定，除另有规定外，在 105℃干燥至恒重。由减失的重量和取样量计算供试品的干燥失重。

供试品干燥时，应平铺在扁形称重瓶中，厚度不可超过 5mm，如为疏松物质，厚度不可超过 10mm。放入烘箱或干燥器进行干燥时，应将瓶盖取下，置称量瓶旁，或将瓶盖半开进行干燥；取出时，须将称重瓶盖好。置烘箱内干燥的供试品，应在干燥后取出置于干燥器中放冷，然后称定重量。

供试品如未达规定的干燥温度即融化时，除另有规定外，应先将供试品在低于熔化温度 5 ~ 10℃的温度下干燥至大部分水分除去后，再按规定条件干燥。生物制品应先将供试品于较低的温度下干燥至大部分水分除去后，再按规定条件干燥。

当用减压干燥器（通常为室温）或恒温减压干燥器（温度应按各品种项下的规定设置。生物制品除另有规定外，温度为 60℃）时，除另有规定外，压力应在 2.67kPa（20mmHg）以下。干燥器中常用的干燥剂为五氧化二磷、无水氯化钙或硅胶；恒温减压干燥器中常用的干燥剂为五氧化二磷。应及时更换干燥剂，使其保持在有效状态。

★ 做一做：完成甲硝唑的干燥失重检查。

一、查阅标准，设计流程
称量瓶准备→样品准备→干燥→称重→恒重→结果记录与计算→检验结论。

二、检验准备
分析天平（感量 0.1mg）、恒温干燥箱（控温精度 ±1℃）、普通玻璃干燥器、扁形称量瓶、甲硝唑等。

三、操作要点
1. 称量瓶准备
将称量瓶洗净晾干，在规定的温度下干燥至恒重，精密称定其重量，并将其放在干燥器中备用。

2. 样品准备
取供试品，混合均匀（如为较大的结晶，应先迅速捣碎，使成 2mm 以下的小粒），取约 1g 或各品种项下规定的重量，置与供试品相同条件下干燥至恒重的扁形称量瓶中，精密称定。

3. 干燥
在 105℃的温度条件下干燥。干燥时，应将瓶盖取下，置称量瓶旁，或将瓶盖半开。取出前须将称量瓶盖好。

4. 称重
干燥后取出置干燥器中放冷至室温（一般需 30 ～ 60min），再称定重量。

5. 恒重
称定后的甲硝唑供试品按上述干燥、称重操作，直至恒重。

四、结果记录
记录干燥时的温度，干燥与放冷至室温的时间，称量及恒重的数据等。

干燥温度：105℃

电子天平型号：Mettller　MT5　编号：01

名称	样 1	样 2
称量瓶重 /g	18.2762	18.5302
称量瓶干燥后称重 /g	18.2633	17.5202
称量瓶干燥后称重 /g	18.2632	17.5201
称量瓶恒重 W_1/g	18.2632	17.5201
供试品重 W_2/g	1.0213	1.0256
第一次干燥 1h，冷却 0.5h 后，称量瓶加供试品称重 /g	19.2822	18.5437
第二次干燥 1h，冷却 0.5h 后，称量瓶加供试品称重 /g	19.2823	18.5436
称量瓶加供试品干燥后恒重 W_3/g	19.2823	18.5436

根据供试品减失的重量与供试品的重量计算供试品的干燥失重。

$$干燥失重（\%）=\frac{W_1+W_2-W_3}{W_2}\times100\%$$

式中，W_1 为供试品的重量，g；W_2 为称量瓶恒重的重量，g；W_3 为（称量瓶＋供试品）恒重的重量，g。

$$第一份供试品干燥失重（\%）=\frac{18.2632+1.0213-19.2823}{1.0213}\times100\%$$
$$=0.22\%$$
$$第二份供试品干燥失重（\%）=\frac{17.5201+1.0256-18.5436}{1.0256}\times100\%=0.20\%$$

$$平均干燥失重（\%）=\frac{0.22\%+0.20\%}{2}=0.2\%$$

五、标准规定

减失重量不得超过 0.5%。

六、检验结论

供试品干燥失重未超过规定（0.5%），判为符合规定。

★ 学一学：必备知识与原理。

一、干燥失重测定法概述

干燥失重系指药物在规定的条件下，经干燥后所减失重量的百分率。减失的重量主要包括水分、结晶水及其他挥发性物质。《中国药典》四部收载的干燥失重测定法包括：常压恒温干燥法、恒温减压干燥法。常压恒温干燥法适用于对热较稳定的药物；恒温减压干燥法适用于对热较不稳定或其水分较难除尽的药物，减压有助于除去水分与挥发性物质。

二、干燥失重测定法的原理

将供试品置于已干燥至恒重的扁形称量瓶中，精密称定，于烘箱内在规定温度下干燥至恒重，从减失的重量和取样量计算供试品的干燥失重。

课堂互动：干燥失重检查时，称量瓶为什么也需要恒重？

★ 总结提高：干燥失重测定法的注意事项。

（1）当供试品的含量测定"按干燥品计算"时，应取未经干燥的供试品进行试验，测定后再按干燥品计算，因而干燥失重的数据将直接影响含量测定的结果。当供试品具有引湿性时，宜将干燥失重与含量测定的取样放在同一时间进行。

（2）供试品如未达到规定的干燥温度即融化时，除另有规定外，应先将供试品在低于熔点 5～10℃的温度下干燥至大部分水分除去后，再按规定条件干燥。

（3）为防止干燥箱加热温度出现冲高现象，特别是对于干燥温度较低或干燥时间有明确要求的供试品，宜等干燥箱温度恒定后再放入待干燥的供试品，按规定条件进行干燥，同时记录干燥开始的时间。

（4）当使用减压干燥器（通常为室温）或恒温减压干燥器（温度应按各品种项下规定设置，含糖颗粒一般在 80℃减压干燥）时，除另有规定外，压力应在 2.67kPa（20mmHg）以下，并宜选用单层玻璃盖的称量瓶。如用玻璃盖为双层中空，减压时，称量瓶盖切勿放入减压干燥箱（器）内，应放在另一普通干燥器内。减压干燥器（箱）内部为负压，开启前应注意缓缓旋开进气阀，使干燥空气缓慢进入，并避免气流吹散供试品。

（5）初次使用新的玻璃减压干燥器时，应先将外部用厚布包好或加适宜的外套，再行减压，以防破碎伤人。

（6）称量瓶应编码标记，瓶盖与称量瓶应编码一致，以免混淆。称量瓶放入干燥箱内的位置、先后次序、在干燥器内放冷时间、称量顺序以及称量用的电子天平，均应前后一致。同一干燥器内同时放置的称量瓶不宜过多，否则不易获得恒重。

（7）称定扁形称量瓶和供试品以及干燥后的恒重，均应准确至 0.1mg。

（8）测定胶囊或片剂时，取样量可参考《美国药典》41 版规定，如为胶囊，应至少取 4 粒胶囊的内容物，混匀后取样；如为片剂，应至少取 4 片，研细混匀后取样。

（9）五氧化二磷具有腐蚀性，对皮肤有刺激和灼烧作用，操作时应注意防护，切勿入口或触目。

（10）恒重，除另有规定外，系指在规定条件下连续两次干燥后称重的差异在 0.3mg 以下；干燥至恒重的第二次及以后各次称重均应在规定条件下继续干燥 1h 后进行。

★ 练一练：举一反三，巩固提高。

根据学习过的内容，自主练习维生素 B_1 的干燥失重检查，根据评价表完成自我评定。

任务评价

干燥失重检查任务评价表

班级：_____　　　姓名：_____　　　学号：_____

序号	任务要求	配分 / 分	得分 / 分
1	正确穿戴工作服、正确防护	5	
2	正确称量	10	
3	干燥温度设置正确、在干燥器中放冷	10	
4	恒重判断正确	10	
5	记录及时完整	10	
6	正确进行计算	20	
7	正确判断干燥失重是否符合规定	15	
8	结束后清场	10	
9	态度认真、操作规范有序	10	
	总分	100	

（李振兴）

任务 5-4
溶液澄清度的检查

情境设定

青霉素注射用粉末在使用前需要用生理盐水进行溶解，如果我们在配制时发现溶液不是无色透明的还能继续使用吗？

溶液的澄清度检查法与不溶性微粒检查法是一样的吗？

任务目标

1. 思政目标

使学生树立"安全第一，质量第一"的责任意识，形成良好的实验习惯及职业素养，培养学生严谨扎实、实事求是、精益求精的工作作风。

2. 知识目标

掌握澄清度检查法的原理；熟悉检查流程和结果判断方法。

3. 技能目标

能熟练规范使用伞棚灯；能熟练进行溶液的澄清度检查操作，正确记录并判断结果。

任务实施

★ 查一查：查阅《中国药典》（2020 年版）二部齐多夫定的溶液澄清度检查及四部澄清度检查法第一法。

齐多夫定【溶液的澄清度与颜色】 取本品 0.10g，加水 10mL 使溶解，溶液应澄清无色；如显浑浊，与 1 号浊度标准液（通则 0902 第一法）比较，不得更浓；如显色，与黄色 1 号标准比色液（通则 0901 第一法）比较，不得更深。

【0902 澄清度检查法】 第一法（目视法）除另有规定外，按各品种项下规定的浓度要求，在室温条件下将用水稀释至一定浓度的供试品溶液与等量的浊度标准液分别置于配对的比浊用玻璃管（内径 15～16mm，平底，具塞，以无色、透明、中性硬质玻璃制成）中，在浊度标准液制备 5min 后，在暗室内垂直同置于伞棚灯下，照度为 1000lx，从水平方向观察、比较。除另有规定外，供试品溶解后应立即检视。

第一法无法准确判定两者的澄清度差异时，改用第二法进行测定并以第二法结果判定。

★ 做一做：完成齐多夫定的溶液的澄清度检查。

一、查阅标准，设计流程

制备供试品溶液→与 1 号浊度标准液比较→检验结论。

二、检验准备

比浊用玻璃管（内径 15 ～ 16mm，平底，具塞，以无色、透明、中性硬质玻璃制成，要求供试品管与标准管的内径、标线刻度距管底为 40mm 一致）、伞棚灯（采用可见异物检查法标准操作规范中第一法灯检法项下的检查装置）、托盘天平、紫外分光光度计、1 号浊度标准液、齐多夫定等。

三、操作要点

1. 制备供试品溶液

取本品 0.10g，加水 10mL 使溶解，即得供试品溶液。

2. 与浊度标准液比较

在室温条件下将一定浓度的供试品溶液与该品种项下规定的浊度标准液分别置于配对的比浊用玻璃管中，液面高度为 40mm，在浊度标准液制备 5min 后，在暗室内垂直同置于伞棚灯下，照度为 1000lx，从水平方向观察、比较。除另有规定外，供试品溶液制备后应立即检视。

在进行比较时，如供试品溶液管的浊度接近标准管时，应将比浊管交换位置后再行观察。

四、记录

原始记录应至少包含供试品溶液的制备方法、浊度标准原液的吸光度值、浊度标准液的级号、比较结果等信息。

试品溶液的制备方法：取本品 0.10g，加水 10mL

浊度标准原液的吸光度值 0.142

浊度标准液的级号 1 级

比较结果：供试品溶液的浊度低于浊度标准液

五、标准规定

如显浑浊，与 1 号浊度标准液（通则 0902 第一法）比较，不得更浓。

六、检查结论

符合规定。

★ 学一学：必备知识与原理。

一、澄清度检查法概述

澄清度检查法系将药品溶液与规定的浊度标准液相比较，用以检查溶液的澄清程度。除另有规定外，应采用第一法进行检测。

品种项下规定的"澄清"，系指供试品溶液的澄清度与所用溶剂相同，或不超过 0.5 号浊度标准液的浊度。"几乎澄清"，系指供试品溶液的浊度介于 0.5 号至 1 号浊度标准液的浊度之间。

二、浊度标准液的制备

浊度标准贮备液（2 个月内使用）→浊度标准原液（48h 内使用）→浊度标准液（临用制备）。

1. 制备浊度标准贮备液

称取在 105℃干燥至恒重的硫酸肼 1.00g，置 100mL 量瓶中，加水适量使溶解（必要时可在 40℃的水浴中温热溶解），并用水稀释至刻度，摇匀，放置 4 ～ 6h；取此溶液与等容量的 10% 乌洛托品溶液混合，摇匀，于 25℃避光静置 24h，即得。该溶液置冷处避光保存，可在 2 个月内使用，用前摇匀。

2. 制备浊度标准原液

取浊度标准贮备液 15.0mL，置 1000mL 量瓶中，加水稀释至刻度，摇匀，取适量至 1cm 吸收池中，照紫外 - 可见分光光度法，在 550nm 的波长处测定，其吸光度应为 0.12 ~ 0.15 之间。该溶液应在 48h 内使用，用前摇匀。

3. 制备浊度标准液

取浊度标准原液与水，按表配制，即得。本液应临用新制，用前摇匀。

浊度标准液配制

级号	0.5	1	2	3	4
浊度标准原液 /mL	2.5	5.0	10.0	30.0	50.0
水 /mL	97.5	95.0	90.0	70.0	50.0

三、澄清度检查第二法

澄清度检查第二法为浊度仪法。供试品溶液的浊度可采用浊度仪测定。溶液中不同大小、不同特性的微粒物质包括有色物质均可使入射光产生散射，通过测定透射光或散射光的强度，可以检查供试品溶液的浊度。仪器测定模式通常有三种类型，透射光式、散射光式和透射光 - 散射光比较测量模式（比率浊度模式）。

测定时，按照仪器说明书要求并采用规定的浊度液进行仪器校正。溶液剂直接取样测定；原料药或其他剂型按照个论项下的标准规定制备供试品溶液，临用时制备。分别取供试品溶液和相应浊度标准液进行测定，测定前应摇匀，并避免产生气泡，读取浊度值。供试品溶液浊度值不得大于相应浊度标准液的浊度值。

课堂互动：溶液的澄清度检查一般是针对哪些药物？

★ 总结提高：溶液的澄清度检查的注意事项。

（1）制备澄清度检查用的浊度标准贮备液、浊度标准原液和浊度标准液，均应用澄清的水（可用 0.45μm 孔径滤膜或 G5 垂熔玻璃漏斗滤过而得）。

（2）浊度标准贮备液、浊度标准原液和浊度标准液均应按规定制备、使用，否则影响结果。

（3）温度对浊度标准贮备液的制备影响显著，因此规定两液混合时的反应温度应保持在（25±1）℃。

（4）用于配制供试品溶液的水，均应为注射用水或新沸放冷的澄清水。

（5）除另有规定外，按各品种项下规定的浓度要求，在室温条件下用水或适宜溶剂配制一定浓度的供试品溶液，一般采用振摇方式处理，确保供试品溶解完全。同时平行配制相应的浊度标准液，供试品溶液溶解后应立即检视。

（6）比浊用玻璃管应无磨损，并采用检定合格的照度计控制伞棚灯照度，偏低或偏高的照度均会造成对澄清度检查的干扰。

（7）目视法由于操作简便快捷可作为首选方法，同时可以进行有色供试品溶液的浊度判断。

★ 练一练：举一反三，巩固提高。

根据学习过的内容，自主练习青霉素钠的澄清度检查，根据评价表完成自我评定。

任务评价

溶液的澄清度检查法任务评价表

班级：_____　　　姓名：_____　　　学号：_____

序号	任务要求	配分 / 分	得分 / 分
1	正确穿戴工作服	5	
2	正确称量	10	
3	正确配制浊度标准溶液	10	
4	正确使用紫外 - 可见分光光度计	15	
5	正确使用伞棚灯	15	
6	正确进行澄清度比较	15	
7	正确判断澄清度是否符合规定	10	
8	结束后清场	10	
9	态度认真、操作规范有序	10	
	总分	100	

（李振兴）

任务 5-5
溶液颜色的检查

情境设定

地西泮注射液，就是安定注射液，有镇静催眠的作用，另外有肌肉放松作用，用于治疗失眠。某患者在用药时发现该注射液有颜色，怀疑其变质，将该药送到质检部门委托检验。作为一名药检工作者，应如何进行地西泮注射液的溶液颜色检查？

任务目标

1. 思政目标

使学生树立"安全第一，质量第一"的责任意识，形成良好的实验习惯及职业素养，培养学生严谨扎实、实事求是、精益求精的工作作风。

2. 知识目标

掌握溶液颜色检查法的原理；熟悉检查流程和结果判断方法。

3. 技能目标

能熟练规范使用电子天平及紫外-可见分光光度计；能熟练进行溶液的颜色检查操作，正确记录并判断结果。

任务实施

★ 查一查：查阅《中国药典》（2020年版）二部地西泮注射液的颜色检查和四部通则溶液颜色检查法。

地西泮注射液【颜色】 取本品，与黄绿色6号标准比色液（通则0901第一法）比较，不得更深。

【0901 溶液颜色检查法】 第一法 除另有规定外，取各品种项下规定量的供试品，加水溶解，置于25mL的纳氏比色管中，加水稀释至10mL。另取规定色调和色号的标准比色液10mL，置于另一25mL纳氏比色管中，两管同置白色背景上，自上向下透视，或同置白色背景前，平视观察，供试品管呈现的颜色与对照管比较，不得更深。如供试品管呈现的颜色与对照管的颜色深浅非常接近或色调不完全一致，使目视观察无法辨别两者的深浅时，应改用第三法（色差计法）测定，并将其测定结果作为判定依据。

★ 做一做：完成地西泮注射液的颜色检查。

一、查阅标准，设计流程

供试品溶液→与黄绿色6号标准比色液比较→检验结论。

二、检验准备

比色管（用具有10mL刻度标线的25mL纳氏比色管或专用管，要求玻璃质量较好，管壁薄厚、管径、色泽、刻度标线一致）、白色背景（不反光，一般用白纸或白布）、黄绿色 6 号标准比色液、地西泮注射液。

三、操作要点

1. 配制供试品溶液与对照溶液

取地西泮注射液 10mL 置于比色管中，作为供试品溶液；另取黄绿色 6 号标准比色液 10mL，置另一比色管中，作为对照溶液。

2. 比色

将两管同置白色背景上，自上向下透视；或同置白色背景前，平视观察；比较时可在自然光下进行，以漫射光为光源，供试品管呈现的颜色与对照管比较，不得更深。

四、记录

应记录供试品溶液的制备方法、标准比色液的色调色号，比较结果。

供试品溶液的制备：无需制备

标准比色液的色调色号：黄绿色 6 号标准比色液

比较结果：供试品管呈现的颜色浅于对照管

五、标准规定

不得深于黄绿色 6 号标准比色液。

六、检查结论

符合规定。

★ 学一学：必备知识与原理。

一、溶液颜色检查法概述

溶液颜色检查法系控制药品颜色的方法，是对高效液相色谱法测定有关物质的有效补充。药品颜色的来源可能是活性成分本身的颜色，可能是由生产工艺中杂质引入，也可能是由于药品不稳定在贮存过程中降解产生。

溶液颜色检查是控制药物在生产和贮藏过程中产生的有色杂质。

《中国药典》（2020 年版）四部收载了三种方法测定溶液的颜色，分别是目视比色法、分光光度法和色差计法。

二、溶液颜色检查法的原理

将药物溶液的颜色与规定色调色号的标准比色液相比较，或在规定的波长处测定其吸光度，以判断供试品中的溶液颜色是否超过限量。

三、各种色调色号标准比色液的制备

1. 制备比色原液

比色用重铬酸钾液（黄色原液）：精密称取在 120℃ 干燥至恒重的基准重铬酸钾 0.4000g，置 500mL 量瓶中，加适量水溶解并稀释至刻度，摇匀，即得。每 1mL 溶液中含 0.800mg 的 $K_2Cr_2O_7$。

比色用硫酸铜液（蓝色原液）：取硫酸铜约 32.5g，加适量的盐酸溶液（1 → 40）使溶解成 500mL，精密量取 10mL 置碘量瓶中，加水 50mL、醋酸 4mL 与碘化钾 2g，用硫代硫酸钠滴定液（0.1mol/L）滴定，至近终点时，加淀粉指示液 2mL，继续滴定至蓝色消失。每 1mL 硫代硫酸钠滴定液（0.1mol/L）相当于 24.97mg 的 $CuSO_4 \cdot 5H_2O$。根据上述测定结果，在剩余的原溶液中加适量的盐酸溶液（1 → 40），使每 1mL 溶液中含 62.4mg 的 $CuSO_4 \cdot 5H_2O$，即得。

比色用氯化钴液（红色原液）：取氯化钴约 32.5g，加适量的盐酸溶液（1 → 40）使溶解成 500mL，精密量取 2mL，置锥形瓶中，加水 200mL，摇匀，加氨试液至溶液由浅红色转变为绿色后，加醋酸 - 醋酸钠缓冲液（pH6.0）10mL，加热至 60℃，再加二甲酚橙指示液 5 滴用乙二胺四乙酸二钠滴定液（0.05mol/L）滴定至溶液显黄色。每 1mL 乙二胺四乙酸二钠滴定液（0.05mol/L）相当于 11.90mg 的 $CoCl_2 \cdot 6H_2O$。根据上述测定结果，在剩余的原溶液中加适量的盐酸溶液（1 → 40），使每 1mL 溶液中含 59.5mg 的 $CoCl_2 \cdot 6H_2O$，即得。

2. 制备各种色调标准贮备液

按表 5-1，分别量取不同比例的比色用重铬酸钾液、比色用硫酸铜液、比色用氯化钴液与水，摇匀，即得。

表 5-1　各种色调标准贮备液的配制

色调	比色用氯化钴液 /mL	比色用重铬酸钾液 /mL	比色用硫酸铜液 /mL	水 /mL
绿黄色	—	27	15	58
黄绿色	1.2	22.8	7.2	68.8
黄色	4.0	23.3	0	72.7
橙黄色	10.6	19.0	4.0	66.4
橙红色	12.0	20.0	0	68.0
棕红色	22.5	12.5	20.0	45.0

3. 制备各种色调标准比色液

按表 5-2，量取各色调标准贮备液和水，摇匀，即得。

表 5-2　各种色调色号标准比色液的配制

色号	0.5	1	2	3	4	5	6	7	8	9	10
贮备液 /mL	0.25	0.5	1.0	1.5	2.0	2.5	3.0	4.5	6.0	7.5	10.0
加水量 /mL	9.75	9.5	9.0	8.5	8.0	7.5	7.0	5.5	4.0	2.5	0

四、溶液的颜色检查第二法

溶液的颜色检查第二法为紫外 - 可见分光光度法。

除另有规定外，如供试品为原料药，称取该药品规定量的细粉，加水溶解使成 10mL（或加水溶解使成规定量的体积），必要时滤过，取续滤液照紫外 - 可见分光光度法标准操作规范，于规定的波长处测定吸光度。

如供试品为固体制剂，取该供试品研细，称取该药品项下规定量的细粉，加水溶解使成规定量的体积，振摇或用其他规定的方法使溶解，滤过，取续滤液照紫外 - 可见分光光度法标准操作规范，于规定波长处测定吸光度。

如供试品为注射剂或液体制剂，取该药品适量，加水或规定的溶剂稀释成规定的浓度（供试品的浓度与规定浓度相同时，可直接测定），照紫外 - 可见分光光度法标准操作规范，以水或规定的溶剂为空白，于规定波长处测定吸光度。

五、溶液的颜色检查第三法

溶液的颜色检查第三法为色差计法。

本法是采用色差计测量供试品溶液在可见光范围内（包含 400 ～ 760nm、波长间隔 10nm）的光透射比，然后选用国际照明委员会（CIE）的颜色标准（标准照明体和标准观察者），通过求和来近似积分，进而计算求得溶液的三刺激值及色品坐标值，实现对溶液颜色的定量表述和分析。当供试品管呈现的颜色与对照管的颜色深浅非常接近，或者供试品与标准比色液的色调不一致，目视法难以准确判断时，应使用本法测定，并将其测定结果作为判定依据。判定方法是直接将标准比色液和供试品溶液的三刺激值（或色品坐标值）进行比较，或通过标准比色液和供试品溶液分别与水的色差值进行比较。

除另有规定外，用纯化水、黑校准板对仪器进行校准。依次取供试品溶液和标准比色液，分别测定，记录三刺激值，并计算出供试品溶液、标准比色液分别与水的色差值，如供试品溶液与水的色差值不超过标准比色液与水的色差值，则判定供试品符合规定，反之则不符合规定。

如品种项下规定的标准比色液的色调有两种（或两种以上），且供试品溶液的色调介于两种规定色调之间，目视不能判断更接近何种标准比色液的色调，将测得的供试品溶液与水的色差值与两种色调标准比色液与水的色差值的平均值比较，不得更大。

课堂互动：溶液颜色检查多数是检查药物中的一般杂质还是特殊杂质？

★ **总结提高**：溶液的颜色检查注意事项。

（1）品种项下规定的"无色"系指供试品溶液的颜色相同于水或所用溶剂，"几乎无色"系指供试品溶液的颜色不深于相应色调 0.5 号标准比色液。

（2）所用比色管应洁净、干燥，洗涤时不能用硬物磨刷，应用铬酸洗液浸泡后用纯化水冲净，避免表面粗缝或粘有杂物。

（3）检查时光线应明亮，光强度应能保证使各相邻色号的标准液清晰分辨。

（4）如果供试品管呈现的颜色与对照管中颜色非常接近或色调不尽一致，使目视观察无法辨别二者的深浅时，应改用第三法（色差计法）测定。

（5）第二法测定时的滤过是指在规定"滤过"，而无进一步说明时，使液体通过适当的滤纸或滤膜过滤，直到滤液澄清，取续滤液测定。

（6）第三法只适用于测定澄清溶液的颜色，浑浊液体、黏性液体或带荧光的液体会影响透射，因此不适合采用色差计法测定。

★ **练一练**：举一反三，巩固提高。

根据学习过的内容，自主练习甲硝唑乙醇溶液的颜色检查，根据评价表完成自我评定。

任务评价

溶液的颜色检查法任务评价表

班级：＿＿＿＿＿＿　　　姓名：＿＿＿＿＿＿　　　学号：＿＿＿＿＿＿

序号	任务要求	配分/分	得分/分
1	正确穿戴工作服	5	
2	正确称量	10	
3	正确配制标准比色溶液	20	
4	正确选择比色方法	10	
5	正确进行溶液的颜色比较	20	
6	正确判断溶液的颜色是否符合规定	15	
7	结束后清场	10	
8	态度认真、操作规范有序	10	
	总分	100	

（李振兴）

任务 5-6
炽灼残渣的检查

情境设定

药品（多为有机化合物）经高温加热分解或挥发后遗留下来的不挥发无机物（多为金属的氧化物、碳酸盐、磷酸盐、硅酸盐和氯化物等），称为炽灼残渣。各国药典测定炽灼残渣的方法各不相同，中国药典（ChP）是炭化后加一次硫酸再 700 ~ 800℃灰化，美国药典（USP）、英国药典（BP）、欧洲药典（EP）都是炭化前加一次硫酸，炭化后再加一次硫酸 550 ~ 650℃灰化。如何进行炽灼残渣检查？

任务目标

1. 思政目标

具备"质量第一"的责任意识，良好的实验习惯及职业素养，严谨扎实、实事求是、精益求精的工作作风。

2. 知识目标

掌握炽灼残渣的概念；熟悉检查流程和结果判断方法。

3. 技能目标

能熟练进行炽灼残渣检查操作，正确记录并判断结果。

任务实施

★ **查一查**：查阅《中国药典》（2020 年版）二部葡萄糖的炽灼残渣及四部炽灼残渣检查法。

葡萄糖【炽灼残渣】 不得过 0.1%（通则 0841）。

【通则 0841 炽灼残渣检查法】 取供试品 1.0 ~ 2.0g 或各品种项下规定的重量，置已炽灼至恒重的坩埚（如供试品分子结构中含有碱金属或氟元素，则应使用铂坩埚）中，精密称定，缓缓炽灼至完全炭化，放冷；除另有规定外，加硫酸 0.5 ~ 1mL 使湿润，低温加热至硫酸蒸气除尽后，在 700 ~ 800℃炽灼使完全灰化，移置干燥器内，放冷，精密称定后，再在 700 ~ 800℃炽灼至恒重，即得。

如需将残渣留作重金属检查，则炽灼温度必须控制在 500 ~ 600℃。

★ **做一做**：完成葡萄糖的炽灼残渣检查。

一、查阅标准，设计流程

空坩埚恒重→称取供试品葡萄糖→炭化→灰化→炽灼至恒重→计算→结果判断→检验结论。

二、检验准备

电子天平、高温炉、坩埚、坩埚钳、通风柜、加热设备、干燥器（内置干燥剂）、葡萄糖、硫酸（分析纯）、手套等。

三、操作要点

1. 空坩埚恒重

取坩埚置于高温炉内，将盖子斜盖在坩埚上，经 $700 \sim 800℃$ 炽灼约 $30 \sim 60min$，取出坩埚，稍冷片刻，移置干燥器内并盖上盖子，放冷至室温（一般约需 $60min$），精密称定坩埚重量。再在上述条件下炽灼约 $30min$，取出，置干燥器内，放冷，称重，直至恒重，备用，记录恒重后的空坩埚重 W_1。

2. 称取供试品

取供试品 $1.0 \sim 2.0g$，置于已炽灼至恒重的坩埚内，精密称定，记录供试品的质量 W_2。

3. 炭化

将盛有供试品的坩埚斜置于电炉上缓缓灼烧（避免供试品骤然膨胀而溢出），炽灼至供试品全部炭化呈黑色，并不冒浓烟，放冷至室温。"炭化"操作应在通风柜内进行。

4. 灰化

除另有规定外，滴加硫酸 $0.5 \sim 1.0mL$，使炭化物全部湿润，继续在电炉上加热至硫酸蒸汽除尽，白烟完全消失（以上操作应在通风柜内进行），将坩埚移至高温炉内，盖子斜盖于坩埚上，在 $700 \sim 800℃$ 炽灼至 $60min$，使供试品完全灰化。

5. 恒重

按操作方法 1. 自"取出坩埚，稍冷片刻"起，依法操作，直至恒重，记录供试品恒重的质量 W_3。

四、记录与计算

记录供试品的取用量，炽灼的温度、时间，坩埚及残渣的恒重数据、计算与结果等。

电子天平型号：Mettller MT5   编号：01

马弗炉   编号：01   炽灼温度：800℃

名称	样1	样2
空坩埚重 /g	100.0106	99.1326
空坩埚灼烧后称重 /g	100.0013	98.0564
空坩埚灼烧后称重 /g	100.0014	98.0562
空坩埚恒重 W_1/g	100.0014	98.0562
坩埚加供试品重 W_2/g	101.0159	99.0775
第一次炽灼后坩埚加残渣炽灼后称重 /g	100.0036	98.0532
第二次炽灼后坩埚加残渣炽灼后称重 /g	100.0022	98.0570
炽灼后坩埚加残渣炽灼后称重 W_3/g	100.0020	98.0571
供试品炽灼残渣 /%	0.08	0.10
平均 /%	0.09	

计算公式：

$$炽灼残渣\% = \frac{W_3 - W_1}{W_2 - W_1} \times 100\%$$

五、标准规定
不得过 0.1%。

六、检查结论
符合规定。

★ 学一学：必备知识与原理。

一、炽灼残渣概念
有机药物经炭化或无机药物加热分解后，加硫酸湿润，先低温再高温（700～800℃）炽灼，使完全灰化，有机物分解挥发，残留的非挥发性无机杂质（多为金属氧化物或无机盐类）称为硫酸盐，称为炽灼残渣（《英国药典》称硫酸灰分）。

二、炽灼残渣检查的意义
炽灼残渣检查法是检查有机药物中混入的各种无机杂质（如金属的氧化物或盐等）。

三、结果与判定
计算结果按"有效数字和数值的修约及其运算"修约，使其与标准中规定限度的有效数位一致。其数值小于或等于限度值时，判为符合规定（当限度规定为 ≤ 0.1%，而实验结果符合规定时，报告数据应为"小于 0.1%"或"为 0.1%"）；其数值大于限度值时，则判为不符合规定。

课堂互动：挥发性无机药物如盐酸、氯化铵等受热挥发或分解，残留非挥发性杂质，如何进行炽灼残渣检查呢？

★ 总结提高：炽灼残渣检查的注意事项。

（1）药物的炽灼残渣限量一般控制在 0.1%～0.2%，供试品的取用量应根据炽灼残渣限量和称量误差决定。取样量过多，炭化和灰化时间太长，过少，加大称量相对误差。一般应使炽灼残渣量为 1～2mg。因此，如限量为 0.1%，取样量约为 1g，若限量为 0.05%，取样量约为 2g；限量在 1% 以上者，取样可在 1g 以下，如贵重药物或供试品数量不足时，取样可酌情减少。

（2）炭化和灰化的前一段操作应在通风柜内进行。供试品放入高温炉前，务必完全炭化并除尽硫酸蒸汽，以免硫酸蒸汽腐蚀炉膛，造成漏电事故。必要时，高温炉应加装排气管道。

（3）恒重系指供试品连续两次炽灼后的重量差异在 0.3mg 以下。炽灼至恒重的第二次称量应在继续炽灼 30min 后进行。

（4）炽灼残渣如需留作重金属检查时，炽灼温度必须控制在 500～600℃，以防部分重金属挥发，使测定结果偏低。

（5）炽灼残渣检查同时做几份时，坩埚宜预先编码标记，盖子与坩埚应编码一致。坩埚从高温炉中取出的先后次序、在干燥器内的放冷时间，以及称量顺序均应前后一致；每一干燥器内同时放置的坩埚最好不超过 4 个，否则不易恒重。

（6）如供试品中含有碱金属或氟元素时，可腐蚀瓷坩埚，应使用铂坩埚。在高温条件下夹取热铂坩埚时，宜用钳头包有铂箔的坩埚钳。

（7）坩埚放冷后干燥器内易形成负压，应小心开启干燥器，以免吹散坩埚内的轻质残渣。

★ 练一练：举一反三，巩固提高。

根据学习过的内容，自主练习乙胺嘧啶的炽灼残渣检查，根据评价表完成自我评定。

任务评价

乙胺嘧啶的炽灼残渣检查任务评价表

班级：_____ 姓名：_____ 学号：_____

序号	任务要求	配分/分	得分/分
1	正确穿戴工作服	5	
2	仪器试剂准备	10	
3	空坩埚恒重	10	
4	正确称取样品	10	
5	炭化、灰化操作正确	10	
6	供试品恒重	20	
7	正确判断结果是否符合规定	15	
8	结束后清场	10	
9	态度认真、操作规范有序	10	
	总分	100	

（封美慧）

任务 5-7
铁盐的检查

情境设定

人体必需微量元素中含量最多的是哪一种？

铁是人体中非常重要的一种元素，在成人体中的含量为 4～5g。人体内的含铁化合物主要分为两类，即功能性铁和储存铁。功能性铁参与氧的运输，其余的铁与一些酶结合，分布于身体各器官。如果体内的铁不能供给生命活动的需要，就会发生贫血。为了满足生理需要，成人每天都需要摄入适宜的铁。但是，当我们的药物中含铁盐超限的话，会有什么影响呢？

任务目标

1. 思政目标

具备"质量第一"的责任意识，良好的实验习惯及职业素养，严谨扎实、实事求是、精益求精的工作作风。

2. 知识目标

掌握铁盐检查法的检查原理及方法；熟悉检查流程和结果判断方法。

3. 技能目标

能熟练规范地进行铁盐检查基本操作，正确记录结果，计算杂质限量，并得出结论。

任务实施

★ 查一查：查阅《中国药典》（2020 年版）二部葡萄糖正文【检查】项铁盐检查和四部铁盐检查法。

葡萄糖【铁盐】 取本品 2.0g，加水 20mL 溶解后，加硝酸 3 滴，缓慢煮沸 5min，放冷，用水稀释制成 45mL，加硫氰酸铵溶液（30→100）3.0mL，摇匀，如显色，与标准铁溶液 2.0mL 用同一方法制成的对照液比较，不得更深（0.001%）。

【0807 铁盐检查法】 除另有规定外，取各品种项下规定量的供试品，加水溶解使成 25mL，移置 50mL 纳氏比色管中，加稀盐酸 4mL 与过硫酸铵 50mg，用水稀释使成 35mL 后，加 30% 硫氰酸铵溶液 3mL，再加水适量稀释成 50mL，摇匀；如显色，立即与标准铁溶液一定量制成的对照溶液（取该品种项下规定量的标准铁溶液，置 50mL 纳氏比色管中，加水使成 25mL，加稀盐酸 4mL 与过硫酸铵 50mg，用水稀释使成 35mL，加 30% 硫氰酸铵溶液 3mL，再加水适量稀释

成 50mL，摇匀）比较，即得。

如供试管与对照管色调不一致时，可分别移至分液漏斗中，各加正丁醇 20mL 提取，俟分层后，将正丁醇层移置 50mL 纳氏比色管中，再用正丁醇稀释至 25mL，比较，即得。

标准铁溶液的制备　称取硫酸铁铵 $[FeNH_4(SO_4)_2 \cdot 12H_2O]0.863g$，置 1000mL 量瓶中，加水溶解后，加硫酸 2.5mL，用水稀释至刻度，摇匀，作为贮备液。

临用前，精密量取贮备液 10mL，置 100mL 量瓶中，加水稀释至刻度，摇匀，即得（每 1mL 相当于 10μg 的 Fe）。

★ 做一做：完成葡萄糖的铁盐检查。

一、查阅标准，设计流程

供试品

$\left.\begin{array}{c}\\ \\\end{array}\right\}$加水至 25mL → 加稀盐酸 4mL 与过硫酸铵 50mg → 加水至

标准铁溶液

35mL → 加 30% 硫氰酸铵溶液 3mL → 加水稀释至 50mL → 摇匀 → 比色。

二、检验准备

纳氏比色管（50mL）、恒温水浴锅、量瓶、移液管、烧杯、量筒、电子天平、葡萄糖、硫酸铁铵、硫氰酸铵、硫酸、硝酸、手套等。

三、操作要点

1. 制备标准铁溶液

称取硫酸铁铵 0.863g，置 1000mL 量瓶中，加硫酸 2.5mL，用水稀释至刻度，摇匀，作为贮备液。临用前，精密量取贮备液 10mL，置 100mL 量瓶中，加水稀释至刻度，摇匀，即得（每 1mL 相当于 10μg 的 Fe）。

2. 配制对照品溶液

取 2mL 的标准铁溶液，置 50mL 纳氏比色管中，加水使成 25mL，加稀盐酸 4mL 与过硫酸铵 50mg，用水稀释使成 35mL，加 30% 硫氰酸铵溶液 3mL，再加水适量稀释成 50mL，摇匀。

3. 配制供试品溶液

取葡萄糖 2.0g，置另一 50mL 纳氏比色管中，加水溶解使成 25mL，移置 50mL 纳氏比色管中，加稀盐酸 4mL 与过硫酸铵 50mg，用水稀释使成 35mL 后，加 30% 硫氰酸铵溶液 3mL，再加水适量稀释成 50mL，摇匀。

4. 结果观察

在白色背景前，观察比较对照品管与供试品管所产生的颜色深浅。

四、标准规定

供试品溶液与标准铁溶液用同一方法制成的对照液比较，不得更深。

五、结果判断

供试品溶液管所显颜色浅于对照溶液管所显颜色，判为符合规定；否则，判为不符合规定。

六、检查结论

符合规定。

★ 学一学：必备知识与原理。

一、铁盐检查的方法

药物中微量铁盐的存在可能会加速药物的氧化和降解而变质，因而要控制铁盐的限量。《中国药典》和《美国药典》采用硫氰酸盐法检查药物中的铁盐杂质。

二、铁盐检查原理

药物中的三价铁盐在盐酸酸性溶液中与硫氰酸盐生成红色的可溶性硫氰酸铁配位化合物，与一定量标准铁溶液用同法处理后进行比色，以控制铁盐的限量。

$$Fe^{3+} + 6SCN^- \rightarrow \left[Fe(SCN)_6\right]^{3-}$$

课堂互动：葡萄糖原料药铁盐的检查中为什么要加硝酸3滴，缓慢煮沸5min？

★ 总结提高：铁盐检查的注意事项。

（1）用硫酸铁铵 [$FeNH_4(SO_4)_2 \cdot 12H_2O$] 配制标准铁贮备液，并加入硫酸防止铁盐水解。标准铁溶液为临用前取贮备液稀释而成，每 1mL 标准铁溶液相当于 10μg 的 Fe^{3+}。本法以 50mL 溶液中含铁 10～50μg 时为宜，在此范围内，所显色泽梯度明显，便于目视比色。

（2）若供试管与对照管色调不一致或所呈红色太浅而不能比较时，可分别移入分液漏斗中，各加正丁醇或异戊醇提取后比色。因硫氰酸铁配位离子在正丁醇等有机溶剂中溶解度大，故能增加颜色深度，且能排除某些干扰物质的影响。

（3）测定中加入氧化剂过硫酸铵可将供试品可能存在的 Fe^{2+} 氧化成 Fe^{3+}，同时可以防止硫氰酸铁受光照还原或分解。

（4）某些药物如葡萄糖、糊精、硫酸镁等，在检测过程需加硝酸氧化处理，使 Fe^{2+} 氧化成 Fe^{3+}，则不再加过硫酸铵。因硝酸中可能含亚硝酸，能与硫氰酸根离子作用，生成红色亚硝酰硫氰化物，影响比色，因此加显色剂之前加热煮沸除去氧化氮，以消除亚硝酸的影响。

（5）因为铁盐与硫氰酸根生成配位离子的反应是可逆的，加入过量硫氰酸铵可以增加生成配位离子的稳定性，提高反应灵敏度，还能消除氯化物等干扰。

（6）硫氰酸根离子能与多种金属离子发生反应，如高汞、锌、锑、银、铜、钴等在设计方法时应予以注意。

（7）某些有机药物，特别是环状结构的有机药物，在实验条件下不溶解或对检查有干扰，需经炽灼破坏，使铁盐成三氧化二铁留于残渣中，处理后再依法检查。

（8）标准铁贮备液应存放于阴凉处，存放期间如出现浑浊或其他异常情况时，不得再使用。

★ 练一练：举一反三，巩固提高。

根据学习过的内容，自主练习维生素 B_1 的铁盐检查，根据评价表完成自我评定。

任务评价

铁盐的检查任务评价表

班级：＿＿＿＿＿＿＿＿　　　姓名：＿＿＿＿＿＿＿＿　　　学号：＿＿＿＿＿＿＿＿

序号	任务要求	配分／分	得分／分
1	正确穿戴工作服	5	
2	仪器试剂准备	15	
3	对照液的配制	15	
4	供试液的配制	15	
5	煮沸 5min，放冷	10	
6	正确选择白色背景比色	10	
7	正确判断结果是否符合规定	10	
8	结束后清场	10	
9	态度认真、操作规范有序	10	
	总分	100	

（封美慧）

任务 5-8
重金属的检查

情境设定

古罗马人对铅制品极度痴迷，生活中无处无铅。这导致古罗马人越来越虚弱，精神错乱。

铅能通过呼吸道、消化道、皮肤等进入人体，量多时可引起急性中毒，量少时则逐渐积累于体内。铅的毒性隐蔽，作用缓慢，常常在不知不觉中损害人体，很难被发觉。铅会破坏人体的神经系统，消化系统、心血管系统、骨骼系统、生殖系统和免疫系统的功能，引起胃肠道、肝肾和脑的疾病，进而使人出现头晕、乏力、失眠、贫血、腹泻等症状。铅很容易引起儿童大脑损伤，导致智力低下。

药物本身含有重金属，如朱砂和雄黄等矿物药及其制剂。在种植中药材的过程中，因土壤或水质的污染，而蓄积在原料药材中的重金属。药物制剂在合成工艺中往往会加入一些重金属催化剂，但是如果这些催化剂有残留会最终影响制剂的质量。那么，如何检查药物中的重金属杂质呢？

任务目标

1. 思政目标

具备"质量第一"的责任意识，良好的实验习惯及职业素养，严谨扎实、实事求是、精益求精的工作作风，养成严格执行药品质量标准、实事求是填写原始记录的职业习惯。

2. 知识目标

掌握重金属检查法的概念、检查原理及方法；熟悉检查流程和结果判断方法。

3. 技能目标

能熟练规范地进行重金属检查基本操作，正确记录结果，计算杂质限量，并得出结论。

任务实施

★ **查一查**：查阅《中国药典》（2020 年版）二部葡萄糖中重金属的检查和四部重金属检查法第一法。

葡萄糖【重金属】 取本品 4.0g，加水 23mL 溶解后，加醋酸盐缓冲液（pH3.5）2mL，依法检查（通则 0821 第一法），含重金属不得过百万分之五。

【0821 重金属检查法】 第一法 除另有规定外，取 25mL 纳氏比色管三支，甲管中加标准铅溶液一定量与醋酸盐缓冲液（pH3.5）2mL 后，加水或各

品种项下规定的溶剂稀释成 25mL，乙管中加入按各品种项下规定的方法制成的供试品溶液 25mL，丙管中加入与乙管相同重量的供试品，加配制供试品溶液的溶剂适量使溶解，再加与甲管相同量的标准铅溶液与醋酸盐缓冲液（pH3.5）2mL 后，用溶剂稀释成 25mL；若供试品溶液带颜色，可在甲管中滴加少量的稀焦糖溶液或其他无干扰的有色溶液，使之与乙管、丙管一致；再在甲、乙、丙三管中分别加硫代乙酰胺试液各 2mL，摇匀，放置 2min，同置白纸上，自上向下透视，当丙管中显出的颜色不浅于甲管时，乙管中显示的颜色与甲管比较，不得更深。如丙管中显出的颜色浅于甲管，应取样按第二法重新检查。

如在甲管中滴加稀焦糖溶液或其他无干扰的有色溶液，仍不能使颜色一致时，应取样按第二法检查。

标准铅溶液的制备　称取硝酸铅 0.1599g，置 1000mL 量瓶中，加硝酸 5mL 与水 50mL 溶解后，用水稀释至刻度，摇匀，作为贮备液。

精密量取贮备液 10mL，置 100mL 量瓶中，加水稀释至刻度，摇匀，即得（每 1mL 相当于 10μg 的 Pb）。本液仅供当日使用。

配制与贮存用的玻璃容器均不得含铅。

★ 做一做：完成葡萄糖的重金属检查。

一、查阅标准，设计流程

甲管（对照管）：标准铅溶液 2.0mL + 醋酸盐缓冲液（pH3.5）2mL + 加水至 25mL。

乙管（供试管）：葡萄糖 4.0g + 水 23mL + 醋酸盐缓冲液（pH3.5）2mL。

丙管（监控管）：葡萄糖 4.0g + 水 20mL + 标准铅溶液 2.0mL + 醋酸盐缓冲液（pH3.5）2mL → 加水至 25mL。

甲、乙、丙三管中分别加硫代乙酰胺试液 2mL，摇匀 → 放置 2min → 比色。

二、检验准备

纳氏比色管（25mL）、量瓶、移液管、烧杯、量筒、电子天平、葡萄糖、硫代乙酰胺试液、醋酸盐缓冲液（pH3.5）、硝酸铅、硝酸、手套等。

三、操作要点

1. 制备标准铅溶液

称取硝酸铅 0.1599g，置 1000mL 量瓶中，加硝酸 5mL 与水 50mL 溶解后，用水稀释至刻度，摇匀，作为贮备液。

精密量取贮备液 10mL，置 100mL 量瓶中，加水稀释至刻度，摇匀，即得（每 1mL 相当于 10μg 的 Pb）。本液仅供当日使用。

2. 配制对照品溶液

取标准铅溶液 2mL 与醋酸盐缓冲液（pH3.5）2mL，置 25mL 纳氏比色管中，加水稀释成 25mL，即得（甲管）。

3. 配制供试品溶液

取葡萄糖 4.0g 与醋酸盐缓冲液（pH3.5）2mL，置 25mL 纳氏比色管中，加水溶解使成 25mL，即得（乙管）。

4. 配制监控管溶液

取葡萄糖 4.0g 置 25mL 纳氏比色管中，加水 20mL 溶解后，加标准铅溶液 2mL

与醋酸盐缓冲液（pH3.5）2mL，加水溶解使成25mL，即得（丙管）。

5.结果观察

分别于甲、乙、丙三管中加入硫代乙酰胺试液各2mL，摇匀，放置2min，同置白色背景上，从上向下观察，观察比较所产生的颜色。

四、记录现象

丙管中显出的颜色深于甲管，乙管中显示的颜色浅于甲管。

五、标准规定

丙管中显出的颜色不浅于甲管时，乙管中显示的颜色与甲管比较，不得更深。

六、检查结论

符合规定。

★ 学一学：必备知识与原理。

一、重金属的概念

重金属系指在规定的实验条件下能与硫代乙酰胺或硫化钠试液作用显色的金属杂质，如银、铅、汞、铜、镉、铋、锑、锡、镍、钴、锌等。重金属影响用药安全或药物的稳定性，必须进行限量检查。由于药物在生产过程中遇到铅的机会较多，且铅在体内易积蓄中毒，故检查时以铅为代表。

二、重金属检查方法

由于药物性质、重金属的限量和存在状态等方面的不同，《中国药典》（2020年版）收载的重金属检查方法有3种。

1.第一法

第一法又称为硫代乙酰胺法，适用于无需有机破坏，在酸性条件下可溶解的无色药物中的重金属检查，葡萄糖中重金属的检查采用的就是第一法。

当丙管中显出的颜色深于甲管时，乙管中显示的颜色与甲管比较，不得更深，判为符合规定；乙管中显出的颜色深于甲管时，判为不符合规定。当丙管中显出的颜色浅于甲管时，应取样按第二法重新检查。

2.第二法

第二法又称为炽灼后硫代乙酰胺法，适用于含芳环、杂环以及难溶于水、稀酸及乙醇的有机药物中的重金属检查。方法为：先将供试品按照炽灼残渣检查法（通则0841）进行炽灼破坏，使与有机分子结合的重金属游离，再按第一法检查。

重金属检查第二法操作：取各品种项下规定量的供试品，按炽灼残渣检查法（通则0841）进行炽灼处理，然后取遗留的残渣；或直接取炽灼残渣项下遗留的残渣；如供试品为溶液，则取各品种项下规定量的溶液，蒸发至干，再按上述方法处理后取遗留的残渣；加硝酸0.5mL，蒸干，至氧化氮蒸气除尽后（或取供试品一定量，缓缓炽灼至完全炭化，放冷，加硫酸0.5～1mL，使恰湿润，用低温加热至硫酸除尽后，加硝酸0.5mL，蒸干，至氧化氮蒸气除尽后，放冷，在500～600℃炽灼使完全灰化），放冷，加盐酸2mL，置水浴上蒸干后加水15mL，滴加氨试液至对酚酞指示液显微粉红色，再加醋酸盐缓冲液（pH3.5）2mL，微热溶解后，移置纳氏比色管中，加水稀释成25mL，作为乙管；另取配制供试品溶液的试剂，置瓷皿中蒸干后，加醋酸盐缓冲液（PH3.5）2mL与水15mL，微热溶解后，移置纳氏比色管中，加标准铅溶液一定量，再用水稀释成 25mL，作为甲管；再在甲、乙两管中分别加硫代乙酰胺试液各 2mL，摇匀，放置 2min，同置白纸上，自上向下透视，乙管中显出的颜色与甲管比较，不得更深。

3. 第三法

第三法又称为硫化钠法，适用于溶于碱而不溶于稀酸或在稀酸中即生成沉淀的药物中重金属杂质的检查。

重金属检查第三法操作：除另有规定外，取供试品适量，加氢氧化钠试液 5mL 与水 20mL 溶解后，置纳氏比色管中，加硫化钠试液 5 滴，摇匀，与一定量的标准铅溶液同样处理后的颜色比较，不得更深。

课堂互动：《中国药典》（2020 年版）收载的磺胺嘧啶原料药的重金属检查法是哪种方法？

三、重金属检查原理

重金属检查使用的显色剂主要有硫代乙酰胺和硫化钠试液。硫代乙酰胺在酸性（pH 为 3.5 醋酸盐缓冲液）条件下水解，产生硫化氢，与微量重金属离子（以 Pb^{2+} 为代表）生成黄色到棕黑色的硫化物混悬液。或在碱性条件下，硫化钠与微量重金属离子反应生成黄色至棕黑色的硫化物混悬液。供试品溶液与一定量的标准铅溶液在相同条件下反应生成的有色混悬液进行比色，要求不得更深。

$$CH_3CSNH_2 + H_2O \longrightarrow CH_3CONH_2 + H_2S$$

$$H_2S + Pb^{2+} \longrightarrow PbS\downarrow + 2H^+ \text{ 或 } Na_2S + Pb^{2+} \longrightarrow PbS\downarrow + 2Na^+$$

★ 总结提高：葡萄糖重金属检查的注意事项。

（1）用硝酸铅配制标准铅贮备液，并加入硝酸防止铅盐水解。标准铅溶液为临用前取贮备液稀释而成，每 1mL 标准铅溶液相当于 10μg 的 Pb。本法的适宜目视比色范围为 27mL 溶液中含 10 ～ 20μgPb，相当于标准铅溶液 1 ～ 2mL。

（2）第一法中，溶液的 pH 对金属离子与硫化氢呈色影响较大，pH 为 3.0 ～ 3.5 时，硫化铅沉淀较完全。若酸度增大，重金属离子与硫化氢呈色变浅，酸度太大时甚至不显色。故供试品若用强酸溶解或在处理中用了强酸，则应在加入醋酸盐缓冲液前加氨水至对酚酞指示剂显中性。

若供试液呈色，应在加硫代乙酰胺前于对照管中滴加少量稀焦糖溶液或其他无干扰的有色溶液，使之与供试液颜色一致，然后再加硫代乙酰胺试液比色。若仍不能使两管颜色一致，可改用内消色法处理。

供试品若有微量的高铁盐存在，在酸性溶液中可氧化硫化氢析出硫，影响比色，可分别于供试管与对照管中加入抗坏血酸或盐酸羟胺 0.5 ～ 1.0g，使 Fe^{3+} 还原成 Fe^{2+}，再依法检查。

（3）在用第二法检查时，炽灼温度应控制在 500 ～ 600℃，温度太低灰化不完全，温度过高重金属挥发损失，如铅在 700℃经 6h 炽灼，回收率只有 32%。加硝酸进一步有机物破坏后，一定要蒸干除尽氧化氮，防止亚硝酸氧化硫代乙酰胺水解产生的硫化氢而析出硫，影响比色。

（4）配制供试品溶液时，如使用的盐酸超过 1mL，氨试液超过 2mL，或加入其他试剂进行处理者，除另有规定外，甲管溶液应取同样同量的试剂置瓷皿中蒸干后，加醋酸盐缓冲液（pH3.5）2mL 与水 15mL，微热溶解后，移置纳氏比色管中，加标准铅溶液一定量，再用水或各品种项下规定的溶剂稀释成 25mL。

（5）第三法中，显色剂硫化钠试液对玻璃有一定的腐蚀性，而且久置会产生絮状物，应临用前配制。

★ 练一练：举一反三，巩固提高。

根据学习过的内容，自主练习布洛芬的重金属检查，根据评价表完成自我评定。

任务评价

布洛芬的重金属检查任务评价表

班级：_____　　姓名：_____　　学号：_____

序号	任务要求	配分 / 分	得分 / 分
1	正确穿戴工作服	5	
2	仪器试剂准备	15	
3	对照液的配制	10	
4	供试液的配制	10	
5	监控管溶液的配制	15	
6	正确选择白色背景比色	10	
7	正确判断结果是否符合规定	15	
8	结束后清场	10	
9	态度认真、操作规范有序	10	
	总分	100	

（封美慧）

任务 5-9

水分的测定

情境设定

水是由氢、氧两种元素组成的无机物，在常温常压下为无色无味的透明液体。水是最常见的物质之一，是包括人类在内所有生命生存的重要资源，也是生物体最重要的组成部分。在药物的生产和贮藏过程中也会引入水分，水分的存在，可使药物发生水解、霉变等。所以，我们该如何保证药物中水分未超限呢？

任务目标

1. 思政目标

具备"质量第一"的责任意识，良好的实验习惯及职业素养，严谨扎实、实事求是、精益求精的工作作风，养成严格执行药品质量标准、实事求是填写原始记录的职业习惯。

2. 知识目标

掌握水分测定的检查原理及方法；熟悉检查流程和结果判断方法。

3. 技能目标

能熟练规范地进行水分测定的基本操作，正确记录结果，计算水分含量，并得出结论。

任务实施

★ **查一查**：查阅《中国药典》（2020 年版）二部头孢氨苄水分测定和四部水分测定法第一法（费休氏法）的容量滴定法。

头孢氨苄【水分】 取本品，照水分测定法（通则 0832 第一法 1）测定，含水分应为 4.0% ～ 8.0%。

【0832 水分测定法】第一法（费休氏法）容量滴定法

本法是根据碘和二氧化硫在吡啶和甲醇溶液中与水定量反应的原理来测定水分。所用仪器应干燥，并能避免空气中水分的侵入；测定应在干燥处进行。

费休氏试液的制备与标定

（1）制备 称取碘（置硫酸干燥器内干燥 48h 以上）110g，置干燥的具塞锥形瓶（或烧瓶）中，加无水吡啶 160mL，冷却，振摇至碘全部溶解，加无水甲醇 300mL，称定重量，将锥形瓶（或烧瓶）置冰浴中冷却，在避免空气中水分侵入的条件下，通入干燥的二氧化硫至重量增加 72g，再加无水甲醇使成 1000mL，密塞，摇匀，在暗处放置24h。

本试液应遮光，密封，阴凉干燥处保存。临用前应标定滴定度。

（2）标定　精密称取纯化水10～30mg，用水分测定仪直接标定；或精密称取纯化水10～30mg，置干燥的具塞锥形瓶中，除另有规定外，加无水甲醇适量，在避免空气中水分侵入的条件下，用费休氏试液滴定至溶液由浅黄色变为红棕色，或用电化学方法［如永停滴定法（通则0701）等］指示终点；另做空白试验，按下式计算：

$$F = \frac{W}{A - B}$$

式中，F为每1mL费休氏试液相当于水的重量，mg；W为称取纯化水的重量，mg；A为滴定所消耗费休氏试液的容积，mL；B为空白所消耗费休氏试液的容积，mL。

测定法　精密称取供试品适量（约消耗费休氏试液1～5mL），除另有规定外，溶剂为无水甲醇，用水分测定仪直接测定。或精密称取供试品适量，置干燥的具塞锥形瓶中，加溶剂适量，在不断振摇（或搅拌）下用费休氏试液滴定至溶液由浅黄色变为红棕色，或用永停滴定法（通则0701）指示终点；另做空白试验，按下式计算：

$$供试品中水分含量（\%）= \frac{(A - B) \times F}{W} \times 100\%$$

式中，A为供试品所消耗费休氏试液的体积，mL；B为空白所消耗费休氏试液的体积，mL；F为每1mL费休氏试液相当于水的重量，mg；W为供试品的重量，mg。

★ 做一做：完成头孢氨苄的水分测定。

一、查阅标准，设计流程
标定费休氏试液→测定供试品的水分→计算→结果判断→检验结论。

二、检验准备
电子天平、水分滴定仪、量筒、头孢氨苄、费休氏试液、无水甲醇。

三、操作要点

1. 标定费休氏试液

精密称取纯化水10～30mg，用微量注射器打入测定仪的滴定杯中，然后输入纯化水的准确重量，用水分测定仪直接标定，记下消耗的体积为A_0，用纯水标定卡尔费休氏试液，3次连续标定结果应在均值±1%以内，以平均值作为卡尔费休氏试液浓度。滴定度应在3～6mgH_2O/mL范围内。

2. 测定供试品的水分

精密称取头孢氨苄W（g）（约消耗费休氏试液1～5mL），加无水甲醇2～5mL溶解后，用水分测定仪直接测定，记下消耗的体积为A；另作空白试验，记下空白消耗的体积B。

四、数据记录及计算
应记录日期、天平型号、滴定仪型号、滴定液浓度、取样重量、计算结果等。

项目		样1	样2	样3
费休氏试液的标定	纯水质量/mg	15.36	15.28	15.76
	费休氏试液消耗体积/mL	3.28	3.28	3.31
	滴定度/（mgH₂O/mL）	4.68	4.66	4.76
	平均滴定度/（mgH₂O/mL）		4.70	
供试品的水分测定	供试品重/g	0.2063	0.2002	0.2027
	供试品消耗费休氏试液体积/mL	3.12	3.07	3.14
	空白消耗费休氏试液体积/mL		0.12	
	水分/%	6.83	6.93	7.00
	平均水分/%		6.92	

计算公式：

$$供试品中水分含量（\%）=\frac{(A-B)\times F}{W}\times100\%$$

式中，A 为供试品所消耗费休氏试液的容积（mL）；B 为空白消耗费休氏试液的容积（mL）；F 为每 1mL 费休氏试液相当于水的重量（mg）；W 为供试品的重量（mg）。

五、标准规定
本品含水分应为 4.0% ～ 8.0%。

六、检查结论
符合规定。

★ 学一学：必备知识与原理。

水分测定法是药品质量标准中的常规检查项目。药品中的水分包括结晶水和吸附水，水分含量的多少，对药品的稳定性、理化性质及药效作用等均有影响，控制药品的水分可预防药品吸潮、霉变、水解、氧化等。因此，有必要对药品中的水分进行检查并控制其限度。

《中国药典》(2020年版)四部通则水分测定法共有五种方法，分别是第一法（费休氏法）、第二法（烘干法）、第三法（减压干燥法）、第四法（甲苯法）、第五法（气相色谱法）。测定药物中的水分主要采用费休氏法，费休氏法操作简便、专属性强、准确度高，适用于受热易破坏的药物。费休氏法又包括容量滴定法和库仑滴定法。

一、费休氏法
1.容量测定法检查原理

费休氏水分测定法是根据碘和二氧化硫在吡啶和甲醇溶液中能与水发生定量反应的原理来测定水分的。每消耗 1mol 碘，就说明存在 1mol 的水，从消耗碘的量可以测定出水分含量。该反应是在非水溶液中进行的氧化还原反应。采用的滴定液称费休氏试液，是由碘、二氧化硫、吡啶和甲醇按照一定比例组成的。滴定的总反应式为：

$$I_2+SO_2+H_2O+CH_3OH+3C_5H_5N \longrightarrow 2C_5H_5N \cdot HI+C_5H_5N \cdot HSO_4CH_3$$

本法主要用于化学药品，适用范围广，可以测定药品中的游离水和结合水如晶体的表面水和结晶水，还特别适用于遇热易破坏或引湿性较强或毒性较大的化学药品。

2. 库仑滴定法检查原理

本法仍以卡尔·费休氏（KarlFischer）反应为基础，采用永停滴定法（通则0701）测定水分。与容量滴定法相比，库仑滴定法中滴定剂碘不是从滴定管加入，而是由含有碘离子的阳极电解液电解产生。一旦所有的水被滴定完全，阳极电解液中就会出现少量过量的碘，使铂电极极化而停止碘的产生。根据法拉第定律，产生的碘的量与通过的电量成正比，因此可以用测量滴定过程中流过的总电量的方法测定水分总量。

二、烘干法

第二法为烘干法。本法基于热重力原理，测定物质加热前后的质量改变量。即通过热力手段对样品加热，样品中的水分经加热而挥发，样品的质量减少，通过精确测量加热前后样品的质量值，从而得出样品中水分含量的相对值。

三、减压干燥法

第三法为减压干燥法。利用低压下水的沸点降低的原理，将取样后的称量皿置于真空干燥箱中，在选定的真空度和一定干燥温度下加热，测量加热前后样品的质量差。

四、甲苯法

第四法为甲苯法。主要是利用水与甲苯的沸点不同、密度不同但相互不溶等物理性质，将供试品与甲苯混合蒸馏，水、挥发性成分可随甲苯一同馏出。水与甲苯不相混溶，收集于水分测定管下层，而挥发性成分溶于甲苯，并与其一同收集于水分测定管上层，水与挥发性成分完全分离。根据水在一定温度时的相对密度和水分测定管水的体积读数，可计算或直接读取供试品的含水量（g）。

五、气相色谱法

第五法为气相色谱法。利用水蒸气与乙醇在流动相（载气）和固定相间分配系数不同而分离。

课堂互动：某注射用青霉素钠的水分测定：精密称取本品 0.7540g，置干燥具塞锥形瓶中，加无水甲醇 5mL 充分振摇后，用费休氏试液滴至溶液由浅黄色变为红棕色，消耗费休氏试液 2.15mL；另取无水甲醇 5mL，同法测定，消耗费休氏试液 0.15mL，求青霉素钠的含水量（已知每 1mL 费休氏试液相当于 3.52mg 的水）？

★ 总结提高：水分测定法的注意事项。

（1）测定供试品中的水分时可根据费休氏试剂的 F 值及供试品的含水限量来确定供试品的取样量，供试品的取样量一般以消耗费休氏试液 1～5mL 为宜。

（2）费休氏试液对光线敏感，贮存滴定管的试剂瓶应避光。费休氏试液的 F 值应在 4.0mg/mL 上下为宜，F 值降低至 3.0mg/mL 以下时，滴定终点不敏锐，不宜再用。费休氏试液的强度应在每次使用前，重新标定。

（3）所用仪器应洁净、干燥，并能避免空气中水分侵入。滴定操作宜在干燥处进行，整个操作应迅速。

（4）滴定完毕后，将费休氏试液移入贮存瓶中密闭保存，滴定装置用甲醇洗涤，以防滴管头及磨口和活塞处析出结晶以致堵塞。

（5）费休氏法不适用于测定于氧化剂、还原剂以及能与试液生成水的化合物的药物。如过氧化物、硫代硫酸盐、硫化物等；一些羰基化合物如活泼的醛、酮可与试剂中的甲醇作用，生成缩醛和水，也会干扰测定。

（6）称量引湿性较强或毒性较大的供试品应在通干燥惰性气体的手套操作箱中操作。

（7）卡氏滴定时需考虑多种因素以确保正确的结果。如：环境水分、工作介质阳极电解液、样品的 pH 值、样品和费休氏试剂间的副反应等。

★ 练一练：举一反三，巩固提高。

根据学习过的内容，自主练习阿莫西林胶囊的水分测定，根据评价表完成自我评定。

任务评价

水分测定任务评价表

班级：＿＿＿＿＿＿＿　　　姓名：＿＿＿＿＿＿＿　　　学号：＿＿＿＿＿＿＿

序号	任务要求	配分 / 分	得分 / 分
1	正确穿戴工作服	5	
2	仪器试剂准备	10	
3	费休氏试液的标定	20	
4	供试品的测定	20	
5	计算含量	15	
6	正确判断结果是否符合规定	10	
7	结束后清场	10	
8	态度认真、操作规范有序	10	
	总分	100	

（封美慧）

任务 5-10
易炭化物的检查

情境设定

溶液颜色检查是间接控制药品中的有色杂质含量的方法，而易炭化物检查是控制药品中遇硫酸炭化或氧化而显色的有机杂质，该检查专属性较差，通常用以检查药品中结构未知的微量有机杂质，随着仪器检验技术的发展应用逐渐减少。《美国药典》《日本药局方》（硫酸着色物质）也收载了该检查项，与《中国药典》方法基本一致。我们该如何进行易炭化物的检查呢？

任务目标

1. 思政目标

具备"质量第一"的责任意识，良好的实验习惯及职业素养，严谨扎实、实事求是、精益求精的工作作风。

2. 知识目标

掌握易炭化物的概念；熟悉检查流程和结果判断方法。

3. 技能目标

能熟练进行易炭化物检查操作，正确记录并判断结果。

任务实施

★ **查一查**：查阅《中国药典》（2020 年版）第二部阿司匹林的易炭化物检查第四部易炭化物检查法。

阿司匹林【易炭化物】 取本品 0.50g，依法检查（通则 0842），与对照液（取比色用氯化钴液 0.25mL，比色用重铬酸钾液 0.25mL，比色用硫酸铜液 0.40mL，加水使成 5mL）比较，不得更深。

【0842 易炭化物检查法】 取内径一致的比色管两支；甲管中加各品种项下规定的对照溶液 5mL；乙管中加硫酸［含 H_2SO_4 94.5% ～ 95.5%（g/g）］5mL 后，分次缓缓加入规定量的供试品，振摇使溶解。除另有规定外，静置 15min 后，将甲、乙两管同置白色背景前，平视观察，乙管中所显颜色不得较甲管更深。

供试品如为固体，应先研成细粉。如需加热才能溶解时，可取供试品与硫酸混合均匀，加热溶解后，放冷，再移置比色管中。

★ **做一做**：完成阿司匹林的易炭化物检查。

一、查阅标准，设计流程

甲管：对照溶液 5mL

乙管：0.50g 阿司匹林 + 硫酸 5mL

静置 15min → 比色 → 检验结论。

二、检验准备

具塞比色管、阿司匹林、硫酸〔含 H_2SO_4 94.5%～95.5%（g/g）〕、白色衬板、比色用重铬酸钾溶液、比色用硫酸铜溶液、比色用氯化钴溶液、手套等。

三、操作要点

1. 配制对照溶液

甲管加对照溶液，取比色用氯化钴液 0.25mL、比色用重铬酸钾液 0.25mL、比色用硫酸铜液 0.40mL，加水使成 5mL。

2. 配制供试品溶液

乙管加无色的硫酸〔含 H_2SO_4 94.5%～95.5%（g/g）〕5mL，取阿司匹林 0.5g，研成细粉，分次缓缓加入乙管中，振摇使溶解。

四、记录结果

将两管静置 15min 后，同置于白色背景前比色，平视观察，乙管中所显颜色浅于甲管。

五、标准规定

乙管中所显颜色不得深于甲管。

六、检查结论

符合规定。

★ 学一学：必备知识与原理。

一、易炭化物概念

易炭化物是指药物中夹杂的遇硫酸易炭化或易氧化而呈色的有机杂质。此类杂质多数结构未知，用硫酸呈色的方法可以简便地控制此类杂质的总量。

二、对照液的类型

对照液主要有 3 类：①用"溶液颜色检查"项下的标准比色液作为对照液；②用比色用氯化钴液、比色用重铬酸钾液和比色用硫酸铜液按规定方法配成的对照液；③一定浓度的高锰酸钾液。

三、易炭化物检查法

易炭化物检查采用简便但不能准确量化测定的目视比色方法，为限量检查项。检查时一般将一定量的供试品加入 5mL 硫酸中，振摇溶解后，静置 15min，与一定标准的比色液比较，不得更深。

课堂互动：易炭化物检查与溶液颜色检查的区别？

★ 总结提高：易炭化物检查的注意事项。

（1）比色管应干燥、洁净，如乙管中加硫酸后，在加入供试品之前已显色，应重新洗涤比色管，干燥后再使用。

（2）乙管必须先加硫酸再加供试品，以防供试品黏结在底，不易溶解完全。

（3）必须分次向乙管缓缓加入供试品，边加边振摇，使溶解完全，避免因一次加入量过多而导致供试品结成团，被硫酸炭化液包裹后溶解很困难。

（4）如药典规定需加热才能溶解时，可取供试品与硫酸混合均匀，加热溶解后，放冷至室温，再移置比色管中；加热条件，应严格按药典规定。

（5）易炭化物与硫酸呈现的颜色，与硫酸浓度、温度和放置时间有关，操作中应对实验条件严格控制。

★ 练一练：举一反三，巩固提高。

根据学习过的内容，自主练习枸橼酸钠的易炭化物检查，根据评价表完成自我评定。

任务评价

易炭化物检查任务评价表

班级：_____　　　姓名：_____　　　学号：_____

序号	任务要求	配分 / 分	得分 / 分
1	正确穿戴工作服	5	
2	正确选择玻璃仪器	15	
3	对照液的配制	15	
4	供试液的配制	15	
5	静置 15min	5	
6	正确选择白色背景比色	10	
7	正确判断结果是否符合规定	15	
8	结束后清场	10	
9	态度认真、操作规范有序	10	
	总分	100	

（封美慧）

任务 5-11
砷盐的检查

情境设定

砷存在于空气、水和土壤中，以有机和无机两种形式存在，无机砷毒性较大，砷作为合金添加剂被广泛地用于玻璃加工、印染、纺织、造纸等生产中，世界卫生组织强调，饮用和食用被砷污染的水和食物、吸烟都可能摄入砷，若人体接触被砷污染的农业用水、工业灌溉用水等也可能受到危害，急性砷中毒症状有呕吐、腹痛、腹泻、神经麻痹、肌肉抽筋等，长期接触砷能够引发皮肤癌、膀胱癌和肺癌等。那么如何对存在于我们身边的这些砷元素进行检查呢？

任务目标

1. 思政目标

具备"质量第一"的责任意识，良好的实验习惯及职业素养，严谨扎实、实事求是、精益求精的工作作风。

2. 知识目标

掌握砷盐检查法的检查原理；熟悉仪器装置和检查流程；掌握检查过程中的注意事项。

3. 技能目标

能熟练进行砷盐的检查操作，正确记录并判断结果。

任务实施

★ **查一查**：查阅《中国药典》（2020 年版）二部硫酸亚铁的砷盐检查和四部砷盐检查第一法。

硫酸亚铁【砷盐】 取本品 1.0g，加水 23mL 溶解后。加盐酸 5mL，依法检查（通则 0822 第一法），应符合规定（0.0002%）。

【0822 砷盐检查法】 第一法 古蔡氏法

标准砷溶液的制备 称取三氧化二砷 0.132g，置 1000mL 量瓶中，加 20% 氢氧化钠溶液 5mL 溶解后，用适量的稀硫酸中和，再加稀硫酸 10mL，用水稀释至刻度，摇匀，作为贮备液。临用前，精密量取贮备液 10mL，置 1000mL 量瓶中，加稀硫酸 10mL，用水稀释至刻度，摇匀，即得（每 1mL 相当于 1μg 的 As）。

标准砷斑的制备 精密量取标准砷溶液 2mL，置 A 瓶中，加盐酸 5mL 与水 21mL，再加碘化钾试液 5mL 与酸性氯化亚锡试液 5 滴，在室温放置 10min 后，加锌粒 2g，立即将照上法装妥的导气管 C 密塞于 A 瓶上，并将 A 瓶置 25～40℃水浴中，反应 45min，取出溴化汞试纸，即得。

若供试品需经有机破坏后再行检砷，则应取标准砷溶液代替供试品，照该品种项下规定的方法同法处理后，依法制备标准砷斑。

检查法　取按各品种项下规定方法制成的供试品溶液，置 A 瓶中，照标准砷斑的制备，自"再加碘化钾试液 5mL"起，依法操作。将生成的砷斑与标准砷斑比较，不得更深。

★ 做一做：完成硫酸亚铁的砷盐检查。

一、查阅标准，设计流程

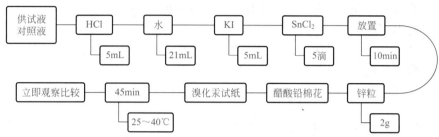

二、检验准备

检砷装置、标准砷溶液、碘化钾试液、酸性氯化亚锡试液、溴化汞试纸、无砷锌粒、醋酸铅棉花。

三、操作要点

1. 标准砷斑的制备

装置的准备（见图 5-1）取醋酸铅棉花约 60mg，撕成疏松状，每次少量，用细玻璃棒均匀地装入导气管 C 中，松紧要适度，装管高度为 60 ~ 80mm。用玻璃棒夹取溴化汞试纸 1 片（其大小能覆盖 D 顶端口径而不露出平面外为宜），置旋塞 D 顶端平面上，盖住孔径，盖上旋盖 E 并旋紧。

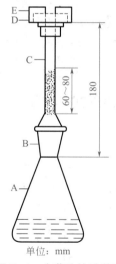

单位：mm

图 5-1　古蔡法检砷装置

A—标准磨口锥形瓶；B—中空的标准磨口塞；C—导气管；D—具孔的
有机玻璃旋塞；E—中央具有圆孔的有机玻璃旋塞盖

精密量取标准砷溶液 2mL，置 A 瓶中，加盐酸 5mL 与水 21mL，再加碘化钾试液 5mL 与酸性氯化亚锡试液 5 滴，在室温放置 10min 后，加锌粒 2g，立即将准备好的导气管 C 密塞于 A 瓶上，并将 A 瓶置 25 ～ 40℃水浴中反应 45min，取出溴化汞试纸，即得。

2. 供试品中砷盐的检查

取硫酸亚铁 1.0g，加水 23mL 溶解后，加盐酸 5mL，置 A 瓶中，照标准砷斑的制备，自"再加碘化钾试液 5mL"起，依法操作。将生成的砷斑与标准砷斑比较，即得。

四、记录现象
供试品溶液生成的砷斑颜色浅于标准砷斑的颜色。

五、标准规定
供试品溶液生成的砷斑不深于标准砷斑（0.0002%）。

六、检查结论
符合规定。

★ 学一学：必备知识与原理。

一、砷盐检查法的概念
砷盐检查法是指按测定物质中砷元素是否存在的检查方法。《中国药典》（2020年版）采用古蔡氏法和二乙基二硫代氨基甲酸银法（简称 Ag-DDC 法）检查药物中微量的砷，第一法（古蔡氏法）用作药品中砷盐的限量检查，第二法（二乙基二硫代氨基甲酸银法）既可检查药品中砷盐限量，又可用作砷盐的含量测定；两法并列，应根据《中国药典》品种项下规定的方法选用。

二、砷盐检查法的原理
古蔡氏法是利用金属锌与酸作用产生新生态的氢与药品中微量亚砷酸盐反应生成具有挥发性的砷化氢，遇溴化汞试纸产生黄色至棕色的砷斑，与同一条件下定量标准砷溶液所产生的砷斑比较，以判定砷盐的限量。

二乙基二硫代氨基甲酸银法是将生成的砷化氢气体导入盛有二乙基二硫代氨基甲酸银试液的管中，使之还原为红色胶态银，与同一条件下定量的标准砷溶液所制成的对照液比较，或在 510nm 的波长处测定吸光度，以判定含砷盐的限度或测定含量。

三、二乙基二硫代氨基甲酸银法的操作方法
1. 仪器装置（见图 5-2）。

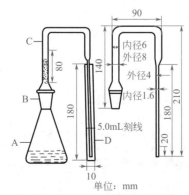

图 5-2　二乙基二硫代氨基甲酸银法检砷装置

A—标准磨口锥形瓶；B—中空的标准磨口塞；C—导气管；D—平底玻璃管

注意事项：B 磨口塞应密闭，以防砷化氢泄漏；与标准磨口塞 B 相连的导气管 C 一端长度应不低于 80mm，便于装醋酸铅棉花达 80mm，另一端长度应不低于 180mm，尖端内径不可超过 1mm，以保证产生的砷化氢吸收完全；D 管的标准管与样品管要一致，管内径、色泽、刻线要相同。

2. 标准砷对照液的制备

装置的准备取醋酸铅棉花约 60mg，撕成疏松状，每次少量，用细玻璃棒均匀地装入导气管 C 中，松紧要适度，装管高度约 80mm。精密量取二乙基二硫代氨基甲酸银试液 5mL，置 D 管中。

标准砷对照液的制备精密量取标准砷溶液 2mL，置 A 瓶中，加盐酸 5mL 与水 21mL，再加碘化钾试液 5mL 与酸性氯化亚锡试液 5 滴，在室温放置 10min 后，加锌粒 2g，立即将准备好的导气管 C 与 A 瓶密塞，使生成的砷化氢气体导入 D 管中，并将 A 瓶置 25～40℃水浴中反应 45min，取出 D 管，添加三氯甲烷至刻度，混匀，即得。

若供试品需经有机破坏后再行检砷，则应精密量取标准砷溶液 2mL 代替供试品，照该品种项下规定的方法同法处理后，依法制备标准砷对照液。

3. 检查法

准备好 C 管装置，取照该品种项下规定方法制成的供试品溶液，置 A 瓶中，照标准砷对照液的制备，自"再加碘化钾试液 5mL"起依法操作。将所得溶液与标准砷对照液同置白色背景上，从 D 管上方向下观察，比较，即得。必要时，可将所得溶液与标准砷对照液分别转移至 1cm 吸收池中，用紫外 - 可见分光光度计，在 510nm 的波长处，以二乙基二硫代氨基甲酸银试液作空白，分别测定吸光度。

4. 结果判断

供试品溶液所得的颜色不深于标准砷对照液，判为符合规定，或在 510nm 波长处测得吸光度不大于标准砷对照液的吸光度，判为符合规定。

课堂互动：导气管 C 中加醋酸铅棉花有什么作用？

★ 总结提高：砷盐检查的注意事项。

（1）所用仪器和试液等照本法检查，均不应生成砷斑，或经空白试验至多生成仅可辨认的斑痕。

（2）制备标准砷斑或标准砷对照液，应与供试品检查同时进行。

（3）本法所用锌粒应无砷，以能通过一号筛的细粒为宜，如使用的锌粒较大时，用量应酌情增加，反应时间亦应延长为 1h。

（4）五价砷在酸性溶液中较三价砷被金属锌还原为砷化氢的速度慢，故在反应液中加入碘化钾及氯化亚锡，将供试品中可能存在的 As^{5+} 还原成 As^{3+}，加快反应速度。碘化钾被氧化生成的碘又可被氯化亚锡还原为碘离子，碘离子又可与反应中产生的锌离子形成稳定的配位离子，有利于生成砷化氢反应的不断进行。

（5）如药物中含有锑，检查时会生成锑化氢并与溴化汞试纸作用生成锑斑，干扰砷斑观察。加入氯化亚锡与碘化钾后，能抑制锑化氢的生成，在实验条件下，即使 100μg 锑存在也不致干扰测定。氯化亚锡还能促进锌与盐酸作用，即纯锌与纯盐酸作用较慢，加入氯化亚锡，锌置换出锡沉积在锌的表面，形成局部电池，可加快锌与盐酸作用，使氢气均匀而连续地发生。

（6）醋酸铅棉花用于吸收供试品及锌粒中可能含有少量的硫化物在酸性条件下产生的硫化氢气体，避免硫化氢气体与溴化汞试纸作用产生硫化汞色斑干扰测定结果。导气管中的醋酸铅棉花应保持干燥，如有润湿，应重新更换。

（7）标准砷溶液临用前取三氧化二砷配制的贮备液稀释而成，每 1mL 标准砷溶液相当于 1μg 的 As。砷斑颜色过深或过浅都会影响比色的准确性。《中国药典》（2020 年版）四部通则（0822）规定标准砷斑为 2mL 标准砷溶液制成，可得清晰的砷斑。不同药物的含砷限量不同，应在标准砷溶液取量为 2mL 的前提下，改变供试品的取量。

（8）溴化汞试纸与砷化氢作用较氯化汞试纸灵敏，其灵敏度为 1μg（以 As_2O_3 计），但所呈砷斑不够稳定，反应中应保持干燥及避光，反应完毕立即比色。制备溴化汞试纸所用的滤纸宜采用质地疏松的定量滤纸。

（9）AsH_3 与 Ag-DDC 反应为可逆反应，加入有机碱使与 HDDC（二乙基二硫代氨基甲酸）结合，有利于反应向右定量进行完全，所以《中国药典》（2020 年版）规定配制 Ag-DDC 试液时，加入一定量的三乙胺。

★ 练一练：举一反三，巩固提高。
根据学习过的内容，自主练习蒙脱石中砷盐检查，根据评价表完成自我评定。

任务评价

砷盐检查任务评价表

班级：_____　　姓名：_____　　学号：_____

序号	任务要求	配分/分	得分/分
1	正确穿戴工作服	5	
2	正确组装检砷装置	10	
3	正确制备标准砷溶液	10	
4	正确精密量取标准砷溶液	10	
5	正确加盐酸和水	10	
6	正确加碘化钾和酸性氯化亚锡	10	
7	正确选用锌粒	10	
8	正确安装溴化汞试纸	10	
9	正确进行砷斑检查	10	
10	结束后清场	5	
11	态度认真、操作规范有序	10	
	总分	100	

（王迪敏）

模块小结

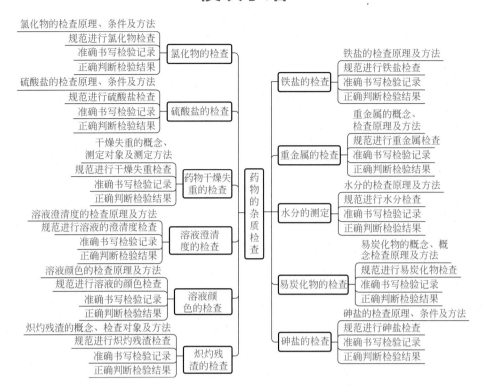

氯化物的检查原理、条件及方法
规范进行氯化物检查
准确书写检验记录 ── 氯化物的检查
正确判断检验结果

硫酸盐的检查原理、条件及方法
规范进行硫酸盐检查
准确书写检验记录 ── 硫酸盐的检查
正确判断检验结果

干燥失重的概念、测定对象及测定方法
规范进行干燥失重检查
准确书写检验记录 ── 药物干燥失重的检查
正确判断检验结果

溶液澄清度的检查原理及方法
规范进行溶液的澄清度检查
准确书写检验记录 ── 溶液澄清度的检查
正确判断检验结果

溶液颜色的检查原理及方法
规范进行溶液的颜色检查
准确书写检验记录 ── 溶液颜色的检查
正确判断检验结果

炽灼残渣的概念、检查对象及方法
规范进行炽灼残渣检查
准确书写检验记录 ── 炽灼残渣的检查
正确判断检验结果

药物的杂质检查

铁盐的检查原理及方法
规范进行铁盐检查
准确书写检验记录 ── 铁盐的检查
正确判断检验结果

重金属的概念、检查原理及方法
规范进行重金属检查
准确书写检验记录 ── 重金属的检查
正确判断检验结果

水分的检查原理及方法
规范进行水分检查
准确书写检验记录 ── 水分的测定
正确判断检验结果

易炭化物的概念、概念检查原理及方法
规范进行易炭化物检查
准确书写检验记录 ── 易炭化物的检查
正确判断检验结果

砷盐的检查原理、条件及方法
规范进行砷盐检查
准确书写检验记录 ── 砷盐的检查
正确判断检验结果

模块六

药物制剂的常规检查

制剂通则系为按照药物剂型分类,针对剂型特点所规定的基本技术要求。《中国药典》(2020年版)增加了制剂通则适用的制剂应遵循的原则,包括单位剂量均匀性、稳定性、安全性与有效性、剂型与给药途径、包装与贮藏、标签与说明书。

《中国药典》(2020年版)四部"制剂通则"的每一种剂型项下,详细列出各剂型的定义、分类、生产与贮藏期间的规定、外观质量要求以及常规检查项目,不同的剂型其常规检查项目也是各不相同,见表6-1。

表6-1 不同药物制剂的常规检查项目

药物制剂	检查项目
片剂	重量差异、崩解时限、发泡量(阴道泡腾片)、分散均匀性(分散片)、微生物限度
注射剂	装量(注射液及注射用浓溶液)、装量差异(注射用无菌粉末)、渗透压摩尔浓度(静脉输液及椎管注射用注射液)、可见异物、不溶性微粒(静脉注射、静脉滴注、鞘内注射、椎管内注射的溶液型注射液、注射用无菌粉末及注射用浓溶液)、中药注射剂有关物质、重金属及有害元素残留量(中药注射剂)、无菌、细菌内毒素或热原(静脉用注射剂)
胶囊剂	水分(中药硬胶囊剂)、装量差异、崩解时限、微生物限度

在实际药品生产和检测中,药物制剂必须按照"制剂通则"项下的相关规定进行药品控制与检测,且必须符合"制剂通则"要求。

任务 6-1

片剂的重量差异检查

情境设定

小李同学生病后到医院看病,医生给开了甲硝唑片,叮嘱小李:"同学,这个药你要连续服用七天,每天3次,每次两片。"

小李用该药片要达到其治疗作用，又不产生毒副作用，则需要保证每片药中的含量要均匀一致。如何保证每个药片中药物含量的均匀程度？

任务目标

1. 思政目标

具备"质量第一"的责任意识、药品安全质量意识、工匠精神。

2. 知识目标

掌握重量差异检查法的概念；熟悉检查流程和结果判断方法。

3. 技能目标

能熟练规范使用电子天平；能熟练进行重量差异检查操作，正确记录并判断结果。

任务实施

17. 重量差异检查

★ 查一查：查阅《中国药典》（2020 年版）四部重量差异检查法。

0101 片剂【重量差异】 照下述方法检查，应符合规定。

检查法取供试品 20 片，精密称定总重量，求得平均片重后，再分别精密称定每片的重量，每片的重量与平均片重相比较（凡无含量测定的片剂或者有标示片重的中药片剂，每片重量应与标示片重比较）。按表中的规定，超出重量差异限度的不得多于 2 片，并不得有 1 片超出限度 1 倍。

平均片重或标示片重	重量差异限度
0.3g 以下	±7.5%
0.30g 或 0.30g 以上	±5%

★ 做一做：完成甲硝唑片的重量差异检查。

一、查阅标准，设计流程

随机取甲硝唑片 20 片→称定总重→计算平均片重→称取每片重量→与平均片重比较→结果判断→检验结论。

二、检验准备

电子天平（感量 0.1mg，适用于平均片重 0.3g 以下的片剂；感量 1mg，适用于平均片重 0.3g 或 0.3g 以上的片剂）、平头手术镊、甲硝唑片、手套等。

三、操作要点

1. 总重与每片重量的称定

称取 20 片的总重，天平调零，用平头镊子取下 1 片，此时天平显示的负值即为被取下那一片的重量，再调零，再取下一片，记录数值，依次称取 20 片的重量即可。

2. 数据记录

20 片的总重：5.286g 平均片重 m=5.286/20=0.264（g/ 片）

每片片重：0.261，0.267，0.264，0.263，0.259，0.262，0.282，0.263，0.262，0.259，0.260，0.261，0.262，0.261，0.259，0.258，0.257，0.264，0.263，0.262

3. 每片重量与平均片重比较的方法

先依据平均片重确定差异限度，然后按照差异限度计算允许的片重范围，计算方法为：$m \pm m \times$ 重量差异限度。

根据记录数据算一算：甲硝唑片的平均片重为 0.64g/ 片，小于 0.3g，故差异限度为 ±7.5%，由此可计算其允许片重范围为 0.264±0.264×7.5%=0.244g ～ 0.284g

如果有超出限度范围的，则需要计算片重加倍范围，即 $m \pm m \times 2 \times$ 重量差异限度，然后再进行比较，看是否超出。

四、结果判断

将上述 20 片的片重的最大值与最小值分别与允许片重范围进行比较，超出重量差异限度的不多于 2 片，且均未超出限度加倍范围，即判为合格。

五、检查结论

符合规定。

★ 学一学：必备知识与原理。

一、重量差异检查法概念

是指按规定称量方法测定每片的重量与平均片重之间的差异程度。

二、重量差异检查的意义

在片剂生产中，由于颗粒的均匀度和流动性，以及工艺、设备和管理等原因，会引起片剂重量的差异。本检查通过控制各片重量的一致性，可控制片剂中药物含量的均匀程度，从而保证用药剂量的准确。

课堂互动：片剂的重差异检查一般都能合格，是否可以不做呢？

★ 总结提高：片剂重量差异检查时的注意事项。

（1）糖衣片应在包衣前检查片芯的重量差异，符合规定后方可包衣，包糖衣后不再检查重量差异。

（2）薄膜衣片应在包薄膜衣后检查重量差异，并符合规定。

（3）凡检查含量均匀度的片剂，可不再进行重量差异检查。

（4）称量前后，应仔细查对药片数目。已取出的药片，不得再放回供试品原包装容器内。

（5）称量过程中，应避免用手直接接触供试品，应戴手套或使用平头镊子拿取片剂。

（6）易吸潮的供试品需置于密闭的称量瓶中，尽快称量。

（7）整个称量过程，采用同一台天平进行，以减小误差。

★ 练一练：举一反三，巩固提高。

根据学习过的内容，自主练习维生素 C 片的重量差异检查，根据评价表完成自我评定。

任务评价

片剂的重量差异检查任务评价表

班级：_____ 姓名：_____ 学号：_____

序号	任务要求	配分 / 分	得分 / 分
1	正确穿戴工作服	5	
2	正确选择天平	10	
3	称量总重	10	
4	称量每片的重量	10	
5	计算平均片重	10	
6	允许片重范围计算正确	20	
7	正确判断重量差异是否符合规定	15	
8	结束后清场	10	
9	态度认真、操作规范有序	10	
	总分	100	

（邹小丽）

任务 6-2
片剂的崩解时限检查

情境设定

小李同学去医院看病，医生给开了维生素C片。看着手中的药，小李心想：这个小药片是如何在体内发挥疗效呢？药片要达到其治疗作用，首先需要在体内崩解溶散或成碎粒，进一步溶解后才能被人体吸收，从而发挥疗效。如何保证每个药片都能按照规定的要求崩解呢？

任务目标

1. 思政目标
具备"质量第一"的责任意识，良好的实验习惯，严谨认真、实事求是、精益求精的工作作风。
2. 知识目标
掌握崩解时限检查法的概念；熟悉检查流程和结果判断方法。
3. 技能目标
能规范使用崩解仪；熟练进行崩解时限检查操作，正确记录并判断结果。

任务实施

★ 查一查：查阅《中国药典》（2020年版）四部崩解时限检查法。

【0921 崩解时限检查法】 将吊篮通过上端的不锈钢轴悬挂于支架上，浸入1000mL烧杯中，并调节吊篮位置使其下降至低点时筛网距烧杯底25mm，烧杯内盛有温度为37℃±1℃的水，调节水位高度使吊篮上升至高点时筛网在水面下15mm处，吊篮顶部不可浸没于溶液中。

除另有规定外，取供试品6片，分别置上述吊篮的玻璃管中，启动崩解仪进行检查，各片均应在15min内全部崩解。如有1片不能完全崩解，应另取6片复试，均应符合规定。

★ 做一做：完成维生素C片的崩解时限检查。
一、查阅标准，设计流程
安装吊篮→调节吊篮位置→调节烧杯内的水位→设定参数、加热至水温37℃±1℃→取供试品6片→启动仪器，开始检查→结果判断→检验结论。
二、检验准备
崩解仪、烧杯（1000mL）、温度计、维生素C片、手套等。
三、操作要点
将吊篮通过上端的不锈钢轴悬挂于支架上，浸入1000mL烧杯中，并调节吊篮位置使其下降至低点时筛网距烧杯底 25mm，烧杯内盛有温度为 37℃ ±1℃的水，调节水位高度使吊篮上升至高点时筛网在水面下 15mm 处，吊篮顶部不可浸没于溶液中。

取供试品 6 片，分别置上述吊篮的玻璃管中，启动崩解仪进行检查，各片均应在 15min 内全部崩解。如有 1 片不能完全崩解，应另取 6 片复试，均应符合规定。

四、结果记录

仪器型号：ZB-1 型崩解仪

制剂类型：普通片

介质：水

崩解时间：12min，11min，12min，13min，12min，13min

五、标准规定

各片均应在 15min 内全部崩解。

六、检查结论

符合规定。

★ 学一学：必备知识与原理。

一、崩解时限检查法概述

本法用于检查口服固体制剂在规定条件下的崩解情况。崩解系指口服固体制剂在规定条件下全部崩解溶散或成碎粒，除不溶性包衣材料或破碎的胶囊壳外，应全部通过筛网。如有少量不能通过筛网，但已软化或轻质上漂且无硬心者，可作符合规定论。

在片剂口服后，需经崩散、溶解才能被机体吸收而达到治疗的目的，因此《中国药典》规定必须检查崩解时限。

除另有规定外，凡规定检查溶出度、释放度或分散均匀性的制剂，不再进行崩解时限检查。

二、崩解仪的结构

崩解时限检查的仪器装置采用升降式崩解仪，主要结构为一个能升降的金属支架与下端镶有筛网的吊篮，并附有挡板。升降的金属支架上下移动距离为 55mm±2mm，往返频率为每分钟 30 ～ 32 次。

三、各类片剂的崩解时限

口服普通片，各片均应在 15min 内全部崩解。如有 1 片不能完全崩解，应另取 6 片复试，均应符合规定。

中药浸膏片、半浸膏片和全粉片，按上述装置，每管加挡板 1 块，启动崩解仪进行检查，全粉片各片均应在 30min 内全部崩解；浸膏（半浸膏）片各片均应在 1h 内全部崩解。如果供试品黏附挡板，应另取 6 片，不加挡板按上述方法检查，应符合规定。如有 1 片不能完全崩解，应另取 6 片复试，均应符合规定。

薄膜衣片，按上述装置与方法检查，并可改在盐酸溶液（9 → 1000）中进行检查，化药薄膜衣片应在 30min 内全部崩解。中药薄膜衣片，则每管加挡板 1 块，各片均应在 1h 内全部崩解，如果供试品黏附挡板，应另取 6 片，不加挡板按上述方法检查，应符合规定。如有 1 片不能完全崩解，应另取 6 片复试，均应符合规定。

糖衣片，按上述装置与方法检查，化药糖衣片应在 1h 内全部崩解。中药糖衣片则每管加挡板 1 块，各片均应在 1h 内全部崩解，如果供试品黏附挡板，应另取 6 片，不加挡板按上述方法检查，应符合规定。如有 1 片不能完全崩解，应另取 6 片复试，均应符合规定。

肠溶片，按上述装置与方法，先在盐酸溶液（9→1000）中检查 2h，每片均不得有裂缝、崩解或软化现象；然后将吊篮取出，用少量水洗涤后，每管加入挡板 1 块，再按上述方法在磷酸盐缓冲液（pH6.8）中进行检查，1h 内应全部崩解。如果供试品黏附挡板，应另取 6 片，不加挡板按上述方法检查，应符合规定。如有 1 片不能完全崩解，应另取 6 片复试，均应符合规定。

含片，除另有规定外，按上述装置和方法检查，各片均不应在 10min 内全部崩解或溶化。如有 1 片不符合规定，应另取 6 片复试，均应符合规定。

舌下片，除另有规定外，按上述装置和方法检查，各片均应在 5min 内全部崩解并溶化。如有 1 片不能完全崩解或溶化，应另取 6 片复试，均应符合规定。

可溶片，除另有规定外，水温为 20℃±5℃，按上述装置和方法检查，各片均应在 3min 内全部崩解并溶化。如有 1 片不能完全崩解或溶化，应另取 6 片复试，均应符合规定。

课堂互动：甲硝唑片的溶出度检查（片剂在规定的条件下溶出的速度和程度）合格，是否还需要做崩解时限检查？

★ 总结提高：片剂崩解时限检查的注意事项。

（1）每测试一次后，应清洗吊篮的玻璃内壁及筛网、挡板等，并重新更换水或规定的介质。

（2）除另有规定外，烧杯内的水温（或介质温度）应保持在 37℃±1℃。

（3）除另有规定外，凡规定检查溶出度、释放度或分散均匀性的制剂，不再进行崩解时限检查。

★ 练一练：举一反三，巩固提高。

根据学习过的内容，自主练习葡萄糖酸钙片的崩解时限检查，根据评价表完成自我评定。

任务评价

片剂的崩解时限检查任务评价表

班级：_____ 姓名：_____ 学号：_____

序号	任务要求	配分 / 分	得分 / 分
1	制订工作方案	10	
2	准备仪器、药品	10	
3	安装吊篮，调节吊篮位置	10	

笔记

序号	任务要求	配分／分	得分／分
4	调节水位高度	10	
5	参数设置	10	
6	启动仪器、观察现象	15	
7	结果判断	15	
8	结束后清场	10	
9	态度认真、操作规范有序	10	
	总分	100	

（王艳红）

任务 6-3

片剂的含量均匀度检查

情境设定

　　小李同学因患弓形虫病，到医院看病，医生给开了乙胺嘧啶片，并交代小李每日 100mg 顿服，共 2 日，然后每日服 25mg，疗程 4～6 周。小李看到药盒上写着 6.25mg*24s，表明一盒共 24 片乙胺嘧啶片，6.25mg 代表每片中乙胺嘧啶的规定质量。按照医生嘱咐，小李应如何服用该药品才能发挥其治疗作用？

　　使用该药要达到其治疗作用，又不产生毒副作用，需保证每片药中的含量要均匀一致。又如何保证每个药片中药物含量的均匀程度？

任务目标

　　1. 思政目标

　　具备"质量第一"的责任意识，良好的实验习惯，严谨认真、实事求是、精益求精的工作作风。

　　2. 知识目标

　　掌握含量均匀度检查法的概念及测定意义；熟悉检查流程和结果判断方法。

　　3. 技能目标

　　能熟练进行检查操作，正确记录并判断结果。

任务实施

　　★ 查一查：查阅《中国药典》（2020 年版）二部乙胺嘧啶片（规格 6.25mg）含量均匀度的检查和四部含量均匀度检查法。

　　乙胺嘧啶片【含量均匀度】　取本品 1 片，置 100mL 量瓶中，加 0.1mol/L 盐酸溶液适量，超声使乙胺嘧啶溶解，放冷，用 0.1mol/L 盐酸溶液稀释至刻度，摇匀，滤过，精密量取续滤液 5mL，置 25mL 量瓶中，用 0.1mol/L 盐酸溶液稀释至刻度，摇匀，滤过，精密量取续滤液 5mL，置 25mL 量瓶中，用 0.1mol/L 盐酸溶液稀释至刻度，摇匀，作为供试品溶液。照含量测定项下的方法测定含量，应符合规定（通则 0941）。

　　乙胺嘧啶片含量测定法　照紫外-可见分光光度法，取供试品溶液，在 272nm 的波长处测定吸光度，按 $C_{12}H_{13}ClN_4$ 的百分吸收系数（$E_{1cm}^{1\%}$）为 319 计算。

　　【0941　含量均匀度检查法】　除另有规定外，取供试品 10 个，照各品种项下规定的方法，分别测定每一个单剂以标示量为 100 的相对含量 x_i，求其均值 $\overline{X}$ 和标准差 $S\left[S=\sqrt{\dfrac{\sum_{i=1}^{n}(x_i-\overline{X})^2}{n-1}}\right]$ 以及标示量与均值之差的绝对值 A（$A=|100-\overline{X}|$）。

若 $A+2.2S \leqslant L$，则供试品的含量均匀度符合规定；

若 $A+S > L$，则不符合规定；

若 $A+2.2S > L$，且 $A+S \leqslant L$，则应另取供试品 20 个复试。

根据初、复试结果，计算 30 个单剂的均值 $\overline{X}$、标准差 S 和标示量与均值之差的绝对值 A。再按下述公式计算并判定。

当 $A \leqslant 0.25L$ 时，若 $A^2+S^2 \leqslant 0.25L^2$，则供试品的含量均匀度符合规定；若 $A^2+S^2 > 0.25L^2$ 则不符合规定。

当 $A > 0.25L$ 时，若 $A+1.7S \leqslant L$，则供试品的含量均匀度符合规定；若 $A+1.7S > L$，则不符合规定。

上述公式中 L 为规定值。除另有规定外，L=15.0；单剂量包装的口服混悬液、内充非均相溶液的软胶囊、胶囊型或泡囊型粉雾剂、单剂量包装的眼用、耳用、鼻用混悬剂、固体或半固体制剂 L=20.0；透皮贴剂、栓剂 L=25.0。

如该品种项下规定含量均匀度的限度为 ±20% 或其他数值时，L=20.0 或其他相应的数值。

★ 做一做：完成乙胺嘧啶片（规格：6.25mg）的含量均匀度检查。

一、查阅标准，设计流程

制备供试品溶液→测定吸光度→数据计算→结果判断→检验结论。

二、检验准备

紫外 - 可见分光光度计、容量瓶（100mL、25mL）、移液管、胶头滴管、滤纸、漏斗等。

三、操作要点

1. 制备供试品溶液

随机抽取供试品 10 片，每片均照如下方法处理：取本品 1 片，置 100mL 量瓶中，加 0.1mol/L 盐酸溶液适量，超声使乙胺嘧啶溶解，放冷，用 0.1mol/L 盐酸溶液稀释至刻度，摇匀。用干滤纸过滤，弃去初滤液，精密量取续滤液 5mL，置 25mL 量瓶中，用 0.1mol/L 盐酸溶液稀释至刻度，摇匀。

2. 测定吸光度

照紫外 - 可见分光光度法，在 272nm 波长处测定溶液的吸光度 A。

3. 数据记录

10 片的吸光度分别为：0.388，0.404，0.398，0.400，0.396，0.394，0.386，0.382，0.390，0.410

4. 计算与判定

分别计算每片以标示量为 100 的相对含量 X，求其平均值 $\overline{X}$ 和标准差 S 以及标示量与平均值之差的绝对值 A。

$$X = \frac{A \times D \times V \times 1000}{E_{1cm}^{1\%} \times L \times 100 \times W} \times 100$$

式中，A 为供试品吸光度；V 为供试品溶液的体积，mL；D 为供试品溶液的稀释倍数；W 为供试品的规格，mg。

10 片相对含量 X 分别为：97.30，101.32，99.81，100.31，99.31，98.81，96.80，95.80，97.81，102.82。

平均含量 $\overline{X}$=99.01；A=|100-$\overline{X}$|=0.99

$$S = \sqrt{\frac{\sum_{i=1}^{n}(x_i - \bar{X})^2}{n-1}}$$

$$= \sqrt{\frac{(97.30 - 99.01)^2 + (101.32 - 99.01)^2 + \cdots + (102.82 - 99.01)^2}{10-1}}$$

$$= 2.16$$

$A+2.2S=0.99+2.2×2.16=5.74$

四、结果判断

$A+2.2S<L$（15.0），含量均匀度检查合格。

五、检查结论

符合规定。

★ **学一学**：必备知识与原理。

一、含量均匀度检查法概念

含量均匀度系指单剂量的固体制剂、半固体或非均相液体制剂中的每片（个）含量符合标示量的程度。

二、含量均匀度检查的意义

在片剂生产中，某些小剂量的剂型由于工艺或设备的原因，可引起含量均匀度的差异。本检查法的目的在于控制每片（个）含量的均一性，以保证用药剂量的准确。

三、含量均匀度检查的对象

除另有规定外，片剂、硬胶囊剂、颗粒剂或散剂等，每一个单剂标示量小于 25mg 或主药含量小于每一个单剂重量 25% 者；药物间或药物与辅料间采用混粉工艺制成的注射用无菌粉末；内充非均相溶液的软胶囊；单剂量包装的口服混悬液、透皮贴剂和栓剂等品种项下规定含量均匀度应符合要求的制剂，均应检查含量均匀度。复方制剂仅检查符合上述条件的组分，多种维生素或微量元素一般不检查含量均匀度。

课堂互动：请从检查的对象、检查方法和检查的意义三个方面说出片剂的重差异检查和含量均匀度检查的区别？

★ **总结提高**：片剂含量均匀度检查的注意事项。

（1）应随机抽取样品，不应采用任何方法进行筛选。

（2）当测定的时间较长时，应注意溶液的稳定性，必要时应随制备随测定。

（3）采用紫外 - 可见分光光度法时，所用溶剂需一次配够，当用量较大时，即使是同批号的溶剂，也应混合均匀后使用。

（4）采用高效液相色谱法测定时，如每一针的记录时间比较长，则应注意保留时间和响应值的漂移，必要时可在对照品溶液和供试品溶液进样结束后，增加 1 针对照品溶液回针监控系统稳定性。

（5）凡检查含量均匀度的制剂，一般不再检查重（装）量差异；当全部主成分均进行含量均匀度检查时，复方制剂一般亦不再检查重（装）量差异。

★ **练一练**：举一反三，巩固提高。

根据学习过的内容，自主练习硫鸟嘌呤片（规格为 25mg）的含量均匀度检查，根据评价表完成自我评定。

任务评价

片剂的含量均匀度检查任务评价表

班级：＿＿＿＿＿＿＿＿　　姓名：＿＿＿＿＿＿＿＿　　学号：＿＿＿＿＿＿＿＿

序号	任务要求	配分／分	得分／分
1	制定工作方案	5	
2	准备仪器、药品	5	
3	溶液的制备	10	
4	仪器的使用	10	
5	吸光度的测定	20	
6	数据计算	20	
7	结果判断	10	
8	结束后清场	10	
9	态度认真、操作规范有序	10	
	总分	100	

（王艳红）

任务 6-4
片剂的溶出度检查

情境设定

　　小李同学牙痛，医生给开了甲硝唑片，服用两次后牙痛症状明显缓解，小小药片是怎样在体内产生疗效呢？

　　片剂服用后，在胃肠道要经过崩解、溶解、吸收等过程，才能产生药效。那怎样评价药物在体内溶出的速度和程度呢？

任务目标

1. 思政目标

具备"质量第一"的责任意识，良好的实验习惯，严谨认真、实事求是、精益求精的工作作风。

2. 知识目标

掌握溶出度检查法的概念；熟悉检查流程和结果判断方法。

3. 技能目标

能熟练规范使用溶出仪；能熟练进行检查操作，正确记录并判断结果。

任务实施

　　★ 查一查：查阅《中国药典》（2020 年版）二部甲硝唑片（规格为 0.2g）溶出度的检查和四部溶出度与释放度测定法第一法（普通制剂）。

　　甲硝唑片【溶出度】　照溶出度与释放度测定法（通则 0931 第一法）测定。

　　溶出条件　以盐酸溶液（9 → 1000）900mL 为溶出介质，转速为每分钟 100 转，依法操作，经 30min 时取样。

　　测定法　取溶出液适量，滤过，精密量取续滤液 3mL，置 50mL 量瓶中，用溶出介质稀释至刻度，摇匀，照紫外 - 可见分光光度法（通则 0401），在 277nn 的波长处测定吸光度，按 $C_6H_9N_3O_3$ 的吸收系数（$E_{1cm}^{1\%}$）为 377 计算每片的溶出量。

　　限度　标示量的 80%，应符合规定。

　　【0931 溶出度与释放度测定法】　第一法

　　普通制剂　测定前，应对仪器装置进行必要的调试，使转篮底部距溶出杯的内底部 25mm±2mm。分别量取溶出介质置各溶出杯内，实际量取的体积与规定体积的偏差应在 ±1% 范围之内，待溶出介质温度恒定在 37℃ ±0.5℃后，取供试品 6 片（粒、袋），分别投入 6 个干燥的转篮内，将转篮降入溶出杯中。注意避免供试品表面产生气泡，立即按各品种项下规定的转速启动仪器，计时；至规定的取样时间（实际取样时间与规定时间的差异不得过 ±2%），吸取溶出液适量（取样位置应在转篮或桨叶顶端至液面的中点，距溶出杯内壁 10mm 处；需多次取样时，所量取溶出介质的体积之和应在溶出介质的 1% 之内，如超过总体积的 1% 时，应及时补充相同体积的温度为 37℃ ±0.5℃的溶出介质，或在计算时加以校正），立即用适当的微孔滤膜滤过，自取样至滤过应在 30s 内完成。取澄清滤液，照该品种项下规定的方法测定，计算每片（粒、袋）的溶出量。

★ 做一做：完成甲硝唑片的溶出度检查。

一、查阅标准，设计流程
安装调试仪器→加入溶出介质，设定参数，加热→取供试品 6 片，溶出过程→取样、制备溶液→测定吸光度→结果判断→检验结论。

二、检验准备
甲硝唑片、溶出仪、紫外 - 可见分光光度计、取样器、过滤器（孔径不大于 0.8μm）。

三、操作要点
1. 调试仪器

测定前，应对仪器装置进行必要的调试，使转篮底部距溶出杯的内底部 25mm±2mm。

2. 溶出介质的制备

配制盐酸溶液（9 → 1000）6000mL，脱气处理。

3. 参数设置

量取 900mL 溶出介质置于溶出杯中，仪器的设定温度为 37℃，开启加热，使用 0.1 分度的温度计，逐一在溶出杯中测量，6 个溶出杯之间的差异应在 0.5℃之内。

4. 投放药片

待溶出介质温度恒定在 37℃ ±0.5℃后，取供试品 6 片，分别投入 6 个干燥的转篮内，将转篮降入溶出杯中，注意供试品表面上不要有气泡。每分钟 100 转的转速启动仪器，计时 30min。

5. 取样与过滤

吸取溶出液适量，取样位置应在转篮的顶端至液面的中点，并距溶出杯内壁 10mm 处，立即用适当的微孔滤膜滤过，自取样至滤过应在 30s 内完成。精密量取续滤液 3mL，置 50mL 量瓶中，用溶出介质稀释至刻度，摇匀。

6. 测定吸收度

在 277nm 的波长处测定吸收度。

四、记录与计算
6 片的吸光度分别为 0.452、0.446、0.448、0.458、0.460、0.442。

$$溶出度=\frac{溶出量}{标示量}\times100\%$$

$$溶出度=\frac{A\times V\times D}{E_{1cm}^{1\%}\times L\times100\times W}\times100\%$$

式中，A 为供试品吸光度；V 为供试品溶液的体积，mL；D 为供试品溶液的稀释倍数；W 为供试品的表示规格，g。

$$第 1 片的溶出度=\frac{0.452\times900\times\frac{50}{3}}{377\times1\times100\times0.2}\times100\%=89.92\%$$

其他 5 片的溶出度分别为 88.73%、89.12%、91.11%、91.51%、87.93%。平均溶出度为 89.7%。

五、结果判定

6 片中，每片的溶出量按标示量计算，均高于规定限度 80%（Q），溶出度检查符合规定。

★ 学一学：必备知识与原理。

一、溶出度检查法概念

溶出度系指活性药物从片剂、胶囊剂或颗粒剂等普通制剂在规定条件下溶出的速率和程度，在缓释制剂、控释制剂、肠溶制剂及透皮贴剂等制剂中也称释放度。溶出度测定法是将某种固体制剂的一定量分别置于溶出度仪的转篮（或溶出杯）中，在 37℃ ±0.5℃ 恒温下，在规定的转速、溶出介质中依法操作，在规定的时间内取样并测定其溶出量。

二、溶出度检查的意义

固体制剂服用后，在胃肠道要经过崩解、溶解、吸收等过程，才能产生药效。由于受药物溶解度大小、辅料亲水性程度及生产工艺等因素影响，药物的溶出速度和程度是不同的。对难溶性的药物一般都应进行溶出度测定。

三、溶出度测定方法

《中国药典》（2020 年版）四部通则收载了七种测定方法：第一法为篮法，第二法为桨法，第三法为小杯法，第四法为桨碟法，第五法为转筒法，第六法为流池法，第七法为往复筒法。其中，篮法、桨法、流池法、往复筒法用于普通制剂、缓释制剂或控释制剂及肠溶制剂的测定；小杯法用于普通制剂、缓释制剂或控释制剂的测定；桨碟法和转筒法用于透皮贴剂的测定。

除另有规定外，凡检查溶出度或释放度的制剂，不再进行崩解时限的检查。

四、普通制剂溶出度测定的结果判定

（1）6 片（粒、袋）中，每片（粒、袋）的溶出量按标示量计算，均不低于规定限度 Q。

（2）6 片（粒、袋）中有 1～2 片（粒、袋）低于规定限度 Q，但不低于 Q-10%，且其平均溶出量不低于规定限度 Q。

（3）6 片（粒、袋）中有 1～2 片（粒、袋）低于规定限度 Q，其中仅有 1 片（粒、袋）低于 Q-10%，但不低于 Q-20%，且其平均溶出量不低于规定限度 Q 时，应另取 6 片（粒、袋）复试；初、复试的 12 片（粒、袋）中有 1～3 片（粒、袋）低于规定限度 Q，其中仅有 1 片（粒、袋）低于 Q-10%，且不低于 Q-20%，但其平均溶出量不低于 Q。

除另有规定外，如下判为不符合规定者

（1）6 片（粒、袋）中有 1 片（粒、袋）低于 Q-20%。

（2）6 片（粒、袋）中有 2 片（粒、袋）低于 Q-10%。

（3）6 片（粒、袋）中有 3 片（粒、袋）低于规定限度 Q。

（4）6 片（粒、袋）中平均溶出量低于规定限度 Q。

（5）初、复试的 12 片（粒、袋）中有 4 片（粒、袋）低于规定限度 Q。

（6）初、复试的 12 片（粒、袋）中有 2 片（粒、袋）低于 Q-10%。

（7）初、复试的 12 片（粒、袋）中有 1 片（粒、袋）低于 Q-20%。

（8）初、复试的 12 片（粒、袋）中平均溶出量低于规定限度 Q。

以上结果判断中所示的 10%、20% 是指相对于标示量的百分率（%）。

课堂互动：片剂的崩解时限检查合格，是否可以不做溶出度检查呢？

★ **总结提高**：片剂溶出度测定的注意事项。

（1）在规定的取样时间，应在仪器开动的情况下取样。应在 1min 内完成自 6 杯内的取样。

（2）实验结束后，应用水冲洗篮轴、篮体或搅拌桨、桨碟、转筒、转篮，必要时可用水或其他溶剂超声处理、洗净。

（3）溶出介质必须经脱气处理，气体的存在可产生干扰，尤其对篮法的测定结果。特别需要注意的是如转篮放置不当，也会产生气体附在转篮的下面，形成气泡致使片剂浮在上面，使溶出度大幅度的下降。

（4）在多次取样时，所量取溶出介质的体积之和应在溶出介质的 1% 之内，如超过总体积的 1% 时，应及时补充相同体积的温度为 37℃ ±0.5℃ 的溶出介质，或在计算时加以校正。

（5）由于 0.1mol/L 盐酸溶液对转篮与搅拌桨可能有一定的腐蚀作用，尤其当采用低波长的紫外 - 可见分光光度法时易产生干扰，应加以注意。

（6）加沉降篮的目的是防止被测样品上浮或贴壁，致使溶出液的浓度不均匀，或因贴壁致使部分样品的活性成分难以溶出，只有在品种各论中规定要求使用沉降篮时，方可使用。

（7）测定时，除另有规定外，每个溶出杯中只允许投入供试品 1 片，不得多投。并应注意投入杯底中心位置。

★ **练一练**：举一反三，巩固提高。

根据学习过的内容，自主练习西咪替丁片的溶出度检查，根据评价表完成自我评定。

任务评价

片剂的溶出度检查任务评价表

班级：_____　　　姓名：_____　　　学号：_____

序号	任务要求	配分 / 分	得分 / 分
1	制订工作方案	5	
2	准备仪器、药品	5	
3	安装、调试仪器	5	
4	加入溶出介质、加热	5	
5	参数设置，溶出过程	10	

序号	任务要求	配分 / 分	得分 / 分
6	取样，配制药品溶液	10	
7	吸光度的测定	20	
8	数据记录与计算	10	
9	正确判断溶出度是否符合规定	10	
10	结束后清场	10	
11	态度认真、操作规范有序	10	
	总分	100	

（王艳红）

任务 6-5
注射剂的装量检查

情境设定

小明生病了，医生正在给小明注射小容量注射液，注射后，注射器内肯定有药液残留，那么，注入小明体内的药液肯定少于药瓶里面装的药液量，如何保证进入病人体内的药液能符合规定的数量要求以达到安全用药的需求？

任务目标

1. 思政目标

具备"质量第一"的责任意识，法规意识，标准意识，严谨认真、实事求是、精益求精的工作作风。

2. 知识目标

掌握装量检查法的概念；熟悉检查流程和结果判断方法。

3. 技能目标

能熟练进行装量检查操作，正确记录并判断结果。

任务实施

★ **查一查**：查阅《中国药典》（2020年版）四部注射剂的装量检查法。

【0102 注射剂】 装量注射液及注射用浓溶液照下述方法检查，应符合规定。

检查法 供试品标示装量不大于2mL者，取供试品5支（瓶）；2mL以上至50mL者，取供试品3支（瓶）。开启时注意避免损失，将内容物分别用相应体积的干燥注射器及注射针头抽尽，然后缓慢连续地注入经标化的量入式量筒内（量筒的大小应使待测体积至少占其额定体积的40%，不排尽针头中的液体），在室温下检视。测定油溶液、乳状液或混悬液时，应先加温（如有必要）摇匀，再用干燥注射器及注射针头抽尽后，同前法操作，放冷（加温时），检视。每支（瓶）的装量均不得少于其标示装量。

生物制品多剂量供试品：取供试品1支（瓶），按标示的剂量数和每剂的装量，分别用注射器抽出，按上述步骤测定单次剂量，应不低于标示装量。

标示装量为50mL以上的注射液及注射用浓溶液照最低装量检查法（通则0942）检查，应符合规定。

也可采用重量除以相对密度计算装量。准确量取供试品，精密称定，求出每1mL供试品的重量（即供试品的相对密度）；精密称定用干燥注射器及注射针头抽出或直接缓慢倾出供试品内容物的重量，再除以供试品相对密度，得出相应的装量。

预装式注射器和弹筒式装置的供试品：除另有规定外，标示装量不大于2mL者，取供试品5支（瓶）；2mL以上至50mL者，取供试品3支（瓶）。供试品与所配注射器、针头或活塞装配后将供试品缓慢连续注入容器（不排尽针头中的液体），按单剂量供试品要求进行装量检查，应不低于标示装量。

★ **做一做**：完成维生素 B_{12} 注射液的装量检查。

一、查阅标准，设计流程

随机取维生素 B_{12} 注射液（规格 1mL：0.5mg）5 支，分别开启，抽尽内容物→注入量入式量筒→检视→记录装量→结果判断→检验结论。

18. 装量
检查

二、检验准备

注射器及注射针头、量筒（量入式，1mL）、砂轮；维生素 B_{12} 注射液等。

三、操作要点

取供试品 5 支，擦净瓶外壁，轻弹瓶颈部使液体全部下落，将供试品开启，开启时注意避免损失，将每支内容物分别用相应体积的干燥注射器及注射针头抽尽，然后缓慢连续地注入经标化的量入式量筒内，不排尽针头中的液体，在室温下检视。

四、数据记录

5 支的装量检查结果：1.0mL，1.0mL，1.1mL，1.0mL，1.0mL。

五、结果判定

上述 5 瓶装量均不少于其标示装量（1mL），装量检查合格。

六、检查结论

符合规定。

★ **学一学**：必备知识与原理。

一、装量检查的定义

注射剂装量检查是指按规定方法测得注射剂每瓶（支）的装量与平均装量之间的差异程度。

二、装量检查的意义

注射剂装量检查的目的是保证进入病人体内的药液能符合规定的数量要求，也就是说 1mL 的注射剂并不表示瓶子内的药液是 1mL，而是能进入人体内的药液有 1mL，瓶子内的药液肯定是大于 1mL，因为用针筒吸取时会有损失（生产上控制装量差异时都会考虑这点的）。所以要用干燥的针筒来转移液体，而不是直接倒进量筒内，目的是要让针筒内残留一部分液体（不要刻意去残留）。

结果判定：每支注射液的装量均不得少于其标示装量；如有少于其标示装量者，即判为不符规定。

三、生物制品多剂量供试品的装量检查

取供试品 1 支（瓶），按标示的剂量数和每剂的装量，分别用注射器抽出，按装量检查的步骤测定单次剂量，应不低于标示装量。

四、预装式注射器和弹筒式装置的供试品的装量检查

除另有规定外，标示装量不大于 2mL 者，取供试品 5 支（瓶）；2mL 以上至50mL 者，取供试品 3 支（瓶）。供试品与所配注射器、针头或活塞装配后将供试品缓慢连续注入容器（不排尽针头中的液体），按单剂量供试品要求进行装量检查，应

不低于标示装量。

课堂互动：是不是所有的注射剂都要进行装量检查？

★ 总结提高：注射液装量检查的注意事项。

（1）注射剂进行装量检查时用干燥注射器及注射针头抽尽。

（2）装量检查适用于50mL及50mL以下的单剂量注射液的装量检查，其目的在于保证单剂量注射液的注射用量不少于标示量，以达到临床用药剂量要求。标示装量为50mL以上的注射液及注射用浓溶液按照最低装量检查法（通则0942）检查，应符合规定。

（3）所用注射器及量筒必须洁净、干燥并经定期校准；其最大容量应与供试品的标示装量相一致，量筒的体积应使待测体积至少占其额定体积的40%。

（4）注射器应配上适宜号数的注射针头，其大小与临床使用情况相近为宜。

（5）测定油溶液、乳状液或混悬液时，应先加温（如有必要）摇匀，再用干燥注射器及注射针头抽尽后，同前法操作，放冷（加温时），检视。

★ 练一练：举一反三，巩固提高。

根据学习过的内容，自主练习维生素C注射液的装量检查，根据评价表完成自我评定。

任务评价

注射剂的装量差异检查任务评价表

班级：_____　　姓名：_____　　学号：_____

序号	任务要求	配分/分	得分/分
1	制订工作方案	10	
2	准备工作	10	
3	正确选择量具和样品数量	15	
4	装量检查操作规范	20	
5	记录数据准确	10	
6	正确判断装量差异是否符合规定	15	
7	结束后清场	10	
8	态度认真、操作规范有序	10	
	总分	100	

（刘福胜）

任务 6-6
注射剂的装量差异检查

情境设定

小李是一名药剂师，在分发药品时发现，通用名称为注射用青霉素钠的药品，有多个不同的规格，生产厂家也不同，那如何保证使用剂量的准确呢？

使用该药物要达到其治疗作用，需要保证每瓶药中的含量要均匀一致。如何保证每瓶药中药物含量的均匀程度？

任务目标

1. 思政目标

具备"质量第一"的责任意识，良好的实验习惯，严谨认真、实事求是、精益求精的工作作风。

2. 知识目标

掌握装量差异检查法的概念；熟悉检查流程和结果判断方法。

3. 技能目标

能熟练规范使用电子天平；能熟练进行注射剂的装量差异检查操作，正确记录并判断结果。

任务实施

★ 查一查：查阅《中国药典》（2020 年版）四部装量差异检查法。

【0102　注射剂】装量差异除另有规定外，注射用无菌粉末照下述方法检查，应符合规定。

检查法　取供试品 5 瓶（支），除去标签、铝盖，容器外壁用乙醇擦净，干燥，开启时注意避免玻璃屑等异物落入容器中，分别迅速精密称定；容器为玻璃瓶的注射用无菌粉末，首先小心开启内塞，使容器内外气压平衡，盖紧后精密称定。然后倾出内容物，容器用水或乙醇洗净，在适宜条件下干燥后，再分别精密称定每一容器的重量，求出每瓶（支）的装量与平均装量。每瓶（支）装量与平均装量相比较（如有标示装量，则与标示装量相比较），应符合下列规定，如有 1 瓶（支）不符合规定，应另取 10 瓶（支）复试，应符合规定。

19. 装量差异检查

平均装量	装量差异限度
0.05g 及 0.05g 以下	±15%
0.05g 以上至 0.15g	±10%
0.15g 以上至 0.50g	±7%
0.50g 以上	±5%

★ 做一做：完成注射用青霉素钠（规格为 0.12g）的装量差异检查。

一、查阅标准，设计流程

随机取注射用青霉素钠 5 瓶→除去瓶签、擦净外壁、干燥→除去铝盖、编号→轻叩橡皮塞或安瓿颈，使粉末全部落下→开启容器，迅速精密称定每瓶的重量→倾出内容物，洗净容器、干燥→精密称定每一容器的重量→求出每 1 瓶的装量和平均装量→结果判断→检验结论。

二、检验准备

分析天平（分度值 0.1mg，适用于平均装量为 0.15g 及其以下的粉针剂；分度值 1mg，适用于平均装量在 0.15g 以上的粉针剂）、注射用青霉素钠、乙醇、干燥器、手套等。

三、操作要点

取供试品 5 瓶（支），除去瓶签（若为纸标签，用水润湿后除去纸屑；若为直接在玻璃上印字标签，用适当有机溶剂擦除字迹），容器外壁用乙醇擦净，置干燥器内放置 12h 待干燥后，除去铝盖，分别编号，依次放于固定位置。

轻叩橡皮塞或安瓿颈，使其上附着的粉末全部落下，开启容器（注意避免玻璃屑等异物落入容器中），分别迅速精密称定每瓶（支）的重量，倾出内容物，容器用水、乙醇洗净，依次放回原固定位置，在适当的条件下干燥后，再分别精密称定每一容器的重量，即可求出每 1 瓶（支）的装量和平均装量。

四、数据记录及计算

5 瓶的装量检查结果：0.1182g、0.1250g、0.1246g、0.1312g、0.1294g。

平均装量 $\overline{m} = \dfrac{0.1182 + 0.1250 + 0.1246 + 0.1312 + 0.1294}{5} = 0.126g$

平均装量为 0.126g ＜ 0.15g，故装量差异限度为 ±10%。

允许装量范围：$\overline{m} \pm \overline{m} \times$ 装量差异限度 =0.113g ～ 0.139g。

五、结果判断

上述 5 瓶装量的最大值与最小值分别与允许装量范围进行比较，均未超出允许装量范围，装量差异检查合格。

六、检查结论

符合规定。

★ 学一学：必备知识与原理。

一、装量差异检查法概念

注射剂的装量差异检查系指按规定称量方法测得注射剂每瓶（支）的装量与平均装量之间的差异程度。本法适用于橡皮塞铝盖瓶装或安瓿装的注射用无菌粉末的装量差异检查。

凡规定检查含量均匀度的注射用无菌粉末，可不进行"装量差异"检查。

二、装量差异检查的意义

本项检查的目的在于控制各瓶间装量的一致性，以保证使用剂量的准确。

三、结果判定

初试中，如有 1 瓶（支）的装量超过装量差异限度规定时，应另取 10 瓶（支）按装量差异检查方法复试。

（1）每 1 瓶（支）中的装量均未超出允许装量范围（$\overline{m} \pm m \times$ 装量差异限度），

或其装量差异均未超过规定者，均判为符合规定。

（2）每1瓶（支）中的装量与平均装量相比较，超过装量差异限度的粉针多于1瓶者，判为不符合规定。

（3）初试结果如仅有1瓶（支）的装量差异超过装量差异限度时，应另取10瓶（支）复试。复试结果每1瓶（支）的装量差异与装量差异限度相比较，均未超过者，可判为符合规定；若仍有1瓶（支）或1瓶（支）以上超出时，则判为不符合规定。

课堂互动：注射剂的装量差异检查什么情况需要复试，结果如何判断？

★ 总结提高：注射剂装量差异检查的注意事项。

（1）开启安瓿装粉针时，应避免玻璃屑落入或溅失；开启橡皮塞铝盖玻璃瓶装粉针时，应先稍稍打开橡皮内塞使瓶内外的气压平衡，再盖紧后称重。

（2）用水、乙醇洗涤倾去内容物后的容器时，应避免将瓶外编号的字迹擦掉，以免影响称量结果；并将空容器与原橡皮塞或安瓿颈部配对放于原固定位置。

（3）空容器的干燥，一般可于60～70℃加热1～2h，也可在干燥器内干燥较长时间。

（4）称量空容器时，应注意瓶身与瓶塞（或折断的瓶颈部分）的配对。

★ 练一练：举一反三，巩固提高。

根据学习过的内容，自主练习注射用头孢拉定（规格0.5g）的装量差异检查，根据评价表完成自我评定。

任务评价

注射剂的装量差异检查任务评价表

班级：_____　　姓名：_____　　学号：_____

序号	任务要求	配分/分	得分/分
1	制订工作方案	10	
2	准备工作	10	
3	正确选择天平	10	
4	称量每瓶的装量	10	
5	精密称定每一容器的重量	10	
6	计算平均装量	10	
7	允许装量范围计算正确	10	
8	正确判断装量差异是否符合规定	10	
9	结束后清场	10	
10	态度认真、操作规范有序	10	
	总分	100	

（王艳红）

任务 6-7
注射剂的可见异物检查

在药品质量投诉中，最常出现的就是可见异物投诉，比如在药品中出现毛发、小黑点、玻璃等。若患者使用的维生素 C 注射剂中有可见异物，会有什么危害？如何保证注射剂的可见异物检查合格？

可见异物是指可以目测到的、大于 50μm 的玻屑、纤毛、白点、白块等不溶性物质。可见异物容易导致毛细血管堵塞、肉芽肿，轻者影响药液质量，重者影响用药人的健康，甚至危及生命。

任务目标

1.思政目标

具备质量意识，法规意识，工匠精神，认真严谨扎实、实事求是的工作作风。

2.知识目标

掌握可见异物检查法的概念、测定意义及测定方法；熟悉灯检法检查流程和结果判断方法。

3.技能目标

能熟练规范使用灯检仪；能熟练进行检查操作，正确记录并判断结果。

任务实施

★ 查一查：查阅《中国药典》（2020 年版）四部注射液的可见异物检查法第一法。

【0904 可见异物检查法】 第一法（灯检法）

按以下各类供试品的要求，取规定量供试品，除去容器标签，擦净容器外壁，必要时将药液转移至洁净透明的适宜容器内，将供试品置遮光板边缘处，在明视距离（指供试品至人眼的清晰观测距离，通常为 25cm），手持容器颈部，轻轻旋转和翻转容器（但应避免产生气泡），使药液中可能存在的可见异物悬浮，分别在黑色和白色背景下目视检查，重复观察，总检查时限为 20s。供试品装量每支（瓶）在 10mL 及 10mL 以下的，每次检查可手持 2 支（瓶）。50mL 或 50mL 以上大容量注射液按直、横、倒三步法旋转检视。供试品溶液中有大量气泡产生影响观察时，需静置足够时间至气泡消失后检查。

用无色透明容器包装的无色供试品溶液，检查时被观察供试品所在处的光照度应为 1000 ~ 1500lx；用透明塑料容器包装、棕色透明容器包装的供试品或有色供试品溶液，光照度应为 2000 ~ 3000lx；混悬型供试品或乳状液，光照度应增加至约 4000lx。

注射液　除另有规定外，取供试品20支（瓶），按上述方法检查。

★ 做一做：完成维生素C注射液（规格1mL：0.25g）的可见异物检查。

一、查阅标准，设计流程

随机取维生素C注射液20支→除去标签、擦净外壁→分别在黑色和白色背景下目视检查→结果判断→检验结论。

二、检验准备

灯检仪、维生素C注射液、手套等。

1. 光照度

维生素C注射液为无色透明容器包装的无色供试品溶液，观察所在处的光照度为1000～1500lx。

2. 检视距离

检查人员调节位置，使供试品位于眼部的明视距离（指供试品至人眼的清晰观测距离，通常为25cm）处。

三、操作要点

除另有规定外，取供试品20支，除去容器标签，擦净容器外壁。

将供试品置遮光板边缘处，手持容器颈部，轻轻旋转和翻转容器（避免产生气泡），使药液中可能存在的可见异物悬浮，分别在黑色和白色背景下目视检查，重复观察，总检查时限为20s。

供试品装量每支（瓶）在10mL及10mL以下的，每次检查可手持2支（瓶）。

四、记录

记录光照度，检查供试品的数量，异物存在情况。

对于不合格的可见异物结果，可以拍照留存图像；无法拍照的，可将样品留存。

五、结果判定

供试品中未检出金属屑、玻璃屑、长度超过2mm的纤维、最大粒径超过2mm的块状物、静置一段时间后轻轻旋转时肉眼可见的烟雾状微粒沉积物、无法计数的微粒群或摇不散的沉淀，以及在规定时间内较难计数的蛋白质絮状物等明显可见异物。

六、检查结论

符合规定。

★ 学一学：必备知识与原理。

一、可见异物检查法概念

可见异物是指存在于注射剂、眼用液体制剂和无菌原料药中，在规定条件下目视可以观测到的不溶性物质，其粒径或长度通常大于50μm。

二、可见异物检查的意义

注射剂、眼用液体制剂应在符合药品生产质量管理规范（GMP）的条件下生产，产品在出厂前应采用适宜的方法逐一检查并同时剔除不合格产品。临用前，需在自然光下目视检查（避免阳光直射），如有可见异物，不得使用。

三、可见异物检查法的方法

有灯检法和光散射法。一般常用灯检法，也可采用光散射法。灯检法不适用的品种，如用深色透明容器包装或液体色泽较深（一般深于各标准比色液 7 号）的品种，应选用光散射法；混悬型、乳状液型注射液或滴眼液不能使用光散射法。

四、第一法（灯检法）的相关规定

灯检法应在暗室中进行。

1. 检查人员条件

远距离和近距离视力测验，均应为 4.9 及以上（矫正后视力应为 5.0 及以上）；应无色盲。

2. 取样数量

注射液　除另有规定外，取供试品 20 支（瓶），按上述方法检查。

注射用无菌制剂　除另有规定外，取供试品 5 支（瓶），用适宜的溶剂和适当的方法使药粉完全溶解后，按上述方法检查。

无菌原料药　除另有规定外，按抽样要求称取各品种制剂项下的最大规格量 5 份，分别置洁净透明的适宜容器内，采用适宜的溶剂及适当的方法使药物全部溶解后，按上述方法检查。

眼用液体制剂　除另有规定外，取供试品 20 支（瓶），按上述方法检查。临用前配制的滴眼剂所带的专用溶剂，应先检查合格后，再用其溶解滴眼用制剂。

3. 结果判定

供试品中不得检出金属屑、玻璃屑、长度超过 2mm 的纤维、最大粒径超过 2mm 的块状物、静置一定时间后轻轻旋转时肉眼可见的烟雾状微粒沉积物、无法计数的微粒群或摇不散的沉淀，以及在规定时间内较难计数的蛋白质絮状物等明显可见异物。

供试品中如检出点状物、2mm 以下的短纤维和块状物等微细可见异物，生化药品或生物制品若检出半透明的小于约 1mm 的细小蛋白质絮状物或蛋白质颗粒等微细可见异物，除另有规定外，应分别符合药典的规定。

五、第二法（光散射法）

当一束单色激光照射溶液时，溶液中存在的不溶性物质使入射光发生散射，散射的能量与不溶性物质的大小有关。本方法通过对溶液中不溶性物质引起的光散射能量的测量，并与规定的阈值比较，以检查可见异物。

检测仪器为光散射仪，结果判定同灯检法。

课堂互动：供试品溶液中有大量气泡产生影响观察时，应如何处理呢？

★ **总结提高**：注射剂可见异物检查的注意事项。

（1）当制备注射用无菌粉末和无菌原料药供试品溶液时，或供试品的容器不适于检查（如透明度不够、不规则形状容器等），需转移至适宜容器中时，均应在 B 级的洁净环境（如层流净化台）中进行，避免引入可见异物。

（2）对于振摇或晃动后极易产生气泡且不易消失的供试品，应放置一定时间直至气泡消失再进行检查。

（3）液体制剂中如有结晶析出，可参照药品使用说明书中溶解结晶方式先处理，再进行可见异物检查。

（4）对于真空处理的供试品，可先用适当的方法破其真空，以便于药物溶解。

低温冷藏的品种，应先将其放至室温，再进行溶解和检查。

（5）检查时注意气泡通常是向上走的且速度较快，但对于略黏稠的液体来说，气泡会停止不动或向上走得很慢，在这种情况下，应注意区别气泡和可见异物。

（6）对于一名检测人员判断不明确的样品，可由 2～3 名检测人员共同进行判断。

★ 练一练：举一反三，巩固提高。

根据学习过的内容，自主练习氯化钠注射液（规格 100mL ∶ 0.9g）的可见异物检查，根据评价表完成自我评定。

任务评价

注射剂的可见异物检查任务评价表

班级：_____ 姓名：_____ 学号：_____

序号	任务要求	配分/分	得分/分
1	制订工作方案	10	
2	准备工作	5	
3	光照度正确	10	
4	检视距离正确	10	
5	供试品取用量正确	10	
6	测定过程规范	20	
7	正确判断结果	15	
8	结束后清场	10	
9	态度认真、操作规范有序	10	
	总分	100	

（王艳红）

任务 6-8
注射剂的不溶性微粒检查

情境设定

最近网上广为传播的一则消息称，国外一项检查显示常输液的孩子血管中有很多玻璃渣或塑料残渣，这会造成血管壁粗糙，日后可能致胆固醇高，易引起动脉硬化。同时有关专家说，近几年我国发生的重大药品不良事件几乎都是静脉输液造成的，这是因为不溶性微粒通过输液进入并残留在人体血管内，轻者可能会造成血管局部循环障碍，引起血管栓塞，重者可造成血管局部堵塞，供血不足，并导致组织缺氧，产生水肿和静脉炎。

作为分析检验人员，该如何进行注射剂的不溶性微粒检测呢？

任务目标

1. 思政目标

具备"质量第一"的责任意识，良好的实验习惯及职业素养，严谨扎实、实事求是、精益求精的工作作风。

2. 知识目标

掌握注射剂不溶性微粒检查法的概念；熟悉检查流程和结果判断方法。

3. 技能目标

能熟练规范使用不溶性微粒检测仪；能熟练进行检查操作，正确记录并判断结果。

任务实施

★ 查一查：查阅《中国药典》（2020年版）四部不溶性微粒检查法。

【0903 不溶性微粒检查法】

（1）标示装量为 25mL 或 25mL 以上的静脉用注射液或注射用浓溶液，除另有规定外，取供试品至少 4 个，分别按下法测定：用水将容器外壁洗净，小心翻转 20 次，使溶液混合均匀，立即小心开启容器，先倒出部分供试品溶液冲洗开启口及取样杯，再将供试品溶液倒入取样杯中，静置 2min 或适当时间脱气泡，置于取样器上（或将供试品容器直接置于取样器上）。开启搅拌，使溶液均匀（避免气泡产生），每个供试品依法测定至少 3 次，每次取样应不少于 5mL，记录数据，弃第一次测定数据，取后续测定数据的平均值作为测定结果。

（2）标示装量为 25mL 以下的静脉用注射液或注射用浓溶液，除另有规定外，取供试品至少 4 个，分别按下法测定：用水将容器外壁洗净，小心翻转 20 次，使溶液混合均匀，静置 2min 或适当时间脱气泡，小心开启容器，直接将供试品容器置于取样器上，开启搅拌或以手缓缓转动，使溶液混匀（避免产生气泡），由仪器直接抽取适量溶液（以不吸入气泡为限），测定并记录数据，弃第一次测定数据，取后续测定数据的平均值作为测定结果。

（1）（2）项下的注射用浓溶液如黏度太大，不便直接测定时，可经适当稀释，依法测定。

★ 做一做：完成氯化钠注射液（250mL）的不溶性微粒检查。

20. 注射剂的不溶性微粒检查

一、查阅标准，设计流程

随机取氯化钠注射液至少4个→水洗容器外壁→小心翻转20次，混匀→开启容器，供试品溶液冲洗开启口及取样杯→供试品溶液倒入取样杯，静置或适当脱气，置于取样器上→搅拌混匀，每个供试品依法测定至少3次，每次取样应不少于5mL，弃第一次测定数据，取后续测定数据的平均值作为测定结果→结果判断→检验结论。

二、检验准备

不溶性微粒检测仪、氯化钠注射液（250mL）、微粒检查用水（使用前须经不大于1.0μm的微孔滤膜滤过）等。

三、操作要点

1. 水洗供试品外壁并混匀

取供试品至少4个，用水将容器外壁洗净，小心翻转20次，使溶液混合均匀。

2. 供试品冲洗开启口及取样杯

小心开启容器，先倒出部分供试品溶液冲洗开启口及取样杯。

3. 测定

将供试品溶液倒入取样杯中，静置2min或适当时间脱气泡，置于取样器上（或将供试品容器直接置于取样器上）。开启搅拌，使溶液均匀（避免气泡产生），每个供试品依法测定至少3次，每次取样应不少于5mL，记录数据，弃第一次测定数据，取后续2次测定数据的平均值作为每个供试品测定结果。

取上述至少4个供试品的测定结果的平均值，作为该批次供试品的测定结果。

四、记录与计算

记录应包括所用仪器型号、试验环境的检测结果、供试品标示规格、检查数量以及供试品制备等，根据微粒测定仪数据处理器打印出相应的数据，计算出供试品每1mL（或每个容器或每份样品）中所含10μm及10μm以上和含25μm及25μm以上的不溶性微粒数。

仪器型号：GWJ-8型不溶性微粒测定仪

试验环境的检测结果：每10mL含10μm及10μm以上的不溶性微粒数6粒，含25μm及25μm以上的不溶性微粒数0粒。

供试品标示规格：250mL

检查数量：4个

供试品标示规格：100mL

样品编号	测定次数	10μm 及 10μm 以上	25μm 及 25μm 以上
1	1	3	0
	2	1	0
	3	2	0
	后续两次平均值	2	0
2	1	1	0
	2	1	0
	3	1	0
	后续两次平均值	1	0
3	1	2	0
	2	1	0
	3	1	0
	后续两次平均值	1	0
4	1	2	0
	2	1	0
	3	1	0
	后续两次平均值	1	0
平均值 /5mL		1.2	0
每个容器 /100mL		24	0

五、标准规定

标示装量为 100mL 或 100mL 以上的静脉用注射液除另有规定外，每 1mL 中含 10μm 及 10μm 以上的微粒不得过 25 粒，含 25μm 及 25μm 以上的微粒不得过 3 粒。

六、结果判断

符合规定。

★学一学：必备知识与原理。

一、不溶性微粒检查法概念

注射剂中不溶性微粒是指药物在生产或应用中经过各种途径污染的微小颗粒杂质，其粒径在 1 ~ 50μm 之间，是肉眼不可见、易动性的非代谢性的有害粒子。不溶性微粒检查法用以检查静脉用注射剂（溶液型注射液、注射用无菌粉末、注射用浓溶液）及供静脉注射用无菌原料药中不溶性微粒的大小及数量。

二、不溶性微粒检查的意义

注射液特别是输液中异物及微粒可造成局部循环障碍，引起血管栓塞；微粒过多，造成局部堵塞和供血不足，组织缺氧而产生水肿和静脉炎；此外，微粒还可以产生过敏反应、热原反应，因此微粒及异物的危害是潜在的和长期的。

三、不溶性微粒的检查方法

药典规定可以用光阻法和显微计数法检查不溶性微粒。

当光阻法测定结果不符合规定或供试品不适于用光阻法测定时，应采用显微计数法进行测定，并以显微计数法的测定结果作为判定依据。

光阻法不适用于黏度过高和易析出结晶的制剂，也不适用于进入传感器时容易产生气泡的注射剂。对于黏度过高，采用两种方法都无法直接测定的注射液，可用适宜的溶剂稀释后测定。

四、不溶性微粒检查的试验环境及检测

试验操作环境应不得引入外来微粒，测定前的操作应在洁净工作台进行。玻璃仪器和其他所需用品均应洁净、无微粒。本法所用微粒检查用水（或其他适宜溶剂），使用前须经不大于 1.0μm 的微孔滤膜滤过。

取微粒检查用水（或其他适宜溶剂）应符合下列要求：光阻法取 50mL 测定，要求每 10mL 含 10μm 及 10μm 以上的不溶性微粒数应在 10 粒以下，含 25μm 及 25μm 以上的不溶性微粒数应在 2 粒以下。显微计数法取 50mL 测定，要求含 10μm 及 10μm 以上的不溶性微粒数应在 20 粒以下，含 25μm 及 25μm 以上的不溶性微粒数应在 5 粒以下。

五、结果判定

标示装量为 100mL 或 100mL 以上的静脉用注射液除另有规定外，每 1mL 中含 10μm 及 10μm 以上的微粒不得过 25 粒，含 25μm 及 25μm 以上的微粒不得过 3 粒。

标示装量为 100mL 以下的静脉用注射液，除另有规定外，每个供试品容器中含 10μm 及 10μm 以上的微粒数不得过 6000 粒，含 25μm 及 25μm 以上的微粒数不得过 600 粒。

课堂互动：注射剂的可见异物检查和不溶性微粒检查两个实验，哪个先做，哪个后做呢？

★ **总结提高**：注射剂不溶性微粒检查的注意事项。

（1）当光阻法测定结果不符合规定或供试品不适于用光阻法测定时，应采用显微计数法进行测定，并以显微计数法的测定结果作为判定依据。

（2）光阻法不适用于黏度过高和易析出结晶的制剂，也不适用于进入传感器时容易产生气泡的注射剂。对于黏度过高，采用两种方法都无法直接测定的注射液，可用适宜的溶剂稀释后测定。对于一些溶解性差的样品，样品在管道中与水相混时，可能会在局部析出沉淀，这不仅会使检查结果偏高，也可能造成管路堵塞，出现该种情况时应考虑采用显微计数法。

（3）供试品的检查数量：为确保检查结果具有统计学意义，除另有规定外，一般应取供试品 4 瓶（支）以上进行不溶性微粒检查。在多支样品的测定过程中，应尽量保持操作的一致性（如容器翻转次数、取样方式、除气泡方式、搅拌速度等），以确保测定结果的可靠性。

（4）对于小容量注射液，可以采用直接取样法测定，也可以采用多支内容物合并法测定。

（5）注射用无菌粉末一般先用微粒检查用水或适宜溶剂溶解后，再采用直接取样法或合并取样法测定。

（6）严禁测试自来水等未经滤膜滤过的检品，以免引起进样玻璃狭缝堵塞。

（7）在测试过程中，搅拌速度不应过快，进样针头应尽量接近样品容器底部，与液面距离不少于1cm，以免产生气泡影响测试数据。

（8）当光阻法测定结果不符合规定时，应采用显微计数法进行复验，并以显微计数法的测定结果作为判断依据。

★ 练一练：举一反三，巩固提高。

根据学习过的内容，自主练习氯化钠注射液的不溶性微粒检查，根据评价表完成自我评定。

任务评价

氯化钠注射液的不溶性微粒检查任务评价表

班级：_____　　姓名：_____　　学号：_____

序号	任务要求	配分 / 分	得分 / 分
1	正确穿戴工作服	5	
2	正确取用供试品	5	
3	正确水洗容器外壁	10	
4	正确混匀溶液	10	
5	正确供试品冲洗开启口及取样杯	10	
6	供试品倒入取样杯后，正确静置或脱气泡	10	
7	正确测定次数和取样体积	10	
8	正确记录测定结果	10	
9	正确计算供试品的不溶性微粒	10	
10	正确判断不溶性微粒检查是否符合规定	10	
11	结束后清场	5	
12	态度认真、操作规范有序	5	
	总分	100	

（王迪敏）

任务 6-9
注射剂的渗透压摩尔浓度测定

情境设定

小明最近拉肚子已有两三天了，感觉身体虚脱，来到医院就诊，医生说："你这是严重腹泻，先在医院注射 0.9% 氯化钠，以补充一些水分吧。"小明有一些疑惑，不明白医生说补充水分，可为什么不直接注射纯水，而注射 0.9% 氯化钠溶液？又为什么不能注射别的浓度的氯化钠注射液呢？

作为分析检验人员，又如何保证企业生产出来的氯化钠注射液的浓度都是符合要求的呢？

任务目标

1. 思政目标

具备"质量第一"的责任意识，良好的实验习惯及职业素养，严谨扎实、实事求是、精益求精的工作作风。

2. 知识目标

掌握注射剂渗透压摩尔浓度测定法概念；熟悉检查流程和结果判断方法。

3. 技能目标

能熟练规范使用渗透压测定仪并进行检查操作，正确记录并判断结果。

任务实施

★ 查一查：查阅《中国药典》（2020 年版）四部渗透压摩尔浓度测定法。

【0632 渗透压摩尔浓度测定法】 测定法 按仪器说明书操作，首先取适量新沸放冷的水调节仪器零点，然后由表中选择两种标准溶液（供试品溶液的渗透压摩尔浓度应介于两者之间）校正仪器，再测定供试品溶液的渗透压摩尔浓度或冰点下降值。

★ 做一做：完成氯化钠注射液的渗透压摩尔浓度检查。

一、查阅标准，设计流程

适量新沸放冷的水调节仪器零点→两种标准溶液校正仪器→测定供试品溶液的渗透压摩尔浓度→结果判断→检验结论。

二、检验准备

渗透压摩尔浓度测定仪、氯化钠注射液、渗透压摩尔浓度测定仪校正用标准溶液、新鲜制备的水等。

三、操作要点

1. 供试品溶液的制备

供试品为液体，可直接测定。

21. 注射剂的渗透压摩尔浓度检查

2.渗透压摩尔浓度测定

按仪器说明书操作，首先取适量新沸放冷的水调节仪器零点，然后选择两种标准溶液 [供试品溶液的渗透压摩尔浓度应介于两者之间，在 0 ～ 100mOsmol/kg 测定范围内，水（0mOsmol/kg）可以作为一个标准溶液使用] 校正仪器，再测定供试品溶液的渗透压摩尔浓度或冰点下降值。供试品溶液重复测定两次（每次均重新取样测定），两次测定值的相对标准偏差不超过 2%。计算两次测定结果的平均值。

四、记录与计算

记录一般应包括所用仪器型号、标准溶液的制备、供试品溶液的制备（直接测定或稀释后测定）、两种标准溶液的校准结果、供试品溶液测定结果，数据处理器打印出相应的数据等。

仪器型号：STY-1D 渗透压测定仪

标准溶液的制备：取基准氯化钠试剂，于 500 ～ 650℃ 干燥 40 ～ 50min，置干燥器（硅胶）中放冷至室温。精密称取 6.260g、12.684g，分别溶于 1kg 水中，摇匀，即得。其渗透压摩尔浓度分别为 200mOsmol/kg 和 400mOsmol/kg。

供试品溶液的制备：直接测定

供试品溶液测定结果（mOsmol/kg）：301、297

平均值（mOsmol/kg）：299

五、标准规定

应为 285 ～ 310mOsmol/kg。

六、检验结果

符合规定。

★ 学一学：必备知识与原理。

一、渗透压摩尔浓度检查法概念

溶液的渗透压，依赖于溶液中溶质粒子的数量，是溶液的依数性之一，通常以渗透压摩尔浓度来表示，它反映的是溶液中各种溶质对溶液渗透压贡献的总和。渗透压摩尔浓度的单位，通常以每千克溶剂中溶质的毫渗透压摩尔来表示，可按下列公式计算毫渗透压摩尔浓度（mOsmol/kg）：

$$毫渗透压摩尔浓度（mOsmol/kg）= \frac{每千克溶剂中溶解的溶质克数}{分子量} \times n \times 100$$

式中，n 为一个溶质分子溶解或解离时形成的粒子数。在理想溶液中，例如葡萄糖 $n=1$，氯化钠或硫酸镁 $n=2$，氯化钙 $n=3$，枸橼酸钠 $n=4$。

二、渗透压摩尔浓度检查的意义

生物膜，例如人体的细胞膜或毛细血管壁，一般具有半透膜的性质，溶剂通过半透膜由低浓度向高浓度溶液扩散的现象称为渗透，阻止渗透所需要施加的压力，称为渗透压。在涉及溶质的扩散或通过生物膜的液体转运各种生物过程中，渗透压都起着极其重要的作用。因此，在制备注射剂、眼用液体制剂等药物制剂时，必须关注其渗透压。处方中添加了渗透压调节剂的制剂，均应控制其渗透压摩尔浓度。

三、渗透压摩尔浓度检查的工作原理

采用冰点下降法间接测定溶液的渗透压摩尔浓度。测量时将测温探头浸入溶液的中心，并降至仪器的冷却槽中。启动制冷系统，当溶液温度降至冰点以下时，仪器采用振荡器（或金属探针）诱导溶液结冰，自动记录冰点下降的温度。仪器数据处理系统将冰点下降的温度通过数据处理后换算成渗透压摩尔浓度。

四、渗透压摩尔浓度测定仪校正用标准溶液的制备

取基准氯化钠试剂，于 $500 \sim 650$℃干燥 $40 \sim 50min$，置干燥器（硅胶）中放冷至室温。根据需要，按表6-2中所列数据精密称取适量，溶于1kg水中，摇匀，即得。

表6-2 渗透压摩尔浓度测定仪校正用标准溶液

每1kg水中氯化钠的重量/g	毫渗透压摩尔浓度/mOsmol/kg	冰点下降温度 ΔT/℃
3.087	100	0.186
6.260	200	0.372
9.463	300	0.558
12.684	400	0.744
15.916	500	0.930
19.147	600	1.116
22.380	700	1.302

五、渗透压摩尔浓度的有关规定

静脉输液、营养液、电解质或渗透利尿药（如甘露醇注射液）等制剂，应在药品说明书上标明其渗透压摩尔浓度，以便临床医生根据实际需要对所用制剂进行适当的处置（如稀释）。正常人体血液的渗透压摩尔浓度范围为 $285 \sim 310$mOsmol/kg，0.9%氯化钠注射液或5%葡萄糖注射液的渗透压摩尔浓度与人体血液相当。虽然人体本身具有一定的渗透压调节能力，但静脉输液、眼用溶液应尽可能与血液等渗。

除另有规定外，等渗的范围一般为 $260 \sim 320$mOsmol/kg；冰点下降 $0.48 \sim 0.59$℃或渗透压比为 $0.9 \sim 1.1$。甘露醇注射液、氨基酸注射液等高渗注射剂及注射用无菌粉末渗透压摩尔浓度的限值，可根据生产工艺及临床使用情况做出相应的规定。

课堂互动：注射剂的渗透压摩尔浓度检查一般都能合格，是否可以不做？

★ 总结提高：注射剂渗透压摩尔浓度检查的注意事项。

（1）标准溶液和供试品的取用量应按照仪器说明书的要求量取。

（2）供试品溶液的渗透压摩尔浓度应介于所选用的两种标准液之间。

（3）为了使测定结果准确并有良好的重现性，应按各仪器说明书规定的取样体

积，准确取样至测定管中，同时应避免测定溶液中存在气泡。在每次测定后应用水清洗热敏探头并用滤纸吸干。一般不宜使用有机溶剂清洗。

（4）同一份供试品至少需测定二次，取其平均值。在进行第二次测定时，需另取供试品至另一干净的测定管中进行测定。

（5）凝固后的标准溶液和供试品不能重复测定。

（6）供试品溶液再次测定时，需重新取样至另一干净的测定管中，测定后的溶液不得重复使用，因为降至冰点再融化的溶液，溶质可能已不是均匀分布于溶剂中，易导致过早结晶，影响测定结果的重现性。

（7）标准溶液和供试品的加样量应尽量一致。

★ 练一练：举一反三，巩固提高。

根据学习过的内容，自主练习氯化钠注射液的渗透压摩尔浓度检查，根据评价表完成自我评定。

任务评价

渗透压摩尔浓度检查任务评价表

班级：_____ 姓名：_____ 学号：_____

序号	任务要求	配分／分	得分／分
1	正确穿戴工作服	10	
2	正确调节仪器零点	15	
3	正确选择校正仪器用标准溶液	15	
4	正确校正仪器	15	
5	正确测定供试品溶液渗透压摩尔浓度	15	
6	正确判断渗透压摩尔浓度是否符合规定	10	
7	结束后清场	10	
8	态度认真、操作规范有序	10	
	总分	100	

（王迪敏）

任务 6-10
微生物限度检查

情境设定

2010 年 3 月 15 日上午，云南省红河州中级人民法院在开远市人民法院大法庭对原黑龙江完达山药业股份有限公司云南片区销售经理张国宏以及该公司原质量保证部主任王汝平依法进行公开宣判。被告人张国宏作为黑龙江完达山药业股份有限公司药品经销人员，违反药品管理法和药品生产经营质量管理规范，销售在往返运输途中部分药瓶和外包装破损、被雨水浸泡、污染生物毒素的刺五加注射液，致三人死亡，多人受伤。被告人王汝平作为该公司质量保证部主任，明知该批刺五加注射液在运输途中发生外包装破损，并被雨水浸泡，按照药品管理法规定，应禁止销售，仍然同意张国宏更换外包装予以销售。对上述危害结果的发生，二被告人均持放任态度。被告人张国宏、王汝平的行为均构成销售假药罪。

上述案例可以看出，药品被微生物污染尤其是致病微生物污染引发的后果非常严重。那么同学们作为药品检验人员应如何控制药品中的微生物呢？

任务目标

1. 思政目标

具备"质量第一"的责任意识，良好的实验习惯及职业素养，严谨扎实、实事求是、精益求精的工作作风。

2. 知识目标

掌握微生物限度检查法的概念；熟悉检查流程和结果判断方法。

3. 技能目标

能熟练规范使用微生物限度检查法；能熟练进行检查操作，正确记录并判断结果。

任务实施

★ 查一查：查阅《中国药典》（2020 年版）四部通则非无菌产品微生物限度检查：微生物计数法。

【1105 非无菌产品微生物限度检查：微生物计数法】 需氧菌总数是指胰酪大豆胨琼脂培养基上生长的总菌落数（包括真菌菌落数）；霉菌和酵母菌总数是指沙氏葡萄糖琼脂培养基上生长的总菌落数（包括细菌菌落数）。若因沙氏葡萄糖琼脂培养基上生长的细菌使霉菌和酵母菌的计数结果不符合微生物限度要求，可使用含抗生素（如氯霉素、庆大霉素）的沙氏葡萄糖琼脂培养基或其他选择性培养基（如玫瑰红钠琼脂培养基）进行霉菌和酵母菌总数测定。使用选

择性培养基时，应进行培养基适用性检查。若采用MPN法，测定结果为需氧菌总数。

需氧菌总数、霉菌和酵母菌总数不超过规定的限度即可；相关控制菌不得检出。

★ **做一做**：完成维生素C片的微生物限度检查（平皿法）。

一、查阅标准，设计流程

实验前准备→供试液的制备并标记平皿→加样并制备1 : 100供试品溶液→倾注培养基→放冷后培养→计数并结果判断→检验结论。

二、检验准备

1. 准备微生物限度检查SOP

2. 实验物品的准备

设备：无菌室、超净工作台、恒温培养箱或生化培养箱、匀浆仪、恒温水浴箱、电热干燥器、冰箱、高压蒸汽灭菌器、菌落计数器、天平（感量0.1g）。

器材：无菌衣、裤、帽、口罩；乳胶手套、乳胶帽、称量纸及不锈钢药匙、酒精灯、乙醇棉球、试管架、火柴、记号笔；锥形瓶、研钵（直径10～12cm）、量筒、试管及塞子、刻度吸管（10mL）、培养皿。

取试验足够量的称量纸、刻度吸管、培养皿分别装于适当容器中，密封，于160℃干热灭菌2h，备用。

培养基：按照培养基的制备方法，分别称取胰酪大豆胨琼脂培养基、沙氏葡萄糖琼脂培养基适量，溶解、煮沸、过滤、分装至250mL锥形瓶中。

稀释液：按照稀释液的制备方法，配制0.9%无菌氯化钠溶液，分装至250mL锥形瓶（100mL/瓶）及试管（9mL/支）中。

将制备好的培养基、稀释液及无菌衣（事先用牛皮纸包装好）等放入高压蒸汽灭菌柜中，采用验证合格的灭菌程序灭菌后备用。

消毒液：0.1%苯扎溴铵溶液或其他适宜消毒液（供洗手、擦拭操作台面用）；75%乙醇溶液。

将供试品及所有已灭菌的平皿、锥形瓶、匀浆杯、试管、量筒、吸管（1mL、10mL）、稀释剂、培养基等移至传递窗内，准备好足够用量，避免操作中出入操作间。

药品：完好包装的维生素C片2瓶。

将供试品及所有已灭菌的试验物品在试验前移至无菌室的传递窗内，开启传递窗的紫外灯进行容器外表面消毒灭菌。要准备足够用量，操作中严禁出入无菌室。

3. 无菌室的清洁与消毒

用无菌纱布浸渍消毒溶液清洁超净台的整个内表面、顶面，及无菌室、人流、物流、缓冲间的地板、传递窗、门把手。清洁消毒程序应从内向外，从高洁净区到低洁净区。逐步向外退出洁净区域。然后开启无菌空气过滤器及紫外灯杀菌1～2h，以杀灭存留微生物。在每次操作完毕，同样用上述消毒溶液擦拭工作台面，除去室内湿气，用紫外灯杀菌30min。

三、操作要点

1. 供试品溶液的制备

用托盘天平称取供试品10g（至少开启2瓶），至100mL加0.9%无菌氯化

22. 培养基
的制备

23. 无菌室
的清洁与
消毒

钠溶液的三角瓶中，混匀，作为 1∶10 供试液。取 1∶10 供试液 1mL，加入含 9mL 0.9% 无菌氯化钠溶液的试管中，试管塞应立即塞上，摇匀，制成 1∶100 供试液。

2. 加样

吸取 1∶10 供试液 1mL 至直径 90mm 的灭菌平皿中（一般为左手执平皿，将盖半开，右手执吸管），每一稀释级每种培养基至少注 2～3 个平皿，注皿时将 1mL 供试液慢慢全部注入平皿中，管内无残留液体，防止反流到吸管尖端部。更换刻度吸管，取 1∶100 供试液依法操作，一般取适宜的连续 2～3 个稀释级的供试液进行细菌、酶菌和酵母菌数测定。

3. 阴性对照试验

待各级稀释液注皿完毕后，用 1 支 1mL 吸管吸取稀释剂 1mL，分别注入 4 个平皿中。其中 2 个作需氧菌阴性对照，另 2 个作霉菌和酵母菌阴性对照。

4. 倾注培养基

取出事先融化并冷至约 45℃ 的胰酪大豆胨琼脂培养基和沙氏葡萄糖琼脂培养基，倾注上述各个平皿约 15～20mL，以顺时针或逆时针方向快速旋转平皿，使供试液或稀释液与培养基混匀，置操作台上待冷凝。在旋转平皿时切勿将培养基溅到皿边及皿盖上。

5. 培养与计数

将已经凝固的平板倒置，胰酪大豆胨琼脂培养基放入 30～35℃ 培养箱中培养 3～5 天，沙氏葡萄糖琼脂培养基放入 20～25℃ 培养箱中培养 5～7 天。观察菌落生长情况，点计平板上生长的所有菌落数，计数并报告。菌落蔓延生长成片的平板不宜计数。点计菌落数后，计算各稀释级供试液的平均菌落数，按菌数报告规则报告菌数。若同稀释级两个平板的菌落数平均值不小于 15，则两个平板的菌落数不能相差 1 倍或以上。

6. 按菌数报告规则报告

需氧菌总数测定宜选取平均菌落数小于 300cfu 的稀释级、霉菌和酵母菌总数测定宜选取平均菌落数小于 100cfu 的稀释级，作为菌数报告的依据。取最高的平均菌落数，计算 1g、1mL 或 $10cm^2$ 供试品中所含的微生物数，取两位有效数字报告。

如各稀释级的平板均无菌落生长，或仅最低稀释级的平板有菌落生长，但平均菌落数小于 1 时，以 <1 乘以最低稀释倍数的值报告菌数。

★ 学一学：必备知识与原理。

一、微生物限度检查法概念

药品微生物限度检查法系检查非规定灭菌制剂及其原料、辅料、包装材料受微生物污染程度的方法，也是评价生产企业的药用原料、辅料、设备、器具、工艺流程、环境和操作者卫生状况的重要手段和依据。检查项目包括细菌、霉菌和酵母菌数检查及控制菌检查。

二、渗透压摩尔浓度检查的意义

渗透压摩尔浓度检查可以保证药品质量，评价药品生产过程的卫生状况。

三、微生物限度检查法的内容与要求

《中国药典》（2020 版）四部收载的微生物限度检查内容包括 2 部分：

1. 微生物总数检查

微生物计数法，包括需氧菌总数计数、霉菌和酵母菌总数计数。

2. 控制菌检查

控制菌检查，包括耐胆盐革兰阴性菌、大肠埃希菌、沙门菌、铜绿假单胞菌、金黄色葡萄球菌、梭菌及白色念珠菌的检查。

根据微生物对药品质量及用药安全的影响程度，《中国药典》规定微生物限度检查的结果要求为：需氧菌总数、霉菌和酵母菌总数不超过规定的限度即可；相关控制菌不得检出。对于一个非无菌产品，各项的检查结果只要有一项不符合要求，微生物限度检查结果为不符合规定。

课堂互动：如何保证结果的可靠呢？

★ 总结提高：

一、计数培养基适用性检查

微生物计数用的商品化的预制培养基、由脱水培养基或按处方配制的培养基均应进行培养基适用性检查。

1. 菌种及菌液制备

（1）菌种：试验用菌株的传代次数不得超过 5 代（从菌种保存中心获得的干燥菌种为第 0 代），并采用适宜的菌种保藏技术进行保存，以保证试验菌株的生物学特性。计数培养基适用性检查和计数方法适用性试验用菌株包括以下 5 种。

金黄色葡萄球菌（*Staphylococcus aureus*）［CMCC（B）26 003］

铜绿假单胞菌（*Pseudomonas aeruginosa*）［CMCC（B）10 104］

枯草芽孢杆菌（*Bacillus subtilis*）［CMCC（B）63 501］

白色念珠菌（*Candida albicans*）［CMCC（F）98 001］

黑曲霉（*Aspergillus niger*）［CMCC（F）98 003］

（2）菌液制备：取金黄色葡萄球菌、铜绿假单胞菌、枯草芽孢杆菌、白色念珠菌的新鲜培养物，用 pH7.0 无菌氯化钠 - 蛋白胨缓冲液或 0.9% 无菌氯化钠溶液制成适宜浓度的菌悬液；取黑曲霉的新鲜培养物加入适量含 0.05%（mL/mL）聚山梨酯 80 的 pH7.0 无菌氯化钠 - 蛋白胨缓冲液或含 0.05%（mL/mL）聚山梨酯 80 的 0.9% 无菌氯化钠溶液，将孢子洗脱。然后，采用适宜的方法吸出孢子悬液至无菌试管内，用含 0.05%（mL/mL）聚山梨酯 80 的 pH7.0 无菌氯化钠 - 蛋白胨缓冲液或含 0.05%（mL/mL）聚山梨酯 80 的 0.9% 无菌氯化钠溶液制成适宜浓度的黑曲霉孢子悬液。菌液制备后若在室温下放置，应在 2h 内使用；若保存在 2～8℃，可在 24h 内使用。黑曲霉孢子悬液可保存在 2～8℃，在验证过的贮存期内使用。

2. 阴性对照试验

为确认试验条件是否符合要求，应进行阴性对照试验，阴性对照试验应无菌生长。如阴性对照有菌生长，应进行偏差调查。

3. 培养基适用性检查

分别接种不大于 100cfu 的金黄色葡萄球菌、铜绿假单胞菌、枯草芽孢杆菌的菌液至胰酪大豆胨液体培养基管和无菌平板中，混匀，凝固，置 30～35℃培养不超过 3 天，每一试验菌株平行制备 2 管或 2 个平板；分别接种不大于 100cfu 的白念珠菌、黑曲霉的菌液注入无菌平板中同时，立即倾注胰酪大豆胨琼脂培养基和沙氏葡萄糖琼脂培养基，分别置 30 ～ 35℃与 20 ～ 25℃培养不超过 5 天，每株试验菌、每种培养基均平行制备 2 个平皿。同时，用相应的对照培养基替代被检培养基进行上述试验。

被检固体培养基上的菌落平均数与对照培养基上的菌落平均数的比值应在 0.5 ～ 2 范围内，且菌落形态大小应与对照培养基上的菌落一致；被检液体培养基管与对照培养基管比较，试验菌应生长良好。

二、计数方法适用性检查

供试品微生物计数中所使用的培养基应进行适用性检查。

供试品的微生物计数方法应进行方法适用性试验，以确认所采用的方法适合于该产品的微生物计数。

若检验程序或产品发生变化可能影响检验结果时，计数方法应重新进行适用性试验。计数方法适用性试验采用的是微生物回收试验法。

1. 供试液的制备

根据供试品的理化特性与生物学特性，采取适宜的方法制备供试液。供试液制备若需加温时，应均匀加热，且温度不应超过 45℃。供试液从制备至加入检验用培养基，不得超过 1h。常用的供试液制备方法如下。如果下列供试液制备方法经确认均不适用，应建立其他适宜的方法。

（1）水溶性供试品　取供试品，用 pH7.0 无菌氯化钠 - 蛋白胨缓冲液，或 pH7.2 磷酸盐缓冲液，或胰酪大豆胨液体培养基溶解或稀释制成 1：10 供试液。若需要，调节供试液 pH 至 6 ～ 8。必要时，用同一稀释液将供试液进一步 10 倍系列稀释。水溶性液体制剂也可用混合的供试品原液作为供试液。

（2）水不溶性非油脂类供试品　取供试品，用 pH7.0 无菌氯化钠-蛋白胨缓冲液，或 pH7.2 磷酸盐缓冲液，或胰酪大豆胨液体培养基制备成 1：10 供试液。分散力较差的供试品，可在稀释液中加入表面活性剂如 0.1%（mL/mL）的聚山梨酯 80，使供试品分散均匀。若需要，调节供试液 pH 至 6 ～ 8。必要时，用同一稀释液将供试液进一步 10 倍系列稀释。

（3）油脂类供试品　取供试品，加入无菌十四烷酸异丙酯使溶解，或与最少量并能使供试品乳化的无菌聚山梨酯 80 或其他无抑菌性的无菌表面活性剂充分混匀。表面活性剂的温度一般不超过 40℃（特殊情况下，最多不超过 45℃），小心混合，若需要可在水浴中进行，然后加入预热的稀释液使成 1：10 供试液，保温，混合，并在最短时间内形成乳状液。必要时，用稀释液或含上述表面活性剂的稀释液进一步 10 倍系列稀释。

（4）膜剂供试品　取供试品，剪碎，加 pH7.0 无菌氯化钠 - 蛋白胨缓冲液，或 pH7.2 磷酸盐缓冲液，或胰酪大豆胨液体培养基，浸泡，振摇，制成 1：10 的供试液。若需要，调节供试液 pH 至 6 ～ 8。必要时，用同一稀释液将供试液进一步 10 倍系列稀释。

（5）肠溶及结肠溶制剂供试品　取供试品，加入 pH6.8 无菌磷酸盐缓冲液（用于肠溶制剂）或 pH7.6 无菌磷酸盐缓冲液（用于结肠溶制剂），置 45℃水浴中，振摇，使溶解，制成 1：10 的供试液。必要时，用同一稀释液将供试液进一步 10 倍系列稀释。

（6）气雾剂供试品　取供试品，置一 20℃或其他适宜温度冷冻约 1h，取出，迅速消毒供试品开启部位或阀门。正置容器，用无菌钢锥或针样设备在与阀门结构相匹配的适宜位置钻一小孔，供试品各容器的钻孔大小和深度应尽量保持一致，拔出钢锥时应无明显抛射剂抛出，轻轻转动容器，使抛射剂缓缓释出。亦可采用专用设备释出抛射剂。释放抛射剂后再无菌开启容器，并将供试品转移至无菌容器中混合，必要时用冲洗液冲洗容器内壁。供试品亦可采用其他适宜的方法取出。然后取样检查。

（7）贴剂、贴膏剂供试品　取供试品，去掉防粘层，将粘贴面朝上放置在无菌玻璃或塑料器皿上，在粘贴面上覆盖一层适宜的无菌多孔材料（如无菌纱布），避免供试品粘贴在一起。将处理后的供试品放入盛有适宜体积并含有表面活性剂（如聚山梨酯 80 或卵磷脂）稀释液的容器中，振荡至少 30min。必要时，用同一稀释液将供试液进一步 10 倍系列稀释。

2. 接种和稀释

为确认供试品中的微生物能被充分检出，首先应选择最低稀释级的供试液进行计数方法适用性试验，按下列要求进行供试液的接种和稀释，制备微生物回收试用供试液。所加菌液的体积应不超过供试液体积的 1%，所用试验菌菌种及菌液制备同"计数培养基的适用性检查"。

（1）试验组　取上述制备好的供试液，加入试验菌液，混匀，使每 1mL 供试液或每张滤膜所滤过的供试液中含菌量不大于 100cfu。

（2）供试品对照组　取制备好的供试液，以稀释液代替菌液同试验组操作。

（3）菌液对照组　取不含中和剂及灭活剂的相应稀释液替代供试液，按试验组操作加入试验菌液并进行微生物回收试验。

若因供试品抗菌活性或溶解性较差的原因导致无法选择最低稀释级的供试液进行方法适用性试验时，应采用适宜的方法对供试液进行进一步的处理。如果供试品对微生物生长的抑制作用无法以其他方法消除，供试液可经过中和、稀释或薄膜过滤处理后再加入试验菌悬液进行方法适用性试验。

3. 抗菌活性的去除或灭活

供试液接种后，按下列"微生物回收"规定的方法进行微生物计数。若试验组菌落数减去供试品对照组菌落数的值小于菌液对照组菌落数值的 50%，可采用下述方法消除供试品的抑菌活性。

① 增加稀释液或培养基体积。

② 加入适宜的中和剂或灭活剂。

中和剂或灭活剂可用于消除干扰物的抑菌活性，最好在稀释液或培养基灭菌前加入。若使用中和剂或灭活剂，试验中应设中和剂或灭活剂对照组，即取相应量含中和剂或灭活剂的稀释液替代供试品同试验组操作，以确认其有效性和对微生物无毒性。中和剂或灭活剂对照组的菌落数与菌液对照组的菌落数的比值应在 0.5 ～ 2 范围内。

4. 供试品中微生物的回收

微生物的回收可采用平皿法、薄膜过滤法或 MPN 法，各试验菌应逐一进行回收试验。

（1）平皿法　平皿法包括倾注法和涂布法。每株试验菌每种培养基至少制备 2

个平皿，以算术平均值作为计数结果。

倾注法：取按要求制备好的供试液1mL，置直径90mm的无菌平皿中，注入15～20mL温度不超过45℃溶化的胰酪大豆胨琼脂或沙氏葡萄糖琼脂培养基，混匀，凝固，倒置培养。若使用直径较大的平皿，培养基的用量应相应增加。同法测定供试品对照组及菌液对照组菌数。计算各试验组的平均菌落数。

涂布法：取适量（通常为15～20mL）温度不超过45℃的胰酪大豆胨琼脂或沙氏葡萄糖琼脂培养基，注入直径90mm的无菌平皿，凝固，制成平板，采用适宜的方法使培养基表面干燥。若使用直径较大的平皿，培养基用量也应相应增加。每一平板表面接种的供试液不少于0.1mL的供试品。按与"倾注法"相同条件培养、计数。同法测定供试品对照组及菌液对照组菌数。计算各试验组的平均菌落数。

（2）薄膜过滤法 薄膜过滤法所采用的滤膜孔径应不大于0.45μm，直径一般为50mm，若采用其他直径的滤膜，冲洗量应进行相应的调整。供试品及其溶剂应不影响滤膜材质对微生物的截留。滤器及滤膜使用前应采用适宜的方法灭菌。使用时，应保证滤膜在过滤前后的完整性。水溶性供试液过滤前先将少量的冲洗液过滤以润湿滤膜。油类供试品，其滤膜和滤器在使用前应充分干燥。为发挥滤膜的最大过滤效率，应注意保持供试品溶液及冲洗液覆盖整个滤膜表面。供试液经薄膜过滤后，若需要用冲洗液冲洗滤膜，每张滤膜每次冲洗量一般为100mL。总冲洗量一般不超过500mL，最多不得超过1000mL，以避免滤膜上的微生物受损伤。

取供试液适量（一般取相当于1g、1mL或10cm² 的供试品，若供试品中所含的菌数较多时，供试液可酌情减量），加至适量的稀释液中，混匀，过滤。用适量的冲洗液冲洗滤膜。

若测定需氧菌总数，转移滤膜菌面朝上贴于胰酪大豆胨琼脂培养基平板上；若测定霉菌和酵母总数，转移滤膜菌面朝上贴于沙氏葡萄糖琼脂培养基平板上。每种培养基至少制备1张滤膜。同法测定供试品对照组及菌液对照组菌数。

（3）MPN法 MPN法的精密度和准确度不及薄膜过滤法和平皿计数法，仅在供试品需氧菌总数没有适宜计数方法的情况下使用，本法不适用于霉菌计数。

5. 结果判断

计数方法适用性试验中，采用平皿法或薄膜过滤法时，试验组菌落数减去供试品对照组菌落数的值与菌液对照组菌落数的比值应在0.5～2范围内；采用MPN法时，试验组菌数应在菌液对照组菌数的95%置信限内。若各试验菌的回收试验均符合要求，照所用的供试液制备方法及计数方法进行该供试品的需氧菌总数、霉菌和酵母菌总数计数。

方法适用性确认时，若采用上述方法还存在一株或多株试验菌的回收达不到要求，那么选择回收最接近要求的方法和试验条件进行供试品的检查。

★练一练：举一反三，巩固提高。

根据学习过的内容，自主练习头孢拉定胶囊的微生物限度检查，根据评价表完成自我评定。

任务评价

微生物限度检查任务评价表

班级：_____　　　姓名：_____　　　学号：_____

操作步骤	任务要求	考核要点	分值/分	得分/分
实验前的准备（20分）	无菌室的检查工作 查看生化培养箱等设备运行情况和卫生清洁情况，并填写设备运行记录	是否检查生化培养箱的运行及卫生	1	
		是否记录	1	
	检查岗位温度是否在 20～24℃之间、相对湿度是否在 45%～60% 之间，并填写"无菌室温湿度记录"。若温湿度不符合要求，应及时通知动力房调整	是否检查温湿度	1	
		是否记录	1	
		有异常是否上报	1	
	打开超净工作台开关，检查超净工作台的运行是否正常并填写"超净工作台使用记录"	是否检查	1	
		是否记录	1	
	无菌室的清洁工作 按照先里后外、先上后下的原则，先用水后用 0.1% 的苯扎溴铵擦拭净化工作台顶部、台面、地面、桌面	清洗的顺序是否正确	1	
		清洗的是否全面、到位、规范	3	
	实验物品的准备 将供试品编号后移入传递窗	是否编号	2	
	按照检验任务将所有已灭菌的平皿、锥形瓶、匀浆杯、试管、吸管（1mL、10mL）、量筒、稀释剂等经传递窗移至无菌室内	准备的物品的种类、规格、数量是否齐全	3	
	将已灭菌的无菌衣、帽、口罩移入缓冲间更衣柜内，开启紫外灯灭菌	是否准备、是否开启紫外灯消毒	1	
	开启空气过滤装置，并使其工作不低于 30min	是否开启并达到规定时间	1	
	开启无菌室紫外杀菌灯，并使其工作不低于 30min	是否开启并达到规定时间	1	
	准备足够的相应培养基并用微波炉溶化、保温	是否按规定溶化、保温	1	
操作人员进入无菌室（10分）	操作人员进入无菌室的更衣消毒程序 关闭紫外杀菌灯	是否关闭紫外杀菌灯	1	
	用肥皂洗手，进入缓冲间，换工作鞋	洗手、更衣程序是否规范	1	
	进入第二缓冲间，再用 0.1% 苯扎溴铵溶液或其他消毒液洗手或用乙醇棉球擦手，穿戴无菌衣、帽、口罩、手套	洗手、消毒、更衣程序是否规范	3	
	操作前先用乙醇棉球擦手，再用碘伏棉球（也可用乙醇棉球）擦拭供试品瓶、盒、袋等的开口处周围，待干后用灭菌的手术镊或剪将供试品启封	是否按要求再次手部消毒和实验物品消毒	3	
	实验物品摆放 将供试品按编号排列	供试品是否按编号排列	1	
	将缓冲液和增菌液除掉捆绑的线绳，依次排好	是否一次性除线绳；是否按顺序排好	1	

操作步骤		任务要求	考核要点	分值/分	得分/分
操作过程（50分）	培养皿编号（7分）	按照检品的数量，将培养皿依次编号。10-1 的 4 个平皿（需做酵母菌的再增加 2 个）；10-2 的 4 个平皿（需做酵母菌的再增加 2 个），特殊情况做连续三个稀释级或做 10-2 与 10-3 两个稀释级	是否按规定编号	5	
		编号的顺序：从后向前。比如今天有 2 批检品，应该先写 2-1（4 个）、2-2（4 个）各成一摞；再写 1-1（4 个）摞在 2-1 上，1-2 四个摞在 2-2 上。做的时候从上向下拿，顺序不变。防止同时做多批检品培养皿单放操作台不够用	编号顺序和摆放顺序是否正确	2	
	供试液的制备（8分）	1：10 供试液的制备：用镊子在酒精灯火焰灼烧数次，取灭菌称量纸称 10g 或用灭菌剪刀剪 100cm² 包装材料，液体供试品移取 10mL 至 100mL 相应稀释剂中，用匀浆仪或其他方式制成 1：10 混悬液。特殊产品照"供试液的制备"项下制备	供试液的制备方法是否产品的特性	3	
		1：100 供试液的制备：用刻度吸管移取 1mL 1：10 供试液至 9mL 装有稀释液的试管中，混匀	无菌操作是否得当	5	
	操作（20分）	用 5mL 刻度吸管移取 1：10 供试液的上清液 4mL，加入先前编好号的相应的 10-1 的平皿内，每个平皿 1mL	移取量和注入量是否正确，平皿号与供试液是否对应	5	
		规范操作：左手执平皿，将盖半开，右手执吸管，吸管尖端不得触碰任何物品表面	操作是否规范，在注皿过程中，吸管有没有接触过其他物品表面	5	
		换一支吸管，移取 1：100 稀释液 4mL，加入先前编好号的相应的 10-2 的平皿内，每个平皿 1mL	是否换管操作，是否对应	5	
		阴性对照：用吸管吸取稀释剂 4mL，分别注入 4 个平皿中，每个 1mL。其中 2 个做细菌数阴性对照；另两个作霉菌数、酵母菌数阴性对照	是否做阴性对照，操作是否规范	5	
	倾注培养基（10分）	倾注相应培养基，各个平皿约 15mL，每种培养基各 4 个平皿（每个稀释级 2 个）	培养基与平皿对应是否正确	3	
			加入量是否准确	2	
		操作：以顺时针或逆时针方向快速旋转平皿，使供试液或稀释液与培养基混匀，置操作台上待凝。在旋转平皿时切勿将培养基溅到皿边及皿盖上	操作是否规范	5	
	培养（5分）	细菌计数平板倒置于 30～35℃培养箱中培养 48h	培养温度的选择是否正确	3	
		霉菌、酵母菌计数平板倒置于 23～28℃培养箱中培养 72h	培养时间是否符合要求	2	

笔记

操作步骤		任务要求	考核要点	分值 / 分	得分 / 分
职业素质（10分）	操作完后无菌室的清洁消毒	将本次试验过程中的所有废弃物品运出实验室	是否清理干净	2	
		将工作台面、地面擦拭、消毒，开启紫外灯 30min	是否按规范要求认真消毒	2	
		清洗实验器皿	是否清洗干净	2	
		实验用具装盒或包装在 160℃ 干热灭菌 2h	是否灭菌，灭菌条件是否正确	2	
		整个操作过程系统、流畅、有条不紊、无菌意识强，无菌操作熟练规范	是否符合要求	2	
检验记录（10分）		规范的填写微生物限度检查原始检验记录	书写规范、正确	10	

（宋　莹）

任务 6-11

无菌检查

情境设定

2006 年 8 月国家药品不良反应报告公布，患者在使用安徽华源生物药业有限公司生产的克林霉素磷酸酯葡萄糖注射液（欣弗）后表现有胸闷、心悸、过敏性休克、肾功能损害等症状。经查，该公司生产的克林霉素磷酸酯葡萄糖注射液未按批准的工艺参数灭菌，降低灭菌温度，缩短灭菌时间，增加灭菌柜装载量，影响了灭菌效果。

"欣弗"事件共造成 11 人死亡，上百人病危。为避免再次出现如此严重的药害事件，作为药品检验人员的同学们，要做好哪些工作呢？

任务目标

1. 思政目标

具备"质量第一"的责任意识，良好的实验习惯及职业素养，实事求是、精益求精的工作作风。

2. 知识目标

掌握无菌检查的概念、有关规定、检查流程和结果判断方法。

3. 技能目标

能独立进行无菌检查操作；能准确书写检查记录和检验报告；能正确判断无菌检查结果。

任务实施

★ **查一查**：查阅《中国药典》（2020 年版）四部通则无菌检查法 - 水溶性液体供试品的无菌检查（薄膜过滤法）。

【1101 无菌检查法】 薄膜过滤法

水溶性液体供试品 取规定量，直接过滤，或混合至含不少于 100mL 适宜稀释液的无菌容器中，混匀，立即过滤。如供试品具有抑菌作用，须用冲洗液冲洗滤膜，冲洗次数一般不少于三次，所用的冲洗量、冲洗方法同方法适用性试验。除生物制品外，一般样品冲洗后，1 份滤器中加入 100mL 硫乙醇酸盐流体培养基，1 份滤器中加入 100mL 胰酪大豆胨液体培养基。生物制品样品冲洗后，2 份滤器中加入 100mL 硫乙醇酸盐流体培养基，1 份滤器中加入 100mL 胰酪大豆胨液体培养基。

培养及观察 将上述接种供试品后的培养基容器分别按各培养基规定的温度培养不少于 14 天；接种生物制品的硫乙醇酸盐流体培养基的容器应分成两等份，一份置 30 ~ 35℃培养，一份置 20 ~ 25℃培养。培养期间应定期观察并记录是否有菌生长。

如在加入供试品后或在培养过程中，培养基出现浑浊，培养 14 天后，不能从外观上判断有无微生物生长，可取该培养液不少于 1mL 转种至同种新鲜培养基中，将原始培养物和新接种的培养基继续培养不少于 4 天，观察接种的同种新鲜培养基是否再出现浑浊；或取培养液涂片，染色，镜检，判断是否有菌。

结果判断　若供试品管均澄清，或虽显浑浊但经确证无菌生长，判供试品符合规定；若供试品管中任何一管显浑浊并确证有菌生长，判供试品不符合规定，除非能充分证明试验结果无效，即生长的微生物非供试品所含。只有符合下列至少一个条件时方可认为试验无效：

（1）无菌检查试验所用的设备及环境的微生物监控结果不符合无菌检查法的要求。

（2）回顾无菌试验过程，发现有可能引起微生物污染的因素。

（3）在阴性对照中观察到微生物生长。

（4）供试品管中生长的微生物经鉴定后，确证是因无菌试验中所使用的物品和（或）无菌操作技术不当引起的。

试验若经评估确认无效后，应重试。重试时，重新取同量供试品，依法检查，若无菌生长，判供试品符合规定；若有菌生长，判供试品不符合规定。

★ 做一做：完成葡萄糖注射液的无菌检查。

一、查阅标准，设计流程

无菌室的清洁与消毒→培养基和稀释液的配制与灭菌→供试品的无菌检查→培养→结果判断→检验结论。

二、检验准备

1. 准备无菌检查 SOP

2. 实验物品的准备

（1）培养基：硫乙醇酸盐流体培养基、胰酪大豆胨液体培养基。

（2）稀释剂：0.9% 无菌氯化钠稀释液。

（3）待检样品：葡萄糖注射液，规格：100mL ∶ 0.9g。

（4）仪器与用具：恒温培养箱及生化培养箱；无菌衣、裤、帽、口罩；砂石、量筒、锥形瓶、刻度吸管；无菌室内应准备好盛有消毒用 5% 甲酚或其他适宜消毒溶液的玻璃缸、酒精灯、火柴、镊子、75% 酒精棉等；集菌培养器；集菌仪。

将供试品除去外包装、消毒外表面并编号，培养基管（瓶）用 0.1% 苯扎溴铵或酒精棉控试瓶（管）外壁，然后连同其他用具（包括无菌衣、帽、口罩等）移入缓冲间，开启操作间紫外灯和空气过滤装置并使其工作 1h 以上。

3. 无菌室的清洁与消毒

用无菌纱布浸渍消毒溶液清洁超净台的整个内表面，顶面，及无菌室、人流、物流、缓冲间的地板、传递窗、门把手。清洁消毒程序应从内向外，从高洁净区到低洁净区。逐步向外退出洁净区域。然后开启无菌空气过滤器及紫外灯杀菌 1 ~ 2h，以杀灭存留微生物。在每次操作完毕，同样用上述消毒溶液擦拭工作台面，除去室内湿气，用紫外灯杀菌 30min。

4. 培养基的制备

硫乙醇酸盐流体培养基：称取本品 29.2g，加 1000mL 蒸馏水，加热煮沸使其完全溶解，摇匀后分装至 250mL 的输液瓶内，用牛皮纸包扎瓶口，121℃高压蒸汽灭菌 15min，保存备用。

胰酪大豆胨液体培养基：称取本品 30.0g，加 1000mL 蒸馏水，加热溶解，摇匀后分装 250mL 的输液瓶内，用牛皮纸包扎瓶口，121℃高压蒸汽灭菌 15min，保存备用。

三、操作要点

1. 检查

取出无菌检查用集菌培养器，检查包装是否完好无损。

24. 集菌培养器

2. 安装

将培养器逐一插放在滤液槽座上，将其塑胶软管装入集菌仪的蠕动泵的管槽内，逐一定位准确，软管走势顺畅。

3. 加样

其进液软管的双芯针头插入供试液容器的塞上，将供试液容器倒置在支架上，开启集菌仪，使药液均匀通过滤器，待药液滤尽后，关闭电源。

4. 加培养基

将双芯针头取下，插至装有适宜冲洗液的容器塞上，冲洗培养器的滤膜，按照验证的冲洗次数和冲洗量试验（验证时无抑菌活性的供试品无需冲洗滤膜），滤干后关闭电源。将培养器顶部排气孔处的胶帽取下，套住底部排液管口，将进液软管的双芯针头插至相应培养基的容器塞上，开启蠕动泵，将培养基导入指定培养器，关闭电源。

5. 培养

用塑料卡卡住与培养器连接处的进液管，在进液管剪切线位置剪断软管，将软管的开口端套在培养器顶部的排气孔处，置适宜温度培养 14 日。

无菌检查记录

编码：　　　　　　室温：　　℃　　　　　　湿度：

检品名称：	规　　格：	
批　　号：	包装：	有效期：
生产单位：	检品数量：	
检验目的：	检验日期：	
检验依据：	报告日期：	
培养基制备及培养条件： 硫乙醇酸盐流体培养基 培养箱型号： 胰酪大豆胨液体培养基 培养箱型号：	批号： 培养温度：　　℃ 批号： 培养温度：　　℃	配制日期： 配制日期：
紫外消毒时间：		
预培养时间：　日　时　分至　日　时　分		
检查法： 薄膜过滤法： 供试品溶液的制备： 水溶性供试品：取供试品　　瓶（支），溶解于　　mL 溶液中。 取供试液　　mL 滤过，用　　联过滤器，冲洗液用量　　mL/ 膜。		

续表

阳性对照菌液：	含菌量：10～100 个/mL				接种量：1mL									
培养时间/天	1	2	3	4	5	6	7	8	9	10	11	12	13	14	备注
硫乙醇酸盐流体培养基（30～35℃）															
胰酪大豆胨液体培养基（20～25℃）															
阳性对照															
阴性对照															

结论：本品按 _____ 无菌检查法检查，结果 ____ 规定。

检验人：_____　　　复核人：_____

四、结果判断

若供试品管均澄清，或虽显浑浊但经确证无菌生长，判供试品符合规定；若供试品管中任何一管显浑浊并确证有菌生长，判供试品不符合规定，除非能充分证明试验结果无效，即生长的微生物非供试品所含。只有符合下列至少一个条件时方可认为试验无效：

（1）无菌检查试验所用的设备及环境的微生物监控结果不符合无菌检查法的要求。

（2）回顾无菌试验过程，发现有可能引起微生物污染的因素。

（3）在阴性对照中观察到微生物生长。

（4）供试品管中生长的微生物经鉴定后，确证是因无菌试验中所使用的物品和（或）无菌操作技术不当引起的。

试验若经评估确认无效后，应重试。重试时，重新取同量供试品，依法检查，若无菌生长，判供试品符合规定；若有菌生长，判供试品不符合规定。

五、检查结论

符合规定。

★ 学一学：必备知识与原理。

一、无菌检查法概念

无菌检查法系用于检查药典要求无菌的药品、医疗器具、原料、辅料及其他品种是否无菌的一种方法。

二、无菌检查的意义

无菌检查是为了保证药品的卫生质量，保证药品在临床上的使用安全。

三、对照试验

1. 阳性对照试验

供试品的无菌检查应进行阳性对照试验。阳性对照菌的选择原则：应根据验证试验结果选择相应阳性对照菌；无抑菌作用及抗细菌的供试品，以金黄色葡萄球菌为对照菌；抗厌氧菌的供试品，以生孢梭菌为对照菌；抗真菌的供试品，以白色念株菌为对照菌。阳性对照试验的菌液制备同培养基灵敏度检查，加菌量小于100cfu，供试品用量同供试品无菌检查每份培养基接种的样品量。阳性对照管培养

48 ～ 72h 应生长良好。

2.阴性对照试验

供试品无菌检查时，应取相应溶剂和稀释液同法操作，作为阴性对照。阴性对照不得有菌生长。

无菌试验过程中，若需使用表面活性剂、灭活剂、中和剂等试剂，应证明其有效性，且对微生物生长及存活无影响。

四、无菌检查的应用

《中国药典》（2020 年版）规定以下剂型需要进行无菌检查。

（1）各种注射剂　用于肌内、皮下和静脉注射的各种针剂，包括注射用的无菌水、溶剂、输液、注射剂原料等。

（2）眼用及创伤用制剂　用于眼科手术、角膜创伤及严重创伤、溃疡和烧伤等外科用药品制剂（软膏剂、乳膏剂、喷雾剂、气雾剂、凝胶剂、局部用散剂、涂剂、涂膜剂）。

（3）用于手术、创伤或临床必须无菌的鼻用制剂。

（4）吸入液体制剂。

（5）用于手术、耳部伤口或耳膜穿孔的滴耳剂与洗耳剂。

（6）冲洗剂　用于冲洗开放式伤口或腔体的溶液。

（7）植入剂　用于包埋于人体内的药物制剂。

（8）其他按医疗器械管理的下列物品也需要进行无菌检查：外科用敷料、器材，如外科手术用脱脂棉、纱布、结扎线、缝合线、可被组织吸收的肠线及一次性注射器与一次性无菌手术刀片、输血袋、输液袋、角膜接触镜等。

课堂互动：无菌检查怎样进行才能保证结果的可靠？

★ 总结提高：无菌检查的注意事项。

（1）水溶性供试液过滤前先将少量的冲洗液过滤以润湿滤膜。油类供试品，其滤膜和过滤器在使用前应充分干燥。为发挥滤膜的最大过滤效率，应注意保持供试品溶液及冲洗液覆盖整个滤膜表面。

（2）供试液经薄膜过滤后，若需要用冲洗液冲洗滤膜，每张滤膜每次冲洗量为50 ～ 100mL，且总冲洗量不得超过 1000mL，以避免滤膜上的微生物受损伤。

（3）所有阳性菌的操作均不得在无菌区域进行，以防止交叉感染。

（4）进入无菌操作室的所有培养基、供试品等的外表都应采用适用的方法进行消毒处理，以避免将外包装污染的微生物带入无菌检验室。例如：紫外灯照射不少于 30min。对不同种类和不同批次的产品，在拆包装及夹取样品时，应更换实验用具，以避免交叉污染。

（5）供试品的抽验数量和接种量应符合规定。

（6）真实、规范地填写检验原始记录和检验报告。出具实验结果后，所有培养物须经 121℃高压蒸汽灭菌 30min 的处理。

★ 练一练：举一反三，巩固提高。

根据学习过的内容，自主练习维生素 C 注射液的无菌检查（直接接种法），根据评价表完成自我评定。

任务评价

无菌检查任务评价表

班级：_____　　　姓名：_____　　　学号：_____

操作步骤		无菌操作及考核要点	分值/分	得分/分	备注
实验前的准备（20分）	无菌室的检查	查看生化培养箱等设备运行情况并填写运行记录	2		
		检查岗位温度、相对湿度是否在规定范围，并填写"无菌室温湿度记录"	3		
		打开超净工作台开关并填写"超净工作台使用记录"	2		
	清洁消毒	按照先里后外、先上后下的原则，先用水后用0.1%的苯扎溴铵擦拭净化工作台顶部、台面、地面、桌面	1		
			3		
	实验物品准备	供试品除去外包装，消毒外表面并编号，移入传递窗	3		
		将所有已灭菌的实验物品经传递窗移至无菌室内	3		
		将已灭菌的无菌衣、帽、口罩移入缓冲间更衣柜内，开启紫外灯灭菌	1		
		开启空气过滤装置，并使其工作不低于30min	1		
		开启无菌室紫外杀菌灯，并使其工作不低于30min	1		
进入无菌室（10分）	进入无菌室的程序	关闭紫外杀菌灯	1		
		用肥皂洗手，进入缓冲间，换工作鞋	2		
		进入第二缓冲间，穿戴无菌衣、帽、口罩，手消毒	4		
		操作前先用乙醇棉球擦手	3		
操作过程（55分）	供试液的制备（10分）	打开供试品：先用酒精棉球将安瓿外部擦拭消毒待干，用砂轮轻割颈部，过火焰数次，打开安瓿颈部	5		
		供试液的制备方式：按照各品种项下要求制备	5		
	接种（35分）	用灭菌注射器（注射器针头过火焰数次）在火焰附近直接吸取规定量供试品，右手握拳，以小指夹住培养基管塞子，拔开塞子，注射器针头穿过火焰，沿培养基管壁分别接种规定量于硫乙醇酸盐流体培养基11管，胰酪大豆胨液体培养基10管，各管接种后轻轻摇动	15		
		接种量参照表1、2、3	5		
		阴性对照：取硫乙醇酸盐流体培养基和胰酪大豆胨液体培养基各1支，加入1mL稀释剂做阴性对照	5		
		阳性对照：在阳性接种间接种1mL金黄色葡萄球菌液	5		
		各培养基管上要标记清楚，与产品、阴性、阳性对应	5		
	培养（10分）	硫乙醇酸盐流体培养基置30～35℃培养14天；胰酪大豆胨液体培养基置23～28℃培养14天	5		
		检验日期、结束日期要标记清楚	5		

操作步骤		无菌操作及考核要点	分值/分	得分/分	备注
职业素质（10分）	操作完后无菌室的清洁消毒	将本次试验过程中的所有废弃物品运出实验室	2		
		将工作台面、地面擦拭、消毒，开启紫外灯30min	2		
		清洗实验器皿	2		
		实验用具装盒或包装在160℃干热灭菌2h	2		
		整个操作过程系统流畅，无菌意识强，操作熟练规范	2		
记录（5分）		规范的填写无菌检查原始检验记录	5		

（宋　莹）

模块小结

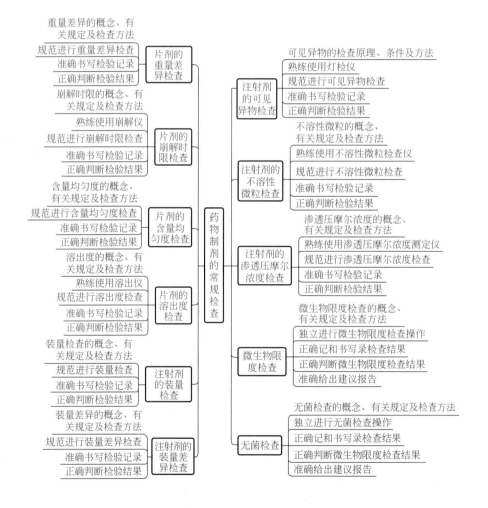

模块七

药物的含量测定

药物的定量分析是指准确测定药物中有效成分或指标性成分的含量的过程。药物的含量是评价药品质量的重要指标，常采用化学、物理学、生物学或微生物学的方法进行测定，是评价药物优劣的主要手段。

一、定量方法

常用的含量测定方法包括容量分析法、光谱分析法和色谱分析法。

（一）容量分析法

1. 容量分析法概述

容量分析法（也称滴定分析法），根据滴定液的浓度和消耗的体积，按照滴定液和被测组分的化学计量关系计算出被测药物的含量。

容量分析法操作简单快速、结果准确度高、精密度好、方法耐用性好，但方法专属性强，主要适用于对结果的准确度和精密度要求较高的样品的测定。化学原料药由于其纯度较高、所含杂质少，测定强调结果的准确和重现，容量分析法是化学原料药含量测定的首选方法。

2. 滴定度

系指每 1mL 规定浓度的滴定液相当于被测组分的质量（mg），用 T 表示，单位为 mg/mL。如《中国药典》（2020 年版）采用非水滴定法测定盐酸多巴胺的含量时，规定每 1mL 高氯酸滴定液（0.1mol/L）相当于 18.96mg 的 $C_8H_{11}NO_2 \cdot HCl$（盐酸多巴胺），则 T=18.96mg/mL。

3. 含量计算

（1）直接滴定法

直接滴定法是将滴定液直接滴加到被测物质溶液中，根据滴定液的消耗体积和浓度可直接计算药物的含量。

$$含量（\%）=\frac{m_x}{m}\times100\%=\frac{V\times T\times10^{-3}}{m}\times100\%$$

式中，m_x 为待测成分的实际测定量，g；m 为供试品的取样量，g；V 为滴定液的消耗体积，mL；T 为滴定度，mg/mL。

在实际工作中，所配制的滴定液的浓度与《中国药典》中规定的浓度不一定恰好一致，而《中国药典》中给出的滴定度是指在规定浓度下的滴定度。所以不能直接应用上式计算，应将滴定液的滴定度按实际浓度换算成实际滴定度，即将滴定液乘以滴定液的浓度校正因数（F）。

$$F = \frac{C_{实际}}{C_{规定}}$$

式中，F 为浓度校正因数；$C_{实际}$ 为滴定液的实际浓度，mol/L；$C_{规定}$ 为滴定液的规定浓度，mol/L。

因此，待测成分的百分含量可由下式计算。

$$含量（\%）= \frac{m_x}{m} \times 100\% = \frac{V \times T \times F \times 10^{-3}}{m} \times 100\%$$

若供试品含量要求按干燥品计算，则其含量计算结果应扣除干燥失重的影响，计算公式为

$$含量（\%）= \frac{V \times T \times F \times 10^{-3}}{m \times (1 - 干燥失重)} \times 100\%$$

【实例】《中国药典》（2020 年版）胶体果胶铋的含量测定。

测定法：取本品 0.5g，精密称定，加硝酸溶液（1 → 2）5mL，加热使溶解，再加水 150mL 与二甲酚橙指示液 2 滴，用乙二胺四醋酸二钠滴定液（0.05mol/L）滴定至溶液显黄色。每 1mL 乙二胺四醋酸二钠滴定液（0.05mol/L）相当于 10.45mg 的铋（Bi）。本品含果胶铋以铋（Bi）计算，应为 14.0% ～ 16.0%。

实验测定数据如下，供试品的称样量为 0.5228g，乙二胺四醋酸二钠滴定液的浓度为 0.04908mol/L，消耗该乙二胺四醋酸二钠滴定液的体积为 7.32mL。

解析：本品为一种果胶与铋生成的组成不定的复合物，本法属于配位滴定法，由于胶体果胶铋含有金属铋，可与乙二胺四醋酸二钠发生定量配位反应。

本法计算时，$V = 7.32\text{mL}$，$T = 10.45\text{mg/mL}$，$F = \dfrac{C_{实际}}{C_{规定}} = \dfrac{0.04908\text{mol}/\text{L}}{0.05\text{mol}/\text{L}}$，$m = 0.5228\text{g}$。

$$含量（\%）= \frac{V \times T \times F \times 10^{-3}}{m} \times 100\%$$

$$= \frac{7.32 \times 10.45 \times \dfrac{0.04908}{0.05} \times 10^{-3}}{0.5228} \times 100\% = 14.4\%$$

本品测得含量为 14.4%，在规定范围之内，因此该原料药含量测定符合规定。

课堂互动：计算烟酰胺的含量并判断是否符合规定。

取本品约 0.1g，精密称定，加冰醋酸 20mL 溶解后，加醋酐 5mL 与结晶紫指示液 1 滴，用高氯酸滴定液（0.1mol/L）滴定至溶液显蓝绿色，并将滴定结果用空白试验校正。每 1mL 高氯酸滴定液（0.1mol/L）相当于 12.21mg 的 $C_6H_6N_2O$。本品按干燥品计算，含 $C_6H_6N_2O$ 不得少于 99.5%。

实验测定数据如下，供试品的称样量为 0.1015g，高氯酸滴定液的浓度为 0.1003mol/L，供试品消耗高氯酸滴定液的体积为 8.79mL，空白试验消耗高氯酸滴定液的体积为 0.56mL，本品的干燥失重为 0.3%。

（2）剩余滴定法

先准确加入过量的滴定液至被测物质中，待反应完全后，再用另一种滴定液滴定上述剩余的滴定液，据此求出被测物质的含量，这种滴定方式称为剩余滴定法（也称返滴定法或回滴定法）。本法常需进行空白试验校正，其含量计算公式如下。

$$含量（\%）=\dfrac{(V_0-V)\times T\times F\times 10^{-3}}{m}\times 100\%$$

式中，V_0 为空白试验消耗的滴定液体积，mL；V 为供试品消耗的滴定液体积，mL；T 为滴定度，mg/mL；F 为浓度校正因数；m 为供试品的取样量，g。

若供试品含量要求按干燥品计算，则计算公式为

$$含量（\%）=\dfrac{(V_0-V)\times T\times F\times 10^{-3}}{m\times(1-干燥失重)}\times 100\%$$

【实例】 《中国药典》（2020 年版）司可巴比妥钠的含量测定。

测定法：取本品约 0.1g，精密称定，置 250mL 碘瓶中，加水 10mL，振摇使溶解，精密加溴滴定液（0.05mol/L）25mL，再加盐酸 5mL，立即密塞并振摇 1min，在暗处静置 15min 后，注意微开瓶塞，加碘化钾试液 10mL，立即密塞，摇匀后，用硫代硫酸钠滴定液（0.1mol/L）滴定，至近终点时，加淀粉指示液，继续滴定至蓝色消失，并将滴定的结果用空白试验校正。每 1mL 溴滴定液（0.05mol/L）相当于 13.01mg 的 $C_{12}H_{17}N_2NaO_3$。本品按干燥品计算，含 $C_{12}H_{17}N_2NaO_3$ 不得少于 98.5%。

实验测定数据如下，供试品的称样量为 0.1056g，硫代硫酸钠滴定液的浓度为 0.1023mol/L，供试品消耗硫代硫酸钠滴定液滴定液的体积 13.48mL，空白试验滴定液的体积为 21.56mL，本品干燥失重为 2.1%。

解析：本品结构中含有双键，可先加入足量的溴，司可巴比妥钠可与溴定量反应，剩余的溴与硫代硫酸钠滴定液发生定量反应。

本法计算时，$V_0=21.56$mL，$V=13.48$mL，$T=13.01$mg/mL，$F=\dfrac{C_{实际}}{C_{规定}}=\dfrac{0.1023mol/L}{0.1mol/L}$，$m=0.1056$g。

$$
\begin{aligned}
含量（\%）&=\dfrac{(V_0-V)\times T\times F\times 10^{-3}}{m\times(1-干燥失重)}\times 100\% \\
&=\dfrac{(21.56-13.48)\times 13.01\times\dfrac{0.1023}{0.1}\times 10^{-3}}{0.1056\times(1-2.1\%)}\times 100\% \\
&=104.0\%
\end{aligned}
$$

本品测得含量为 104.0%，高于 101.0%，因此该原料药含量测定不符合规定。

课堂互动：计算间苯二酚的含量并判断是否符合规定。

取本品约 0.15g，精密称定，置 100mL 量瓶中，加水适量使溶解并稀释至刻度，摇匀；精密量取 25mL，置碘瓶中，精密加溴滴定液（0.05mol/L）30mL，再加水 50mL 与盐酸 5mL，立即密塞，振摇，在暗处静置 15min，注意开启瓶塞，加碘化钾试液 5mL，立即密塞，摇匀，在暗处静置 15min，用硫代硫酸钠滴定液（0.1mol/L）滴定，至近终点时，加淀粉指示液 1mL，继续滴定至蓝色消失，并将滴定的结果用空白试验校正。每 1mL 溴滴定液（0.05mol/L）相当于 1.835mg 的 $C_6H_6O_2$。

本品按干燥品计算，含 $C_6H_6N_2O$ 不得少于 99.5%。

实验测定数据如下，供试品的称样量为 0.1560g，硫代硫酸钠滴定液的浓度为 0.1005mol/L，供试品消耗硫代硫酸钠滴定液滴定液的体积 1.02mL，空白试验

滴定液的体积为21.98mL，本品干燥失重为0.8%。

（二）光谱分析法

1. 光谱分析法概述

光谱分析法操作简单、快速、灵敏度高，具有一定的准确度，但方法的专属性稍差，主要适用于对灵敏度要求较高、样本量较大的分析项目。药物制剂的定量检查，如含量均匀度、溶出度与释放度检查中含量与溶出量的检测，由于其分析样本大、且检测限度较宽，制剂中辅料不干扰测定，所以，宜采用光谱分析法。对于部分辅料不干扰测定的制剂，其含量测定也可选择光谱分析法。本教材主要介绍紫外可见分光光度法的相关计算。

2. 朗伯比尔定律

紫外可见分光光度法是基于物质分子对紫外光区（波长为200～400nm）和可见光区（波长为400～760nm）的单色光辐射的吸收特性而建立的光谱分析方法，其定量依据为朗伯比尔定律。

在一定的温度和介质下，当单色光通过被测溶液时，在一定的浓度范围内溶液吸收对光的吸收与该溶液的浓度和液层的厚度的乘积成正比，此定律称为朗伯比尔定律，其数学表达式为：

$$A = E_{1cm}^{1\%} \times C \times l$$

式中，A 为吸收度；$E_{1cm}^{1\%}$ 为百分吸收系数；C 为溶液的浓度，g/100mL；l 为液层的厚度，cm。

3. 紫外可见分光光度法的相关计算

（1）吸收系数法

按各品种项下的方法配制供试品溶液，在规定的波长处测定其吸收度，根据朗伯比尔定律，可计算出供试品溶液的浓度。

$$C_x = \frac{A}{E_{1cm}^{1\%} \times l \times 100}$$

式中，C_x 为供试品溶液的浓度，g/mL；A 为吸收度；$E_{1cm}^{1\%}$ 为百分吸收系数；l 为液层的厚度，cm；100 为浓度换算因数（将 g/100mL 换算成 g/mL）。

再根据供试品溶液的稀释倍数和初始配制体积便可计算出待测组分的量。

$$含量（\%） = \frac{A \times D \times V}{E_{1cm}^{1\%} \times 100 \times l \times m} \times 100\%$$

式中，A 为吸收度；$E_{1cm}^{1\%}$ 为百分吸收系数；l 为液层的厚度，cm；V 为供试品的初始配制体积，mL；D 为稀释倍数；m 为供试品的称样量，g。

若供试品含量要求按干燥品计算，则计算公式为

$$含量（\%） = \frac{A \times D \times V}{E_{1cm}^{1\%} \times 100 \times l \times m \times (1 - 干燥失重)} \times 100\%$$

【实例】 《中国药典》（2020年版）卡比马唑的含量测定。

照紫外-可见分光光度法（通则0401）测定。

供试品溶液取本品约50mg，精密称定，置500mL量瓶中，加水使溶解并稀释至刻度，摇匀，精密量取10mL，置100mL量瓶中，加盐酸溶液（9→100）10mL，

用水稀释至刻度，摇匀。

测定法　取供试品溶液，在292nm的波长处测定吸光度，按$C_7H_{10}N_2O_2S$的吸收系数（$E_{1cm}^{1\%}$）为557计算。

本品按干燥品计算，含$C_7H_{10}N_2O_2S$不得少于98.5%。

实验测定数据如下，供试品的称样量为0.0503g，测得吸收度为0.558，本品干燥失重为0.4%。

本法计算时，A=0.558，$E_{1cm}^{1\%}$=557，$D=\dfrac{100}{10}$，V=500mL，m=0.0503g，干燥失重=0.4%。

$$
\begin{aligned}
含量（\%）&=\frac{A\times D\times V}{E_{1cm}^{1\%}\times 100\times l\times m\times(1-干燥失重)}\times 100\% \\
&=\frac{0.558\times\dfrac{100}{10}\times 500}{557\times 100\times 1\times 0.0503\times(1-0.4\%)}\times 100\% \\
&=100.0\%
\end{aligned}
$$

本品测得含量为100.0%，在98.5%～101.0%之间，因此该原料药含量测定符合规定。

课堂互动：计算卡莫司汀的含量并判断是否符合规定。

照紫外-可见分光光度法（通则0401）测定。

供试品溶液　取本品适量，精密称定，加无水乙醇溶解并定量稀释制成每1mL中约含20μg的溶液。

测定法　取供试品溶液，在230nm的波长处测定吸光度，按$C_5H_9Cl_2FN_3O_2$的吸收系数（$E_{1cm}^{1\%}$）为270计算（测定应在20℃以下，30min内完成）。

本品按干燥品计算，含$C_5H_9Cl_2FN_3O_2$应为98.5%～101.0%。

供试品溶液的配制方法为：称取供试品0.1028g，置250mL量瓶中，加无水乙醇使溶解并稀释至刻度，摇匀，精密量取5mL，置100mL量瓶中，加无水乙醇稀释至刻度，摇匀。测得吸收度为0.574，本品干燥失重为0.3%。

（2）对照品比较法

按各品种项下的方法，分别配制供试品溶液和对照品溶液，对照品溶液中所含被测成分的量应为供试品溶液中被测成分规定量的100%±10%，所用溶剂也应完全一致，在规定的波长测定供试品溶液和对照品溶液的吸光度后，按下式计算供试品中被测溶液的浓度。

$$C_x=\frac{A_x}{A_R}\times C_R$$

式中，C_x为供试品溶液的浓度，g/mL；A_x为供试品溶液的吸收度；A_R为对照品溶液的吸收度；C_R为供试品溶液的浓度，g/mL。

再根据供试品溶液的稀释倍数和初始配制体积便可计算出待测组分的量。

$$含量（\%）=\frac{\dfrac{A_x}{A_R}\times C_R\times D\times V}{m}\times 100\%$$

式中，A_x 为供试品溶液的吸收度；A_R 为对照品溶液的吸收度；C_R 为供试品溶液的浓度，g/mL；V 为供试品的初始配制体积，mL；D 为稀释倍数；m 为供试品的称样量，g。

若供试品溶液和对照品溶液的配制方法一样，其含量计算公式可简化为：

$$含量（\%）= \frac{\frac{A_x}{A_R} \times m_R}{m} \times 100\%$$

式中，A_x 为供试品溶液的吸收度；A_R 为对照品溶液的吸收度；m_R 为对照品的称样量，g；m 为供试品的称样量，g。

若供试品含量要求按干燥品计算，则计算公式如下。

$$含量（\%）= \frac{\frac{A_x}{A_R} \times C_R \times D \times V}{m \times (1-干燥失重)} \times 100\%$$

若供试品溶液和对照品溶液的配制方法一样，其含量计算公式可简化为：

$$含量（\%）= \frac{\frac{A_x}{A_R} \times m_R}{m \times (1-干燥失重)} \times 100\%$$

【实例】　《中国药典》（2020 年版）水杨酸镁的含量测定。

照紫外 - 可见分光光度法（通则 0401）测定。

供试品溶液　取本品，精密称定，加水溶解并定量稀释制成每 1mL 中约含无水水杨酸镁 20μg 的溶液。

对照品溶液　取水杨酸镁对照品，精密称定，加水溶解并定量稀释制成每 1mL 中约含无水水杨酸镁 20μg 的溶液。

测定法　取供试品溶液与对照品溶液，在 296nm 的波长处分别测定吸光度，计算。

本品按干燥品计算，含 $C_{14}H_{10}MgO_6$ 应为 98.0% ～ 103.0%。

供试品溶液的配制方法：称取水杨酸镁供试品 0.1020g，置 250mL 量瓶中，加水使溶解并稀释至刻度，摇匀，精密量取 5mL，置 100mL 量瓶中，加水稀释至刻度，摇匀。测得吸收度为 0.574，本品干燥失重为 0.3%。

对照品溶液的配制方法　称取水杨酸镁对照品 0.1026g，置 250mL 量瓶中，加水使溶解并稀释至刻度，摇匀，精密量取 5mL，置 100mL 量瓶中，加水稀释至刻度，摇匀。测得吸收度为 0.582。

本法计算时，A_x=0.574，A_R=0.582，m_R=0.1026g，m=0.1020g，干燥失重 =0.3%。

因供试品溶液和对照品溶液的配制方法一样，其含量计算如下：

$$
\begin{aligned}
含量（\%） &= \frac{\frac{A_x}{A_R} \times m_R}{m \times (1-干燥失重)} \times 100\% \\
&= \frac{\frac{0.574}{0.582} \times 0.1026}{0.1020 \times (1-0.3\%)} \times 100\% \\
&= 99.5\%
\end{aligned}
$$

本品测得含量为99.5%，在98.0% ～ 103.0%之间，因此该原料药含量测定符合规定。

（三）色谱分析法

1. 色谱分析法概述

色谱分析法是根据混合物中各组分的色谱行为差异，先分离再对组分进行分析的方法。色谱分析法具有高灵敏度和高专属性，具有一定的准确度，其结果计算需要对照品，主要用于对方法的专属性及灵敏度要求较高的复杂样品的含量测定。制剂组分复杂、干扰物质较多，且含量限度要求较宽，多采用具有分离能力的色谱分析法进行含量测定。另外，在药物检查中"有关物质"一项常测定的是与药物结构相似的一系列物质，对其限量也常采用色谱分析法。按照分离方法不同可分为：高效液相色谱法、气相色谱法、薄层色谱法等。本教材仅介绍应用高效液相色谱法进行定量计算的方法。

2. 高效液相色谱法系统适用性实验

色谱系统的适用性试验通常包括理论板数、分离度、灵敏度、拖尾因子和重复性等五个参数。

按各品种正文项下要求对色谱系统进行适用性试验，即用规定的对照品溶液或系统适用性试验溶液在规定的色谱系统进行试验，必要时，可对色谱系统进行适当调整，以符合要求。

（1）色谱柱的理论板数（n）　用于评价色谱柱的效能。由于不同物质在同一色谱柱上的色谱行为不同，采用理论板数作为衡量色谱柱效能的指标时，应指明测定物质，一般为待测物质或内标物质的理论板数。

在规定的色谱条件下，注入供试品溶液或各品种项下规定的内标物质溶液，记录色谱图，量出供试品主成分色谱峰或内标物质色谱峰的保留时间 t_R 和峰宽（W）或半高峰宽（$W_{h/2}$），按 $n=16(t_R/W)^2$ 或 $n=5.54(t_R/W_{h/2})^2$ 计算色谱柱的理论板数。t_R、W、$W_{h/2}$ 可用时间或长度计，但应取相同单位。

（2）分离度（R）　用于评价待测物质与被分离物质之间的分离程度，是衡量色谱系统分离效能的关键指标。可以通过测定待测物质与已知杂质的分离度，也可以通过测定待测物质与某一指标性成分（内标物质或其他难分离物质）的分离度，或将供试品或对照品用适当的方法降解，通过测定待测物质与某一降解产物的分离度，对色谱系统分离效能进行评价与调整。

无论是定性鉴别还是定量测定，均要求待测物质色谱峰与内标物质色谱峰或特定的杂质对照色谱峰及其他色谱峰之间有较好的分离度。除另有规定外，待测物质色谱峰与相邻色谱峰之间的分离度应不小于1.5。

（3）灵敏度　用于评价色谱系统检测微量物质的能力，通常以信噪比（S/N）来表示。建立方法时，可通过测定一系列不同浓度的供试品或对照品溶液来测定信噪比。定量测定时，信噪比应不小于10；定性测定时，信噪比应不小于3。系统适用性试验中可以设置灵敏度实验溶液来评价色谱系统的检测能力。

（4）拖尾因子（T）　用于评价色谱峰的对称性质。以峰高作定量参数时，除另有规定外，T 值应在 0.95 ～ 1.05 之间。以峰面积作定量参数时，一般的峰拖尾或前伸不会影响峰面积积分，但严重拖尾会影响基线和色谱峰起止的判断和峰面积积分的准确性，此时应在品种正文项下对拖尾因子作出规定。

（5）重复性　用于评价色谱系统连续进样时响应值的重复性能。除另有规定外，通常取各品种项下的对照品溶液，连续进样 5 次，其峰面积测量值（或内标比值或其校正因子）的相对标准偏差应不大于 2.0%。视进样溶液的浓度和 / 或体积、色谱峰响应和分析方法所能达到的精度水平等，对相对标准偏差的要求可适当放宽或收紧，放宽或收紧的范围以满足品种项下检测需要的精密度要求为准。

3. 定量计算

高效液相色谱法的定量分析可根据供试品或仪器的具体情况采用峰面积或峰高法，目前大多采用峰面积法。中国药典收载的定量方法主要包括内标法和外标法。下面介绍外标法的相关计算。

外标法测定方法：按各品种项下的规定，精密称（量）取对照品和供试品，配制成溶液，分别精密取一定量，进样，记录色谱图，测量对照品溶液和供试品溶液中待测物质的峰面积（或峰高），按下式计算含量：

$$C_x = \frac{A_x}{A_R} \times C_R$$

式中，C_x 为供试品溶液的浓度，g/mL；A_x 为供试品溶液的峰面积；A_R 为对照品溶液的峰面积；C_R 为供试品溶液的浓度，g/mL。

当采用外标法测定时，以手动进样器定量环或自动进样器进样为宜。

再根据供试品溶液的稀释倍数和初始配制体积便可计算出待测组分的量。

$$含量（\%） = \frac{\dfrac{A_x}{A_R} \times C_R \times D \times V}{m} \times 100\%$$

式中，A_x 为供试品溶液的峰面积；A_R 为对照品溶液的峰面积；C_R 为供试品溶液的浓度，g/mL；V 为供试品的初始配制体积，mL；D 为稀释倍数；m 为供试品的称样量，g。

若供试品溶液和对照品溶液的配制方法一样，其含量计算公式可简化为：

$$含量（\%） = \frac{\dfrac{A_x}{A_R} \times m_R}{m} \times 100\%$$

式中，A_x 为供试品溶液的峰面积；A_R 为对照品溶液的峰面积；m_R 为对照品的称样量，g；m 为供试品的称样量，g。

若供试品含量要求按干燥品计算，则计算公式如下。

$$含量（\%） = \frac{\dfrac{A_x}{A_R} \times C_R \times D \times V}{m \times (1-干燥失重)} \times 100\%$$

若供试品溶液和对照品溶液的配制方法一样，其含量计算公式可简化为：

$$含量（\%） = \frac{\dfrac{A_x}{A_R} \times m_R}{m \times (1-干燥失重)} \times 100\%$$

【实例】　《中国药典》（2020 年版）托拉塞米的含量测定。
照高效液相色谱法（通则 0512）测定。

供试品溶液　取本品约 20mg，精密称定，置 100mL 量瓶中，加甲醇 18mL 使溶解，再加 0.1% 三乙胺溶液 22mL，用流动相稀释至刻度，摇匀。

对照品溶液　取托拉塞米对照品约 20mg，精密称定，置 100mL 量瓶中，加甲醇 18mL 使溶解，再加 0.1% 三乙胺溶液 22mL，用流动相稀释至刻度，摇匀。

系统适用性溶液　取托拉塞米与杂质 I 对照品适量，加甲醇适量使溶解，用流动相稀释制成每 1mL 中分别约含 0.1mg 与 0.01mg 的混合溶液。

色谱条件　用端基封尾十八烷基硅烷键合硅胶为填充剂；以甲醇 -0.1% 三乙胺溶液（用磷酸调节 pH 至 3.5）（45 : 55）为流动相；检测波长为 291nm；进样体积为 20μL。

系统适用性要求　系统适用性溶液色谱图中，托拉塞米峰与杂质 I 峰之间的分离度应大于 5。

测定法　精密量取供试品溶液与对照品溶液，分别注入液相色谱仪，记录色谱图。按外标法以峰面积计算。

本品按干燥品计算，含 $C_{16}H_{20}N_4O_3S$ 应为 98.0% ～ 102.0%。

实验测定数据如下，供试品的称样量为 0.02062g，供试品溶液的峰面积为 865288，对照品的称样量为 0.02130g，对照品溶液的峰面积为 868364，本品干燥失重为 0.7%。

因供试品溶液和对照品溶液的配制方法一样，其含量计算如下。

$$含量（\%）=\frac{\dfrac{A_x}{A_R}\times m_R}{m\times(1-干燥失重)}\times100\%=\frac{\dfrac{865288}{868364}\times0.02130}{0.02062\times(1-0.7\%)}\times100\%$$
$$=103.7\%$$

本品测得含量为 103.7%，大于 102.0% 之间，因此该原料药含量测定不符合符合规定。

课堂互动：计算多索茶碱的含量并判断是否符合规定。

照高效液相色谱法（通则 0512）测定。

供试品溶液　取本品适量，精密称定，加溶剂溶解并定量稀释制成每 1mL 中约含 0.05mg 的溶液。

对照品溶液　取多索茶碱对照品适量，精密称定，加溶剂溶解并定量稀释制成每 1mL 中约含 0.05mg 的溶液。

溶剂与色谱条件　见有关物质项下。

系统适用性要求　理论板数按多索茶碱峰计算不低于 2000。

测定法　精密量取供试品溶液与对照品溶液，分别注入液相色谱仪，记录色谱图。按外标法以峰面积计算。

本品按干燥品计算，含 $C_{11}H_{14}N_4O_4$ 应为 98.5% ～ 102.0%。

供试品溶液的配制方法为：称取供试品 0.1006g，置 200mL 量瓶中，加溶剂使溶解并稀释至刻度，摇匀，精密量取 1mL，置 100mL 量瓶中，加溶解稀释至刻度，摇匀。

对照品溶液的配制方法为：称取对照品 0.0110g，置 200mL 量瓶中，加溶剂使溶解并稀释至刻度，摇匀，精密量取 10mL，置 100mL 量瓶中，加溶解稀释至刻度，摇匀。

测得供试品溶液的峰面积为 685234，对照品溶液的峰面积为 689325，本品干燥失重为 0.3%。

二、定量分析的结果表示

定量分析的结果是判断药品优劣的重要依据，计算方法因分析测定方法的不同而异，原料药和制剂含量的表示方法也有所不同，《中国药典》中，原料药的含量用百分含量表示，制剂的含量用百分标示量表示。

（1）原料药百分含量的表示方法

$$含量（\%）=\frac{m_x}{m}\times100\%$$

式中，m_x 为有效成分的实测量；m 为供试品的取样量。

（2）制剂含量的表示方法

$$标示量（\%）=\frac{每片（每支）实测量}{标示量}\times100\%=\frac{m_x}{S}\times100\%$$

式中，m_x 为每片（每支）的实测量；S 为标示量。

（3）常见制剂的含量计算方法

① 片剂含量的计算：

$$标示量（\%）=\frac{每片实测量}{标示量}\times100\%$$

$$=\frac{供试品中测得量\times平均片重（g）}{供试品取样量（g）\times标示量}\times100\%$$

② 注射剂含量的计算：

$$标示量（\%）=\frac{每支实测量}{标示量}\times100\%$$

$$=\frac{供试品中测得量\times每支容量（mL）}{供试品取样量（mL）\times标示量}\times100\%$$

任务 7-1
原料药的含量测定

情境设定

小李同学在一家药企实习，QA 送来两批阿司匹林原料药，需要测定两批原料药的含量，那么小明同学该如何测量阿司匹林原料药的含量呢？需要做哪些前期准备呢？

任务目标

1. 思政目标

具备"质量第一"的责任意识，良好的实验习惯及职业素养，严谨扎实、实事求是、精益求精的工作作风。

2. 知识目标

掌握原料药含量测定的方法和要求；熟悉检查流程和结果判断方法。

3. 技能目标

能运用容量法、紫外法、高效液相色谱法进行原料药含量测定；能正确记录并处理数据。

任务实施

★ 查一查：查阅《中国药典》（2020 年版）二部阿司匹林含量测定方法。

阿司匹林【含量测定】 取本品约 0.4g，精密称定，加中性乙醇（对酚酞指示液显中性）20mL 溶解后，加酚酞指示液 3 滴，用氢氧化钠滴定液（0.1mol/L）滴定。每 1mL 氢氧化钠滴定液（0.1mol/L）相当于 18.02mg 的 $C_9H_8O_4$。

本品为 2-（乙酰氧基）苯甲酸。按干燥品计算，含 $C_9H_8O_4$ 不得少于 99.5%。

★ 做一做：完成阿司匹林原料药的含量测定。

一、查阅标准，设计流程

称样→配制供试品溶液→滴定→记录终点体积。（平行操作两份）

二、检验准备

电子天平（感量 0.1 mg）、聚四氟乙烯滴定管、250mL 锥形瓶、量筒、酚酞指示液、中性乙醇、氢氧化钠滴定液（0.1mol/L）、阿司匹林原料药、手套等。

三、操作要点

1. 准备中性乙醇

取 50mL 乙醇置烧杯中→加 3 滴指示液（因本法所用的指示剂为酚酞，故加酚酞指示液）→逐滴滴加氢氧化钠滴定液（0.1mol/L），边加边搅拌，加至溶液显浅粉色，且 30s 不褪。

2. 准备供试品溶液

取阿司匹林原料药约 0.4g →精密称定（记录称量数据）→置锥形瓶中→加入中性乙醇 20mL，振摇溶解→酚酞指示液 3 滴，摇匀→得供试品溶液。（平行制备两份）

3. 滴定

用氢氧化钠滴定液（0.1mol/L）滴定至溶液显浅粉色，且 30s 不褪色，记录终点体积。

四、计算含量和相对偏差

含量计算公式：含量（%）$= \dfrac{T \times V \times F \times 10^{-3}}{m \times (1-干燥失重)} \times 100\%$

式中，F 为氢氧化钠滴定液的浓度校正因子，$F = \dfrac{C_{实际}}{C_{规定}}$；$T$ 为滴定度，每 1mL 氢氧化钠滴定液（0.1mol/L）相当于 18.02mg 的 $C_9H_8O_4$；m 为阿司匹林原料药的质量，g。

相对偏差公式：$Rd = \dfrac{|x_1 - x_2|}{x} \times 100\%$

阿司匹林原料药含量测定

项目	数据	
干燥失重 /%	0.12	
C_{NaOH}/（mol/L）	0.1004	
称样量 /g	0.3998	0.4002
V_{NaOH}/mL	22.06	22.10
含量 /%	99.9	100.0
平均含量 /%	100.0	
Rd/%	0.05	

五、标准规定

本品按干燥品计算，含 $C_9H_8O_4$ 不得少于 99.5%。若测得含量在 99.5%~101.0% 之间，且相对偏差不得大于 0.1%，即判为合格。反之，需要复测。

六、检验结论

符合规定。

★ 学一学：必备知识与原理。

一、阿司匹林含量测定原理

阿司匹林（乙酰水杨酸）是常用的解热镇痛药，属芳酸酯类结构，在水溶液中可解离出 H^+（pKa=3.49），故可用标准碱溶液直接滴定，以酚酞为指示剂，其滴定反应为：

阿司匹林的溶解溶剂选用的是中性乙醇，所谓中性乙醇是指对酚酞指示液显中性的乙醇溶剂。测定时选用中性乙醇溶解样品，是因为阿司匹林在水中微溶，在乙醇中易溶；又由于乙醇的极性较小，可使阿司匹林的水解程度降低，从而防止阿司匹林的水解；同时又可以避免乙醇溶剂中的酸性杂质消耗滴定液而影响测定结果。

二、原料药含量测定方法与计算

（一）容量分析法

1. 直接滴定法

$$含量（\%）=\frac{V\times T\times F\times 10^{-3}}{m\times (1-干燥失重)}\times 100\%$$

式中，m 为供试品的取样量，g；V 为滴定液的消耗体积，mL；F 为浓度校正因数；T 为滴定度，mg/mL。

2. 剩余滴定法

$$含量（\%）=\frac{(V_0-V)\times T\times F\times 10^{-3}}{m\times (1-干燥失重)}\times 100\%$$

式中，V_0 为空白试验消耗的滴定液体积，mL；V 为供试品消耗的滴定液体积，mL；T 为滴定度，mg/mL；F 为浓度校正因数；m 为供试品的取样量，g。

（二）紫外-可见分光光度法

1. 吸收系数法

$$含量（\%）=\frac{A\times D\times V}{E_{1cm}^{1\%}\times 100\times l\times m\times (1-干燥失重)}\times 100\%$$

式中，A 为吸收度；$E_{1cm}^{1\%}$ 为百分吸收系数；l 为液层的厚度，cm；V 为供试品的初始配制体积，mL；D 为稀释倍数；m 为供试品的称样量，g。

2. 对照品比较法

$$含量（\%）=\frac{\dfrac{A_x}{A_R}\times C_R\times D\times V}{m\times (1-干燥失重)}\times 100\%$$

式中，A_x 为供试品溶液的吸收度；A_R 为对照品溶液的吸收度；C_R 为供试品溶液的浓度，g/mL；V 为供试品的初始配制体积，mL；D 为稀释倍数；m 为供试品的称样量，g。

若供试品溶液和对照溶液的配制方法一样，其含量计算公式可简化为：

$$含量（\%）=\frac{\dfrac{A_x}{A_R}\times m_R}{m\times (1-干燥失重)}\times 100\%$$

（三）高效液相色谱法（外标法）

$$含量（\%）=\frac{\dfrac{A_x}{A_R}\times C_R\times D\times V}{m\times (1-干燥失重)}\times 100\%$$

式中，A_x 为供试品溶液的峰面积；A_R 为对照品溶液的峰面积；C_R 为供试品溶液的浓度，g/mL；V 为供试品的初始配制体积，mL；D 为稀释倍数；m 为供试品的称样量，g。

若供试品溶液和对照品溶液的配制方法一样，其含量计算公式可简化为：

$$含量（\%）=\dfrac{\dfrac{A_x}{A_R}\times m_R}{m\times（1-干燥失重）}\times100\%$$

课堂互动：阿司匹林原料药的含量要求以干燥品计算，则进行含量测定前是否需要干燥？

★ **总结提高**：原料药含量测定注意事项。

（1）原料药是较纯的物质，其含量限度的要求比较严格。原料药的含量如规定上限为100%以上时，系指用质量标准规定的分析方法测定时可能达到的数值，它为标准规定的限度或允许偏差，并非真实含有量。如为规定上限时，系指不超过101.0%。

（2）供试品称样时，应选择合适精度的天平，并保证取样量在规定的范围内。

★ **练一练**：举一反三，巩固提高。

根据学习过的内容，自主练习葡萄糖酸钙原料药的含量测定，根据评价表完成自我评定，上传学习平台。

任务评价

葡萄糖酸钙原料药的含量测定任务评价表

班级：_____ 姓名：_____ 学号：_____

序号	任务要求	配分/分	得分/分
1	正确穿戴工作服	5	
2	正确选择天平	10	
3	称量总重	10	
4	滴定管的使用	10	
5	滴定终点的判断	10	
6	原料药含量的正确计算	20	
7	正确判断含量是否符合规定	15	
8	结束后清场	10	
9	态度认真、操作规范有序	10	
	总分	100	

（张修梅）

任务 7-2
片剂的含量测定

情境设定

小李同学在家里找到两个厂家的甲硝唑片，这两个厂家药品说明书上标记的甲硝唑规格相同，那么如何判断不同厂家甲硝唑片中甲硝唑的实际含量呢？

任务目标

1. 思政目标

具备"质量第一"的责任意识，良好的实验习惯及职业素养，严谨扎实、实事求是、精益求精的工作作风。

2. 知识目标

掌握片剂含量测定的方法和要求；熟悉附加剂的干扰和排除。

3. 技能目标

能运用容量法、紫外法、高效液相色谱法进行片剂含量测定；能正确记录并处理数据，能正确判断结果。

任务实施

★ 查一查：查阅《中国药典》（2020 年版）二部甲硝唑片含量测定方法。

【含量测定】 照高效液相色谱法（通则 0512）测定。

供试品溶液 取本品 20 片，精密称定，研细，精密称取细粉适量（约相当于甲硝唑 0.25g），置 50mL 量瓶中，加 50% 甲醇溶液适量，振摇使甲硝唑溶解，用 50% 甲醇溶液稀释至刻度，摇匀，滤过，精密量取续滤液 5mL，置 100mL 量瓶中，用流动相稀释至刻度，摇匀。

对照品溶液 取甲硝唑对照品适量，精密称定，加流动相溶解并定量稀释制成每 1mL 中约含 0.25mg 的溶液。

色谱条件 用十八烷基硅烷键合硅胶为填充剂；以甲醇 - 水（20：80）为流动相；检测波长为 320nm；进样体积 10μL。

系统适用性要求 理论板数按甲硝唑峰计算不低于 2000。

测定法 精密量取供试品溶液与对照品溶液，分别注入液相色谱仪，记录色谱图。按外标法以峰面积计算。

本品含甲硝唑（$C_6H_9N_3O_3$）应为标示量的 93.0% ～ 107.0%。

★ 做一做：完成甲硝唑片的含量测定。

一、查阅标准，设计流程

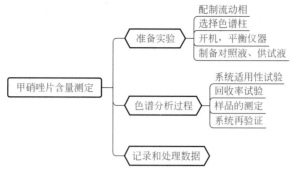

二、检验准备

高效液相色谱仪、电子天平、研钵、容量瓶、甲硝唑片、甲硝唑对照品、甲醇（色谱纯）、超纯水、手套等。

三、操作要点

（一）准备试验

1. 配制流动相

依据质量标准"含量测定"项下计算配制流动相的量，由于本品不需要用流动相溶解稀释样品，故只考虑流速与检测时间即可。然后按比例取各组分混匀、过滤、脱气，备用。

2. 选择色谱柱

按照"色谱条件与系统适用性试验"项下规定，选择十八烷基硅烷键合硅胶为填充剂的色谱柱。

3. 开机，平衡仪器

依次开启泵、检测器等各部分电源开关，待流动相的管路中有液体流出时按箭头方向接色谱柱，待色谱柱另一端有液体流出时接上色谱柱的另一端。然后设定流速、检测波长等参数，将色谱柱用去离子水冲洗 20 ～ 30min 以置换出色谱柱中的甲醇，然后更换流动相平衡 30min 左右，待基线走稳，仪器即可准备进样。（注意：色谱柱不能接反；更换流动相时要停泵。）

4. 溶液的制备

对照品溶液：平行称取甲硝唑对照品 2 个，分别是 S_1、S_2，按照质量标准方法依法配制。

供试品溶液：取甲硝唑片 20 片，精密称定，研细，精密称取细粉适量（约相当于甲硝唑 0.25g），平行称取粉末 2 份，分别是 X_1、X_2，按照质量标准方法依法配制。

（二）色谱分析过程

1. 系统适用性试验

目的：验证系统的可靠性、稳定性、重复性。

操作：取对照液 S_1 液连续进样 5 针，计算 5 针的峰面积的平均值、理论塔板数 n、分离度 R、拖尾因子 T、相对标准偏差 RSD，看是否符合要求。（按甲硝唑峰计算 n 应不低于 2000；T 应在 0.95 ～ 1.05；$RSD \leqslant 2.0\%$）有一项不符合，系统适应性试验不通过。

2. 回收率试验

定义：用已知含量的对照品作供试品进样分析，用外标法计算含量，与对照品的已知含量比较求得对照品的回收率，用以评价峰面积的重复性及对照品的准确性。

$$回收率（\%）=\frac{测得含量}{已知含量}\times 100\%$$

操作：取对照液 S$_2$ 连续进样 2 针，按照外标法计算公式计算 2 针的回收率，分别应在 98% ～ 102% 之间。另外需计算 2 个回收率的相对平均偏差不得超过 2.0%。

3. 样品的测定

分别取供试液 X$_1$、X$_2$ 各进样 2 针，计算含量及 4 针含量的 RSD，RSD ≤ 2.0%。

4. 系统再验证

取对照液 S$_1$ 进样 1 针，计算 6 针的 RSD，RSD ≤ 2.0%。

四、记录数据并计算含量

$$片剂标示量（\%）=\frac{\dfrac{A_x}{A_R}\times C_R\times D\times V\times \overline{W}}{m\times S}\times 100\%$$

甲硝唑片含量测定

W_{S_1}/mg	$A_{对}$	$A_{对（平均）}$	RSD/%
12.93	87235.9	87196.2	0.04
	87195.4		
	87179.8		
	87220.2		
	87149.7		

W_{S_1}/mg	$A_{对}$	回收率/%	Rd/%
12.95	88053.6	100.8	0.00
	88043.3	100.8	

$W_{样}$/g	20 片/g	规格/g	$A_{样}$	$A_{样（平均）}$	含量/%	Rd/%	平均含量/%
0.3258	5.0013	0.2	88925.1	88780.25	99.33	0.18	99.3
			88635.4				
0.3265			89048.7	88939	99.29		
			88829.3				

五、结果判断

以上各项有一项不符合规定，应寻找原因重新操作。全部符合规定后，以 X$_1$、X$_2$ 的平均含量作为该样品的实测含量，然后进行标示百分含量的计算。片剂的标示量应为 93.0% ～ 107.0%，且对照品峰面积的 RSD 应不大于 2.0%，即判为合格。

六、检验结论

符合规定。

25. 片剂中附加剂的干扰与排除

★ 学一学：必备知识与原理。

一、片剂中附加剂的干扰与排除

药物制剂是由原料药和辅料组成，即除含主药外，往往还含有一些附加剂，如片剂的稀释剂、润滑剂、崩解剂、赋形剂等。辅料成分的存在，对药物制剂含量的测定会产生干扰，因此，对于药物制剂的含量测定应考虑辅料的影响，并采取相应的方法消除干扰。

片制中常用的赋形剂为淀粉、糊精、蔗糖、乳糖、硬脂酸镁、硫酸钙、羧甲基纤维素和滑石粉等。当它们对测定主药的含量有干扰时，应根据它们的性质和特点进行排除，一般可采取如下方法。

（一）糖类的干扰及其排除

赋形剂如淀粉、糊精、蔗糖、乳糖经水解后均生成葡萄糖，葡萄糖为醛糖，它可被强氧化剂如高锰酸钾氧化成葡萄糖酸，因此糖类可能干扰氧化还原滴定。对于有糖类存在的制剂，在选择氧化原法测定含量时，应避免使用强氧化性的滴定剂。

如《中国药典》二部硫酸亚铁采用高锰酸钾滴定法，而硫酸亚铁片、硫酸亚铁缓释片为排除糖类的干扰，则采用硫酸铈滴定法测定含量。亦可采用过滤的方法除去干扰，如维生素 C 片含量测定用过滤法除去糖类的干扰，再用碘量法测定其含量。

（二）硬脂酸镁的干扰及其排除

硬脂酸镁为片剂润滑剂，是以硬脂酸镁（$C_{36}H_{70}MgO_4$）和棕榈酸镁（$C_{32}H_{62}MgO_4$）为主要成分的混合物，Mg^{2+} 可干扰配位滴定法或非水滴定法。

Mg^{2+} 在 pH10 左右可以和 EDTA 形成稳定的配位化合物。如果被测金属离子与 EDTA 配合物的稳定常数比 Mg^{2+} 的 EDTA 配合物大得多，Mg^{2+} 也不会干扰测定。若 Mg^{2+} 有干扰，可以加掩蔽剂掩蔽，如在 pH6 ～ 7.5 条件下，酒石酸可以和 Mg^{2+} 形成稳定的配位化合物而将其掩蔽。

在非水溶液滴定法中，硬脂酸根离子能被高氯酸滴定，因而可干扰测定。若主药含量大，硬脂酸镁的含量小，则对测定结果影响不大，可不考虑其干扰，直接进行测定；但主药含量少而硬脂酸镁含量大时，硬脂酸镁的存在可使测定结果偏高。若药物是脂溶性的，可采用适当的有机溶剂提取出药物后再测定。也可换用其他方法测定含量。如盐酸吗啡原料药采用非水溶液滴定法测定含量，片剂则采用紫外分光光度法测定。

（三）滑石粉等的干扰及其排除

赋形剂中如有滑石粉、硫酸钙、碳酸钙等，因在水中不易溶解而使溶液浑浊，如果用比色法、比旋法和比浊法测定制剂中主药的含量时，则会产生干扰。可以根据被测物质与干扰物质的溶解性差异，采用适当的溶剂将被测物质溶解或过滤分离，再对主药进行含量测定。

二、定量分析的结果计算

（一）容量分析法

1. 直接滴定法

$$片剂标示量（\%）=\frac{D\times V\times T\times F\times 10^{-3}\times \overline{W}}{m\times S}\times 100\%$$

式中，m 为供试品的取样量，g；V 为滴定液的消耗体积，mL；F 为浓度校正因数；D 为供试品的稀释倍数；T 为滴定度，mg/mL；$\overline{W}$ 为平均片重，g/ 片；S 为标示量，g/ 片。

2. 剩余滴定法

$$片剂标示量（\%）=\frac{D\times (V_0-V)\times T\times F\times 10^{-3}\times \overline{W}}{m\times S}\times 100\%$$

式中，V_0 为空白试验消耗的滴定液体积，mL；V 为供试品消耗的滴定液体积，mL；T 为滴定度，mg/mL；F 为浓度校正因数；D 为供试品的稀释倍数；m 为供试品的取样量，g；$\overline{W}$ 为平均片重，g/ 片；S 为标示量，g/ 片。

（二）紫外 - 可见分光光度法

1. 吸收系数法

$$片剂标示量（\%）=\frac{A\times D\times V\times \overline{W}}{E_{1cm}^{1\%}\times 100\times l\times m\times S}\times 100\%$$

式中，A 为吸收度；$E_{1cm}^{1\%}$ 为百分吸收系数；l 为液层的厚度，cm；V 为供试品的初始配制体积，mL；D 为稀释倍数；m 为供试品的称样量，g；$\overline{W}$ 为平均片重，g/ 片；S 为标示量，g/ 片。

2. 对照品比较法

$$片剂标示量（\%）=\frac{\dfrac{A_x}{A_R}\times C_R\times D\times V\times \overline{W}}{m\times S}\times 100\%$$

式中，A_x 为供试品溶液的吸收度；A_R 为对照品溶液的吸收度；C_R 为供试品溶液的浓度，g/mL；V 为供试品的初始配制体积，mL；D 为稀释倍数；m 为供试品的称样量，g；$\overline{W}$ 为平均片重，g/ 片；S 为标示量，g/ 片。

若供试品溶液和对照品溶液的配制方法一样，其含量计算公式可简化为

$$片剂标示量（\%）=\frac{\dfrac{A_x}{A_R}\times m_R\times \overline{W}}{m\times S}\times 100\%$$

（三）高效液相色谱法（外标法）

$$片剂标示量（\%）=\frac{\dfrac{A_x}{A_R}\times C_R\times D\times V\times \overline{W}}{m\times S}\times 100\%$$

式中，A_x 为供试品溶液的峰面积；A_R 为对照品溶液的峰面积；C_R 为供试品溶液的浓度，g/mL；V 为供试品的初始配制体积，mL；D 为稀释倍数；m 为供试品的称样量，g；$\overline{W}$ 为平均片重，g/ 片；S 为标示量，g/ 片。

若供试品溶液和对照品溶液的配制方法一样，其含量计算公式可简化为

$$片剂标示量（\%）=\dfrac{\dfrac{A_x}{A_R}\times m_R\times \overline{W}}{m\times S}\times 100\%$$

课堂互动：片剂进行含量测定时，应如何排除附加的干扰?

★ **总结提高**：片剂含量测定注意事项。

（1）供试品取样应符合要求，应选择合适精度的天平，并保证取样量在规定的范围内。

$$片剂粉末的称样量=规定取样量\times \dfrac{平均片重}{标示量}\times (1\pm 10\%)$$

（2）片剂在进行含量测定时，要考虑辅料的干扰。

★ **练一练**：举一反三，巩固提高。

根据学习过的内容，自主练习尼莫地平片的含量测定，根据评价表完成自我评定。

任务评价

片剂的含量测定任务评价表

班级：_____ 姓名：_____ 学号：_____

序号	任务要求	配分/分	得分/分
1	正确穿戴工作服	5	
2	正确选择天平	10	
3	称量总重	10	
4	正确计算称样量	10	
5	高效液相色谱操作	10	
6	含量计算正确	20	
7	正确判断含量测定是否符合规定	15	
8	结束后清场	10	
9	态度认真、操作规范有序	10	
	总分	100	

（张修梅）

任务 7-3
注射剂的含量测定

情境设定

在 2006 年，"齐二药假药案""欣弗劣药事件""鱼腥草注射液事件"连续出现，震惊全国。各样的事实和数据都在提醒我们：注射剂，同样也是一把能够割伤我们自己的锋利宝剑！国家将注射剂列为高风险产品进行重点监管。增加监督检查的频次和突出重点检查内容，同时将生产检查和市场抽查检验相结合，形成多方位的监管。

应如何进行注射剂的含量测定？

任务目标

1. 思政目标

具备"质量第一"的责任意识，良好的实验习惯及职业素养，严谨扎实、实事求是、精益求精的工作作风。

2. 知识目标

掌握注射液含量测定的方法和要求；熟悉附加剂的干扰和排除。

3. 技能目标

能运用容量法、紫外法、高效液相色谱法进行注射剂含量测定；能正确记录并处理数据。

任务实施

★ 查一查：查阅《中国药典》（2020 年版）二部维生素 B_{12} 注射液的含量测定方法。

【含量测定】 照紫外 - 可见分光光度法（通则 0401）测定。避光操作。

供试品溶液 精密量取本品适量，用水定量稀释成每 1mL 中约含维生素 B_{12} 25μg 的溶液。

测定法 取供试品溶液，在 361nm 的波长处测定吸光度，按 $C_{63}H_{88}CoN_{14}O_{14}P$ 的吸收系数（$E_{1cm}^{1\%}$）为 207 计算，即得。

本品含维生素 B_{12}（$C_{63}H_{88}CoN_{14}O_{14}P$）应为标示量的 90.0% ～ 110.0%。

★ 做一做：完成维生素 B_{12} 注射液的含量测定。

一、查阅标准，设计流程
配制溶液→测定吸收度→计算含量

二、检验准备
紫外可见分光光度仪、棕色容量瓶、移液管、维生素 B_{12} 注射液等。

26. 注射剂的含量测定

三、操作要点

1.配制供试品溶液

本品的规格为 1mL ： 0.5mg。溶液配制方法（参考）：精密量取本品 5mL，置于 100mL 容量瓶中，加水稀释至刻度，摇匀，即得供试品溶液（25μg/mL）。平行制备两份。

2.测定吸收度

开机预热→模式选择（光度测量）→按 F_1 进入参数设置界面→光度模式（Abs）；检测波长（361nm）；暗电流校正→按 return 返回测量界面→按 F_3 进入试样设置界面→使用样池数：1；1 号池是否空白校正：否→按 return 返回测量界面→ 1 号池放参比溶液，合盖→按 A/Z 键→取出参比溶液，放入样品溶液，合盖→按 start →记录测量数据。

四、记录数据并计算含量

含量计算公式：

$$注射剂标示量（\%）=\frac{A \times D \times V \times 每支装量}{E_{1cm}^{1\%} \times 100 \times l \times V_s \times S} \times 100\%$$

其中，A 为供试品溶液的吸光度；V 为初始配制体积，mL；D 为稀释倍数；$E_{1cm}^{1\%}$ 为百分吸收系数；l 为吸收池的厚度，cm；V_s 为供试品的取样量，mL；S 为标示量，g。

维生素 B_{12} 注射液含量测定

测定次数	1	2
吸收度	0.514	0.510
含量 /%	99.32	98.55
Rd/%	0.4	
平均含量 /%	98.9	

五、结果判断

含维生素 B_{12}（$C_{63}H_{88}CoN_{14}O_{14}P$）应为标示量的 90.0% ～ 110.0%，且相对平均偏差要求应不大于 0.5%，即判为合格。

六、检查结论

符合规定。

★ 学一学：必备知识与原理。

一、注射剂中附加剂的干扰与排除

注射剂在制备过程中常加入溶剂和附加剂。溶剂主要包括注射用水、注射用油以及其他注射用溶剂。附加剂主要有渗透压调节剂、pH 调节剂、抗氧剂、抑菌剂等。在测定注射剂含量时，这些附加剂和溶剂如不产生干扰，则可采用

27.注射剂中附加剂的干扰与排除

原料药物的含量测定方法；如产生干扰，则需通过适当办法排除干扰后，才能测定含量。

（一）抗氧剂的干扰与排除

对于具有还原性的制剂，常常要加入亚硫酸氢钠、焦亚硫酸钠、硫代硫酸钠和维生素 C 等作为抗氧剂以防止主药氧化变质。当用氧化还原法和亚硝酸钠法测定药物含量时，这些物质的存在对测定有干扰。为了消除抗氧剂的干扰，通常采用以下方法加以排除。

1. 加入丙酮或甲醛

加入丙酮或甲醛作掩蔽剂。丙酮或甲醛可与亚硫酸钠、亚硫酸氢钠及焦亚硫酸钠等抗氧剂发生加成反应，使失去还原性而排除对测定的干扰。如碘量法测定维生素 C 注射液的含量时，加入丙酮以消除亚硫酸氢钠的干扰。

2. 加酸、加热分解

加酸、加热可使抗氧剂分解。亚硫酸氢钠、焦亚硫酸钠、硫代硫酸钠遇强酸可分解为 SO_2 气体，加热后全部逸出。如亚硝酸钠法测定盐酸普鲁卡因胺注射液时，其中的抗氧剂亚硫酸氢钠或焦亚硫酸钠可消耗具有弱氧化性的亚硝酸钠滴定液，干扰测定结果。测定时可通过加入盐酸，迅速煮沸的方法消除其干扰，再依法测定。

3. 加入氧化剂

加入氧化剂过氧化氢或硝酸，利用被测物质与抗氧剂的还原性强弱差异，使得加入的氧化剂仅能与抗氧剂亚硫酸氢钠或亚硫酸钠作用，而不能氧化被测物质，从而消除了抗氧剂的干扰。

4. 加碱后用有机溶剂提取

有机碱的盐类遇到适当的碱后会析出游离的有机碱，将其提取至有机溶剂中，以消除水溶性抗氧剂的干扰，再依法测定。如在盐酸阿扑吗啡注射液测定含量时，加入碳酸氢钠溶液使阿扑吗啡游离，再用有机溶剂乙醚提取阿扑吗啡，消除了抗氧剂焦亚硫酸钠的干扰。

5. 选用合适的波长测定

用紫外 - 可见分光光度法测定药物含量时，应选择合适的波长进行测定，要求辅料在主药测定波长范围内没有吸收，否则干扰测定。如维生素 C 常作为注射液的抗氧剂，而其在 243nm 波长处有最大吸收，因此，当用紫外 - 可见分光光度法时，选择 243nm 波长附近作为测定波长，则对主药有干扰，此时，必须另选择一个合适的波长进行测定。例如，盐酸异丙嗪片在 249nm 波长测定吸光度，而盐酸异丙嗪注射液则选择在 299 mm 波长处测定吸光度。选择 299nm 波长作为测定波长可以排除抗氧剂维生素 C 的干扰。

（二）溶剂油的干扰与排除

对于脂溶性的药物，其注射液必须制成油溶液。注射用的植物油一般为麻油、核桃油和茶油等，其含有甾醇和三萜类物质，对含量测定有干扰。为了消除油溶剂的影响，一般可采取如下方法。

1. 稀释法

对某些主药含量较高，而测定中取样量较少的制剂，可经有机溶剂稀释后测定，使油溶液的干扰影响较小。如苯甲酸雌二醇注射液的含量测定，用无水乙醇稀释供试品，再用高效液相色谱法测定。

2.提取分离法

可选择适当的溶剂，将药物提取后再进行测定。例如，黄体酮注射液的含量测定时，先加乙醚稀释，再以甲醇分次提取黄体酮，合并甲醇提取液，供测定用。

二、定量分析的结果计算

（一）容量分析法

1.直接滴定法

$$注射剂标示量（\%）=\frac{V\times T\times F\times 10^{-3}\times 每支装量}{V_S\times S}\times 100\%$$

式中，V_S 为取样体积，g；V 为滴定液的消耗体积，mL；F 为浓度校正因数；T 为滴定度，mg/mL；S 为标示量，g。

2.剩余滴定法

$$注射剂标示量（\%）=\frac{(V_0-V)\times T\times F\times 10^{-3}\times 每支装量}{V_S\times S}\times 100\%$$

式中，V_0 为空白试验消耗的滴定液体积，mL；V 为供试品消耗的滴定液体积，mL；T 为滴定度，mg/mL；F 为浓度校正因数；V_S 为取样体积，g；S 为标示量，g。

（二）紫外-可见分光光度法

1.吸收系数法

$$注射剂标示量（\%）=\frac{A\times D\times V\times 每支装量}{E_{1cm}^{1\%}\times 100\times l\times V_S\times S}\times 100\%$$

式中，A 为供试品溶液的吸光度；V 为初始配制体积，mL；D 为稀释倍数；$E_{1cm}^{1\%}$ 为百分吸收系数；l 为吸收池的厚度，cm；V_S 为供试品的取样量，mL；S 为标示量，g。

2.对照品比较法

$$注射剂标示量（\%）=\frac{\dfrac{A_x}{A_R}\times C_R\times D\times V\times 每支装量}{V_S\times S}\times 100\%$$

式中，A_x 为供试品溶液的吸收度；A_R 为对照品溶液的吸收度；C_R 为供试品溶液的浓度，g/mL；D 为稀释倍数；V 为初始配制体积，mL；V_S 为取样体积，mL；S 为标示量，g。

（三）高效液相色谱法（外标法）

$$注射剂标示量（\%）=\frac{\dfrac{A_x}{A_R}\times C_R\times D\times V\times 每支装量}{V_S\times S}\times 100\%$$

式中，A_x 为供试品溶液的峰面积；A_R 为对照品溶液的峰面积；C_R 为供试品溶液的浓度，g/mL；D 为稀释倍数；V 为初始配制体积，mL；V_S 为取样体积，mL；S 为标示量，g。

课堂互动：请举一个实例说明药物含量测定中油溶剂的干扰与排除？

★ **总结提高**：注射剂含量测定注意事项。

（1）由于注射剂在生产过程中加入了抗氧剂、稀释剂、稳定剂、抑菌剂等附加成分，因而在分析方法的选择上应考虑消除附加成分的干扰。

（2）注射剂的含量测定结果与限度、分析项目的要求等与片剂一致。

★ **练一练**：举一反三，巩固提高。

根据学习过的内容，自主练习维生素 B_1 注射液的含量测定，根据评价表完成自我评定。

任务评价

注射剂含量测定任务评价表

班级： _____   姓名： _____   学号： _____

序号	任务要求	配分/分	得分/分
1	正确穿戴工作服	5	
2	正确配制溶液	10	
3	正确操作紫外可见分光度计	30	
4	正确计算含量结果	20	
5	正确判断含量结果是否符合规定	15	
6	结束后清场	10	
7	态度认真、操作规范有序	10	
	总分	100	

（张修梅）

模块小结

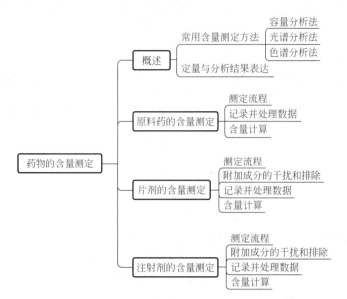

模块八

药物综合检验

任务 8-1
原料药的检验

原料药一般可以化学合成、从植物中提取或者用生物技术制备得到，可以是粉末、结晶或浸膏等，但患者无法直接服用。原料药根据来源分为天然化学药和化学合成药。天然化学药又可分为植物化学药与生物化学药。化学合成药可分为无机合成药和有机合成药。因为有机合成药占原料药的比例最大，而且有机合成药主要是由有机化工原料经一系列有机化学反应制备的药物，所以我们通常将其称为化学原料药，它是化学制药工业的主要支柱。原料药主要用于生产各类制剂，是制剂中的有效成分。原料药质量好坏决定制剂质量的好坏，因此世界各国对于广泛应用的原料药均制订了严格的国家药典标准和质量控制方法。

情境设定

某药厂购进了一批维生素 C 原料药，按照规定，购进的原料药要进行质量检验，符合其质量要求后方可进行下一环节的生产。

如何进行维生素 C 原料药的质量检验呢？

任务目标

1. 思政目标

具备"质量第一"的责任意识、标准意识、规范操作意识，具备知行合一、工匠精神、具体问题具体分析以及安全环保意识。

2. 知识目标

掌握原料药的检验项目、检验流程、全检记录与报告的书写，有效数字的处理与结果判定。

3. 技能目标

能按照质量标准设计原料药全检的操作流程；能规范进行各项检验；能正确记录并处理数据；能准确书写原始记录；能准确判断检验结果。

★ **查一查**：查阅《中国药典》（2020 年版）二部维生素 C 的质量标准。

本品为 L-抗坏血酸。含 $C_6H_8O_6$ 不得少于 99.0%。

维生素C
Weishengsu C
Vitamin C

【性状】 本品为白色结晶或结晶性粉末；无臭，味酸；久置色渐变微黄；水溶液显酸性反应。

本品在水中易溶，在乙醇中略溶，在三氯甲烷或乙醚中不溶。

$C_6H_8O_6$　176.13

熔点 本品的熔点（通则 0612）为 190～192℃，熔融时同时分解。

比旋度 取本品，精密称定，加水溶解并定量稀释制成每 1mL 中约含 0.10g 的溶液，依法测定（通则 0621），比旋度为 +20.5° 至 +21.5°。

【鉴别】 （1）取本品 0.2g，加水 10mL 溶解后，分成二等份，在一份中加硝酸银试液 0.5mL，即生成银的黑色沉淀；在另一份中，加二氯靛酚钠试液 1～2 滴，试液的颜色即消失。

（2）本品的红外光吸收图谱应与对照的图谱（光谱集 450 图）一致。

【检查】 **溶液的澄清度与颜色** 取本品 3.0g，加水 15mL，振摇使溶解，溶液应澄清无色；如显色，将溶液经 4 号垂熔玻璃漏斗滤过，取滤液，照紫外-可见分光光度法（通则 0401），在 420nm 的波长处测定吸光度，不得过 0.03。

草酸 取本品 0.25g，加水 4.5mL，振摇使维生素 C 溶解，加氢氧化钠试液 0.5mL、稀醋酸 1mL 与氯化钙试液 0.5mL，摇匀，放置 1h，作为供试品溶液；另精密称取草酸 75mg，置 500mL 量瓶中，加水溶解并稀释至刻度，摇匀；精密量取 5mL，加稀醋酸 1mL 与氯化钙试液 0.5mL，摇匀，放置 1h，作为对照溶液。供试品溶液产生的浑浊不得浓于对照溶液（0.3%）。

炽灼残渣 不得过 0.1%（通则 0841）。

铁 取本品 5.0g 两份，分别置 25mL 量瓶中，一份中加 0.1mol/L 硝酸溶液溶解并稀释至刻度，摇匀，作为供试品溶液（B）；另一份中加标准铁溶液（精密称取硫酸铁铵 863mg，置 1000mL 量瓶中，加 1mol/L 硫酸溶液 25mL，用水稀释至刻度，摇匀，精密量取 10mL，置 100mL 量瓶中，用水稀释至刻度，摇匀）1.0mL，加 0.1mol/L 硝酸溶液溶解并稀释至刻度，摇匀，作为对照溶液（A）。照原子吸收分光光度法（通则 0406），在 248.3nm 的波长处分别测定，应符合规定。

铜 取本品 2.0g 两份，分别置 25mL 量瓶中，一份中加 0.1mol/L 硝酸溶液溶解并稀释至刻度，摇匀，作为供试品溶液（B）；另一份中加标准铜溶液（精密称取硫酸铜 393mg，置 1000mL 量瓶中，加水溶解并稀释至刻度，摇匀，精密量取 10mL，置 100mL 量瓶中，用水稀释至刻度，摇匀）1.0mL，加 0.1mol/L 硝酸溶液溶解并稀释至刻度，摇匀，作为对照溶液（A）。照原子吸收分光光度法（通则 0406），在 324.8nm 的波长处分别测定，应符合规定。

重金属 取本品 1.0g，加水溶解成 25mL，依法检查（通则 0821 第一法），含重金属不得过百万分之十。

细菌内毒素 取本品，加磷酸钠（170℃加热 4h 以上）适量，使混合，依法检查（通则 1143），每 1mg 维生素 C 中含内毒素的量应小于 0.020EU（供注射用）。

【含量测定】 取本品约 0.2g，精密称定，加新沸过的冷水 100mL 与稀醋酸 10mL 使溶解，加淀粉指示液 1mL，立即用碘滴定液（0.05mol/L）滴定至溶液显蓝色并在 30s 内不褪。每 1mL 碘滴定液（0.05mol/L）相当于 8.806mg 的 $C_6H_8O_6$。

【类别】 维生素类药。

【贮藏】 遮光，密封保存。

【制剂】 （1）维生素 C 片 （2）维生素 C 泡腾片 （3）维生素 C 泡腾颗粒 （4）维生素 C 注射液 （5）维生素 C 颗粒

★ 做一做：完成维生素 C 原料药的检验。

一、查阅标准，设计流程

操作流程：维生素 C 原料药→外观性状检测、物理常数（熔点、比旋度）测定→鉴别→检查（溶液的澄清度与颜色、草酸、重金属、细菌内毒素）→含量测定。

二、检验准备

仪器：电子天平、红外分光光度计、紫外分光光度计、熔点仪、旋光度测定仪、原子吸收分光光度计、比色管、滴定管。

试剂：维生素 C、硝酸银试液、二氯靛酚钠试液、氢氧化钠试液、稀醋酸、氯化钙、碘滴定液等。

三、检验过程

1. 性状观测

取本品适量，置载玻片上，目视观察应为白色结晶或结晶性粉末；无臭，味微苦。

2. 物理常数测定

熔点测定：取本品适量，依照模块三——药物的性状检查与物理常数测定中"药物的熔点测定"项下操作并判断该项是否符合规定。

比旋度测定：取本品适量，依照模块三——药物的性状检查与物理常数测定中"药物的旋光度测定"项下操作并判断该项是否符合规定。

3. 鉴别

鉴别 1：化学鉴别

按照质量标准鉴别（1）项下，取本品 0.2g，加水 10mL 溶解后，分成二等份，在一份中加硝酸银试液 0.5mL；在另一份中，加二氯靛酚钠试液 1 ～ 2 滴。观察并记录产生的现象。然后与质量指标规定的现象进行比较，若完全一致，结果为符合规定；若有一项不符合，结果为不符合规定。

鉴别 2：红外鉴别

按照质量标准鉴别（2）项下处理供试品，然后取供试品 1 ～ 2mg，加 KBr 细粉 100 ～ 200mg 置玛瑙研钵中研细，置压片机上压片，同时制备一空白 KBr 片。然后分别置红外分光光度计上进行光谱扫描，做得光谱后进行峰标记，然后将峰的数量、位置及形状与光谱集 450 图进行比较，若完全一致，结果为符合规定；否则为不符合规定。

28. 维生素 C 原料药的化学鉴别法

29. 维生素 C 原料药的红外鉴别法

4. 检查

原料药的检查项下只规定了一般杂质检查和特殊杂质检查。

检查 1：溶液的澄清度与颜色

分析：维生素 C 具有很强的还原性，在贮存期间易变色，且颜色随贮存时间的延长而逐渐加深。为保证产品质量，须控制有色杂质的量。

操作：依照质量标准"溶液的澄清度与颜色"检查项下制备供试液，然后按照模块五——药物的杂质检查中"溶液澄清度的检查"项和《中国药典》（2020 年版）四部"0401 紫外 - 可见分光光度法"项下操作，与质量标准规定的现象和数值进行比较，以判断该项检查是否符合规定。

检查 2：草酸

操作：依照质量标准"草酸"检查项下制备供试液和对照液，比较供试液和对照液产生的浑浊，以判断该项检查是否符合规定。若供试品溶液产生的浑浊不浓于对照溶液，判为符合规定，否则判为不符合规定。

检查 3：炽灼残渣

操作：按照模块五——药物的杂质检查中"炽灼残渣的检查"项下操作，以判断该项检查是否符合规定。

检查 4：铁

操作：依照质量标准"铁"检查项下制备供试液和对照液，然后按照《中国药典》（2020 年版）四部"0406 原子吸收分光光度法"项下操作，与质量标准规定进行比较，以判断该项检查是否符合规定。

检查 5：铜

操作：依照质量标准"铜"检查项下制备供试液和对照液，然后按照《中国药典》（2020 年版）第四部"0406 原子吸收分光光度法"项下操作，与质量标准规定进行比较，以判断该项检查是否符合规定。

检查 6：炽灼残渣

操作：按照模块五——药物的杂质检查中"炽灼残渣的检查"项下操作，以判断该项检查是否符合规定。

检查 7：重金属

操作：按照模块五——药物的杂质检查中"重金属的检查"项下第一法操作，以判断该项检查是否符合规定。

5. 含量测定

分析：维生素 C 具有还原性，在醋酸酸性条件下可被碘定量氧化，根据消耗碘滴定液的体积，即可计算维生素 C 的含量。

操作：

（1）称量 维生素 C 原料药约 0.2g（二份），精密称定。

（2）溶解 加新沸过的冷水 100mL 与稀醋酸 10mL 使溶解。

（3）加指示剂 加淀粉指示液 1mL。

（4）滴定 立即用碘滴定液（0.05mol/L）滴定至溶液显蓝色并在 30s 内不褪。

（5）记录消耗体积，计算含量。

四、书写检验记录

原料药检验原始记录

温度：28℃　　　　　相对湿度：57%　　　　　第　页　共　页

品名	维生素 C	规格	25kg/ 袋	有效期	2021.8.20
批号	110810	生产单位	西安瑞天公司	取样日期	2020.8.12
批量	500kg	检验项目	全检	检验日期	2020.8.14
检验依据		《中华人民共和国药典》（2020 年版）二部			

【性状】

外观：本品为<u>白色结晶或结晶性粉末；无臭，味酸</u>。

规定：为白色结晶或结晶性粉末；无臭，味酸；久置色渐变微黄。

结论：<u>符合规定</u>。

熔点：第一法

样品处理：取供试品，采用 105℃ 干燥 2h 后按要求置熔点测定用毛细管中进行测定。

传温液：<u>液状石蜡</u>。

升温速率为每分钟上升 2.5 ～ 3.0℃。

测定结果	1	2	3	平均
熔点 /℃	190.1	190.2	190.3	190.2

规定：本品的熔点为 190.2℃，熔融时同时分解。

结论：<u>符合规定</u>。

比旋度：取本品，精密称定，加水溶解并定量稀释制成每 1mL 中含 0.10g 的溶液，依法测定，比旋度为 +20.5° 至 +21.5°。

天平型号：<u>Mettler MT5</u>　　　　　天平编号：<u>18</u>

仪器型号：<u>WZZ-2B</u>　　　　　仪器编号：<u>02</u>

供试品溶液的制备：取本品适量，加水溶解并定容至 <u>50mL</u>，依法测定。

测定管长：<u>2</u>dm　　　　　测定温度：<u>25</u>℃

计算公式：$[\alpha]_D^t = \dfrac{\alpha}{l \times \dfrac{m \times (1 - 水分)}{V}}$

取样量 /g	水分 /%	旋光度 /°			平均值 /°	比旋度 /$[\alpha]_D^t$
5.0213	0.2	4.23	4.21	4.22	4.22	21.0

规定：比旋度为＋ 20.5° 至＋ 21.5°。

结论：<u>符合规定</u>。

【鉴别】 取本品 0.2g，加水 10mL 溶解后，照下述方法试验.

（1）取溶液 5mL，加硝酸银试液 0.5mL，即生成<u>黑色沉淀</u>（溶液应生成银的黑色沉淀）。

结论：呈<u>正</u>反应。

（2）取溶液 5mL，加二氯靛酚钠试液 1 ～ 2 滴，试液的颜色<u>消失</u>（试液的颜色应即消失）。

结论：呈<u>正</u>反应。

（3）红外鉴别

仪器型号：<u>Nicolet IR200</u>　　　仪器编号：<u>01</u>　　温度：<u>25</u>℃　　相对湿度：<u>65</u>%

扫描次数：<u>16 次</u>

试样制备方法：<u>压片法（溴化钾）</u>

规定：本品的红外光吸收图谱应与对照的图谱（光谱集 450 图）一致。

结论：<u>符合规定</u>。

笔记

【检查】

溶液的澄清度与颜色

仪器：<u>TU1810 紫外可见分光光度计</u>　　　编号：<u>01</u>

检测波长：<u>420nm</u>　　检测结果：<u>0.02</u>

供试品溶液：取本品 3.0g，加水 15mL，振摇使溶解，溶液应澄清无色；如显色，将溶液经 4 号垂熔玻璃漏斗滤过，取滤液，照紫外 - 可见分光光度法测定吸收度。

规定：在 420nm 的波长处测定吸收度，不得过 0.03。

结论：<u>符合规定</u>。

草酸

供试品溶液：取本品 0.25g，加水 4.5mL，振摇使维生素 C 溶解，加氢氧化钠试液 0.5mL，加稀醋酸 1mL，加氯化钙试液 0.5mL，摇匀，放置 1h，作为供试品溶液。

对照溶液：另精密称取草酸 75mg，置 500mL 量瓶中，加水稀释至刻度，摇匀，精密量取 5mL，加稀醋酸 1mL，加氯化钙试液 0.5mL，摇匀，放置 1h，作为对照品溶液。

规定：供试品溶液产生的浑浊不得浓于对照品溶液（0.3%）。

结论：<u>符合规定</u>。

炽灼残渣

马福炉型号：<u>SX2.5-10</u>　　　天平型号：<u>Mettler MT5</u>　　　天平编号：　<u>18</u>

炽灼温度：　<u>750</u>　℃

第一次坩埚称重（<u>750℃</u>　3h）：<u>12.5784</u>（g）

第二次坩埚恒重（<u>750℃</u>　0.5h）：<u>12.5783</u>（g）

样品称重：<u>1.0271</u>（g）

第一次坩埚 + 残渣称重（750℃　3h）：　　　<u>13.6056</u>　　　（g）

第二次坩埚 + 残渣恒重（750℃ 0.5h）：　　　<u>13.6056</u>　　　（g）

计算公式：炽灼残渣 $= \dfrac{\text{坩埚的恒重} + \text{供试品的重量} - \text{炽灼后残渣与坩埚的恒重}}{\text{供试品的重量}} \times 100\%$

炽灼残渣计算结果为：<u>0.02%</u>

规定：不得过 0.1%。

结论：<u>符合规定</u>。

铁

仪器型号：<u>TAS-990 型原子吸收分光光度计</u>　　仪器条件：<u>空气与乙炔火焰</u>

波长：<u>248.3nm</u>　　灯电流：<u>2mA</u>　　狭缝宽度：<u>0.2nm</u>

供试品溶液（B）：取本品 5.0g，置 25mL 量瓶中，加 0.1mol/L 硝酸溶液溶解并稀释至刻度，摇匀，作为供试品溶液（B）。

对照溶液（A）：取本品 5.0g，置 25mL 量瓶中，加标准铁溶液（精密称取硫酸铁铵 863mg，置 1000mL 量瓶中，加 1mol/L 硫酸溶液 25mL，用水稀释至刻度，摇匀，精密量取 10mL，置 100mL 量瓶中，加水稀释至刻度，摇匀）1.0mL，加 0.1mol/L 硝酸溶液溶解并稀释至刻度，摇匀，作为对照溶液（A）。

对照溶液（A）的吸光度为 <u>0.7240</u>（a），供试品溶液（B）的吸光度为 <u>0.2276</u>（b）。

规定：b 值应小于（a-b）。

结论：<u>符合规定</u>。

铜

仪器型号：<u>TAS-990 型原子吸收分光光度计</u>　　仪器条件：<u>空气与乙炔火焰</u>

波长：<u>321.8nm</u>　　灯电流：<u>2mA</u>　　狭缝宽度：<u>0.2nm</u>

供试品溶液（B）：取本品 2.0g，置 25mL 量瓶中，中加 0.1mol/L 硝酸溶液溶解并稀释至刻度，摇匀。

对照溶液（A）：取本品 2.0g，置 25mL 量瓶中，加标准铜溶液（精密称取硫酸铜 393mg，置 1000mL 量瓶中，加水稀释至刻度，摇匀，精密量取 10mL，置 100mL 量瓶中，加水稀释至刻度，摇匀）1.0mL，加 0.1mol/L 硝酸溶液溶解并稀释至刻度，摇匀。

对照溶液（A）的吸光度为 <u>0.7785</u>（a），供试品溶液（B）的吸光度为 <u>0.3576</u>（b）。

规定：b 值应小于（a-b）。

结论：<u>符合规定</u>。

重金属（第一法）

甲管：取标准铅溶液 1.0mL（10μg/mL）于 25mL 的纳氏比色管中，加 pH3.5 醋酸盐缓冲液 2mL，加水适量使成 25mL，摇匀。

乙管：取供试品 1.0g，置 25mL 的纳氏比色管中，加 pH3.5 醋酸盐缓冲液 2mL，加水适量使成 25mL，摇匀。

丙管：取供试品 1.0g，置于 25mL 的纳氏比色管中，加水适量使溶解，加 1.0mL 标准铅溶液和 pH3.5 醋酸盐缓冲液 2mL，加水适量使成 25mL，摇匀。

丙管中显出的颜色深于甲管，乙管中显出的颜色浅于甲管。

规定：丙管中显出的颜色不浅于甲管时，乙管中显出的颜色与甲管比较，不得更深（含重金属不得过百万分之十）。

结论：符合规定。

【含量测定】

天平型号：Mettler MT5　　　25mL 酸式滴定管 2 个

碘滴定液浓度：0.1005mol/L

计算公式　百分含量 $= \dfrac{\dfrac{0.1005}{0.1} \times 8.806 \times V \times 10^{-3}}{W} \times 100\%$

测定法：取本品约 0.2g，精密称定，加新沸过的冷水 100mL 与稀醋酸 10mL 使溶解，加淀粉指示液 1mL，立即用碘滴定液（0.1mol/L）滴定，至溶液显蓝色并在 30s 内不褪。每 1mL 碘滴定液（0.1mol/L）相当于 8.806mg 的 $C_6H_8O_6$。

项目	1	2
称样量 W/g	0.2000	0.2004
消耗滴定液体积 V/mL	22.63	22.75
含量 /%	100.1	100.5
相对平均偏差 Rd/%	0.2	
平均含量 /%	100.3	

规定：含 $C_6H_8O_6$ 不得少于 99.0%。

结论：符合规定。

结论：本品按《中华人民共和国药典》（2020 年版）二部标准，结果符合规定。

注：如部分参数未用到，请在相应栏目内划 "/"。

检验者：　　　　　　　　校对者：　　　　　　　审核者：

五、发放检验报告

原料药检验报告

品名	维生素 C	规格	25kg/ 袋	有效期	2021.8.20
批号	110810	生产单位	西安瑞天公司	取样日期	2020.8.12
批量	500kg	检验项目	全检	检验日期	2020.8.14
检验依据	《中华人民共和国药典》（2020 年版）二部				
检验项目	标准规定		检验结果		
【性状】 外观 熔点 比旋度	应为白色结晶或结晶性粉末；无臭，味酸；久置色渐变微黄；水溶液显酸性反应。 应为 190 ～ 192℃，熔融时同时分解。 应为 +20.5至 +21.5°		为结晶性粉末 190.2℃，熔融同时分解 +21.0°		

【鉴别】		
(1)	应呈正反应	呈正反应
(2)	本品的红外光吸收图谱应与对照的图谱（光谱集450图）一致	与对照的图谱一致
【检查】		
溶液的澄清度与颜色	应符合规定	符合规定
草酸	应符合规定	符合规定
炽灼残渣	应符合规定	符合规定
铁	应符合规定	符合规定
铜	不得过百万分之十	符合规定
重金属	应符合规定	符合规定
【含量测定】	含$C_6H_8O_6$不得少于99.0%	100.3%
检验结论：本品按《中国药典》（2020年版）第二部检验，符合规定。		
授权签字人：	签发日期：2020.09.01	

★ 学一学：必备知识与原理。

维生素是维持人体正常代谢功能所必需的微量生物活性物质，不能在体内自行合成，必须从食物中摄取。一般按其溶解性分为两类，一类为水溶性维生素，有维生素B族（B_1、B_2等）、烟酸、叶酸、泛酸、抗坏血酸等；另一类为脂溶性维生素，有维生素A、维生素D、维生素E、维生素K等。

维生素C又称L-抗坏血酸，分子中具有二烯醇和内酯环的结构，见下图。

一、性状

1. 外观

维生素C为白色结晶或结晶性粉末；无臭，味酸；久置色渐变微黄；水溶液显酸性反应。

2. 溶解度

维生素C在水中易溶，在乙醇中略溶，在三氯甲烷或乙醚中不溶。

3. 熔点

维生素C的熔点（通则0612）为190～192℃，熔融时同时分解。

4. 比旋度

取本品，精密称定，加水溶解并定量稀释制成每1mL中约含0.10g的溶液，依法测定（通则0621），比旋度为+20.5°至+21.5°。

二、鉴别

1. 还原性

维生素C分子结构中的连二烯醇结构具有极强的还原性，可被硝酸银氧化生成去氧抗坏血酸，同时生成黑色的单质银。

$$+ 2AgNO_3 \longrightarrow + 2HNO_3 + Ag\downarrow$$

方法如下：取本品 0.2g，加水 10mL 溶解后，分成二等份，在一份中加硝酸银试液 0.5mL，即生成银的黑色沉淀；在另一份中，加二氯靛酚钠试液 1～2 滴，试液的颜色即消失。

2. 红外光谱法

维生素 C 具有红外特征吸收峰，《中国药典》（2020 年版）对维生素 C 采用红外吸收光谱法进行鉴别。维生素 C 的红外图谱应与对照图谱（光谱集 450 图）一致。

三、检查

《中国药典》规定应对维生素 C 的溶液的澄清度与颜色、草酸、炽灼残渣、铁、铜、重金属等进行检查，其特殊杂质为溶液的澄清度与颜色、草酸、铁、铜。

1. 溶液的澄清度与颜色

维生素 C 及其制剂在贮存期间易变色，且颜色随贮存时间的延长而逐渐加深。为保证产品质量，须控制有色杂质的量。《中国药典》采用控制吸光度的方法检查溶液的澄清度与颜色。

2. 草酸

在维生素 C 的生产中，古龙酸属于十分关键的中间体原料，在工业生产过程中，主要通过山梨醇的二步发酵生产制得。在不同的生产工序下，古龙酸的工艺条件以及组成成分也会发生变化，而草酸为其非常重要的产物，它对人体有害，会使人体内的酸碱度失去平衡。《中国药典》采用比浊法检查维生素 C 中的草酸。

3. 铁、铜离子的检查

微量的铁盐和铜盐能加速维生素 C 的氧化、分解。《中国药典》用原子吸收分光光度法检查维生素 C 原料药中的铁、铜离子。

四、含量测定

维生素 C 具有很强的还原性，能被不同的氧化剂氧化。《中国药典》采用碘量法测定维生素 C 及其制剂的含量。

维生素 C 原料药的含量测定方法为：取本品约 0.2g，精密称定，加新沸过的冷水 100mL 与稀醋酸 10mL 使溶解，加淀粉指示液 1mL，立即用碘滴定液（0.05mol/L）滴定至溶液显蓝色并在 30s 内不褪。每 1mL 碘滴定液（0.05mol/L）相当于 8.806mg 的 $C_6H_8O_6$。

含量测定的注意事项：

（1）操作中加入稀醋酸，滴定在酸性溶液中进行。因在酸性介质中维生素 C 受空气中氧的氧化速度减慢，但样品溶于稀醋酸后仍需立即进行滴定。

（2）加新沸过的冷水，目的是为减少水中溶解的氧对测定的影响。

（3）《中国药典》采用本法对维生素 C 原料、片剂、泡腾片、颗粒剂和注射剂进行含量测定。为消除制剂中辅料对测定的干扰，滴定前要进行必要的处理。如片剂溶解后应滤过，取续滤液测定；注射剂测定前加丙酮 2mL，以消除注射剂中抗氧剂亚硫酸氢钠对测定的影响。

课堂互动：根据维生素 C 的结构及其性质，写出其鉴别和含量测定方法。

★ **总结提高**：原料药检验的一般项目。

（1）性状观测：包括外观性状、溶解度和物理常数的测定。

（2）鉴别：一般为化学鉴别和仪器鉴别相结合。

（3）检查：包括一般杂质检查和特殊杂质检查。一般的原料药是不会出现细菌内毒素和微生物这两个检测项目的，供注射用的原料药（无菌粉末直接分装）对微生物、杂质、细菌内毒素的要求高，必要时检查异常毒性、细菌内毒素或热原、降压物质、无菌等。

（4）含量测定：是针对药品中有效成分的含量进行测定。

原料药的含量（%），除另有注明者外，均按重量计。它为药典规定的限度，如未规定上限时，系指不超过 101.0%。

★ **练一练**：举一反三，巩固提高。

根据学习过的内容，自主练习葡萄糖酸钙原料药的检验，根据评价表完成自我评定。

任务评价

原料药的检验任务评价表

班级：_____　　姓名：_____　　学号：_____

序号	任务要求	配分 / 分	得分 / 分
1	正确穿戴工作服	10	
2	正确进行取样	10	
3	正确鉴别	10	
4	正确进行杂质检查	15	
5	正确进行含量测定	15	
6	检验记录真实准确，书写规范	10	
7	正确处理和判断检验结果	10	
8	结束后清场、三废的处理	10	
9	态度认真、操作规范有序	10	
	总分	100	

（邹小丽）

任务 8-2
片剂的检验

30. 认识片剂

片剂系指原料药与适宜的辅料混合均匀后，压制而成的圆片状或异形片状的固体制剂，可供内服、外用，是目前临床应用最广泛的剂型之一。《中国药典》现行版收载的片剂类型以口服普通片为主（包括糖衣片和薄膜衣片），另包括含片、舌下片、口腔贴片、咀嚼片、分散片、可溶片、泡腾片、阴道片、阴道泡腾片、缓释片、控释片与肠溶片等。

片剂的质量控制项目包括：外观性状、鉴别、检查和含量测定。检查项下除杂质检查外，还包括片剂的常规检查。

由于片剂在生产过程中加入了一定的附加成分，如淀粉、糊精、蔗糖、硬脂酸镁、滑石粉等赋形剂、稀释剂、稳定剂等，附加剂的存在会对主药的分析产生一定的影响，因而片剂的分析与原料药的分析具有不同的特点。

一、附加剂的干扰

片剂中含有附加剂，有可能会干扰分析，所以片剂分析时要根据附加剂干扰情况，选择合适的方法消除附加成分的干扰。原料药中不含有附加剂，所以不用考虑附加剂的干扰问题。

二、分析项目的要求不同

1. 鉴别

一般原料药常用的红外鉴别由于片剂的纯度较低难于提纯，因而很少使用。其他鉴别大都同原料药。

2. 杂质检查

一般不需要重复原料药做过的检查项目，只需针对在片剂的生产和贮藏过程中新引入的杂质即可，但对于原料药中已检查过的杂质，如果在片剂的生产过程中会继续引入，则还需再进行检查，且杂质限度要比原料药的宽。

3. 增加了常规检查项目

除另有规定外，片剂的常规检查项目包括重量差异（或含量均匀度）检查、崩解时限（或溶出度、释放度）检查及微生物限度检查，其中规定做含量均匀度检查的片剂就不需做重量差异检查，规定作溶出度或释放度检查的片剂就不需做崩解时限检查。

三、含量测定结果的表示方法不同

原料药的含量测定结果一般以百分含量来表示，其结果表示的是药物的纯杂程度。而片剂由于人为加入大量辅料或者共存成分（复方制剂），用百分含量表示药物的纯杂程度已经失去意义，因而片剂的含量测定结果一般用标示百分含量来表示，即每片的实测含量占标示量的百分率。标示量是指每片药物所含有效成分（主成分）的重量，用 g 或 mg 表示，通常也叫规格。

四、含量限度的要求不同

一般对原料药要求严格（无特殊规定，不低于下限，上限不超过101.0%），片剂的标示百分含量限度要求相对较宽（一般为90.0% ~ 110.0%，95.0% ~ 105.0%）。

某药厂生产了一批异烟肼片，按照规定，片剂在出厂前要进行质量检验，符合其质量要求后方可出厂销售。如何进行异烟肼片的质量检验呢？

任务目标

1.思政目标

具备"质量第一"的责任意识、标准意识、规范操作意识，具备知行合一、工匠精神、具体问题具体分析以及安全环保意识。

2.知识目标

掌握片剂的检验项目、检验流程、全检记录与报告的书写，有效数字的处理与结果判定。

3.技能目标

能按照质量标准设计片剂全检的操作流程；能规范进行各项检验；能正确记录并处理数据；能准确书写原始记录；能准确判断检验结果。

任务实施

★ **查一查**：查阅《中国药典》（2020 年版）二部异烟肼片的质量标准。

异烟肼片

YiyanjingPian

Isoniazid Tablets

本品含异烟肼（$C_6H_7N_3O$）应为标示量的 95.0% ～ 105.0%。

【性状】 本品为白色或类白色片。

【鉴别】 （1）取本品的细粉适量（约相当于异烟肼 0.1g），加水 10mL，振摇，滤过，滤液照异烟肼项下的鉴别（1）项试验，显相同的反应。

（2）在含量测定项下记录的色谱图中，供试品溶液主峰的保留时间应与对照品溶液主峰的保留时间一致。

（3）取本品细粉适量（约相当于异烟肼 50mg），加乙醇 10mL，研磨溶解，滤过，滤液蒸干，残渣经减压干燥，依法测定（通则 0402）。本品的红外光吸收图谱应与对照的图谱（光谱集 166 图）一致。

【检查】 游离肼 照薄层色谱法（通则 0502）试验。

供试品溶液 取本品细粉适量，加溶剂使异烟肼溶解并定量稀释制成每 1mL 中约含异烟肼 0.1g 的溶液，滤过，取续滤液。

溶剂、对照品溶液、系统适用性溶液、色谱条件、系统适用性要求与测定法见异烟肼游离肼项下。

限度 在供试品溶液主斑点前方与对照品溶液主斑点相应的位置上，不得显黄色斑点。

有关物质 照高效液相色谱法（通则 0512）测定。

供试品溶液 取本品细粉适量，加水使异烟肼溶解并稀释制成每 1mL 中约含异烟肼 0.5mg 的溶液，滤过，取续滤液。

对照溶液　精密量取供试品溶液 1mL，置 100mL 量瓶中，用水稀释至刻度，摇匀。

色谱条件、系统适用性要求与测定法见异烟肼有关物质项下。

限度　供试品溶液的色谱图中如有杂质峰，单个杂质峰面积不得大于对照溶液主峰面积的 0.5 倍（0.5%），各杂质峰面积的和不得大于对照溶液主峰面积（1.0%）。

溶出度　照溶出度与释放度测定法（通则 0931 第一法）测定。

溶出条件　以水 1000mL 为溶出介质，转速为每分钟 100 转，依法操作，经 30min 时取样。

测定法　取溶出液 5mL，滤过，精密量取续滤液适量，用水定量稀释制成每 1mL 中含 10 ~ 20g 的溶液，照紫外 - 可见分光光度法（通则 0401），在 263nm 的波长处测定吸光度，按 $C_6H_7N_3O$ 的吸收系数（$E_{1cm}^{1\%}$）为 307 计算每片的溶出量。

限度　标示量的 60%，应符合规定。

其他　应符合片剂项下有关的各项规定（通则 0101）。

【含量测定】　照高效液相色谱法（通则 0512）测定。

供试品溶液　取本品 20 片，精密称定，研细，精密称取适量，加水使异烟肼溶解并定量稀释制成每 1mL 中约含异烟肼 0.1mg 的溶液，滤过，取续滤液。

对照品溶液、色谱条件、系统适用性要求与测定法　见异烟肼含量测定项下。

【类别】　同异烟肼。

【规格】　（1）50mg　（2）100mg　（3）300mg　（4）500mg

【贮藏】　遮光，密封，在干燥处保存。

★ 做一做：完成异烟肼片的检验。

一、查阅标准，设计流程

操作流程：取本品 20 片→性状观测→重量差异→研细，称取细粉适量→鉴别→检查（杂质及常规检查）→含量测定（色谱鉴别）；另取包装完好的供试品 2 瓶以上，在无菌室进行微生物限度检查。

二、检验准备

仪器：电子天平、紫外 - 可见分光光度计、红外分光光度计、高效液相色谱仪、溶出仪、容量瓶、移液管、漏斗、滴管、烧杯等。

试剂：异烟肼片、氨制硝酸银试液、丙酮、乙醇、0.02mol/L 磷酸氢二钠溶液、甲醇等。

三、检验要点

1. 性状观测

用肉眼观察供试品的色泽、形状及存在状态（固体、液体等），然后按照质量标准"性状"项下的语言描述供试品的性状并与质量指标进行比较，如完全一致，检验结果为"符合规定"，否则为"不符合规定"。

2. 重量差异检查

取本品 20 片，依照模块六——药物制剂的常规检查中"片剂的重量差异检查"项下操作并判断该项是否符合规定。符合规定后，将 20 片异烟肼片，置研钵中研成

31. 片剂的性状观测

细粉，备用。

3. 鉴别

鉴别1：化学鉴别

按照质量标准鉴别（1）项下，取本品的细粉适量（约相当于异烟肼0.1g），加水10mL，振摇，滤过，滤液加氨制硝酸银试液1mL，观察并记录产生的现象。然后与质量指标规定的现象进行比较，若完全一致，结果为符合规定；若有一项不符合，结果为不符合规定。

鉴别2：色谱鉴别

在含量测定项下进行，比较异烟肼对照品与供试品图谱保留时间的一致性。若一致，结果为符合规定。

鉴别3：红外鉴别

按照质量标准鉴别（3）项下处理供试品，然后取供试品1～2mg，加KBr细粉100～200mg置玛瑙研钵中研细，置压片机上压片，同时制备一空白KBr片。然后分别置红外分光光度计上进行光谱扫描，做得光谱后进行峰标记，然后将峰的数量、位置及形状与光谱集166图进行比较，若完全一致，结果为符合规定；否则为不符合规定。

4. 检查

异烟肼片的检查项下只规定了特殊杂质检查和常规检查项目，没有进行一般杂质检查。这是与原料药不同的地方。

检查1：游离肼的检查

分析：游离肼是异烟肼在生产过程中的水解产物，属特殊杂质。异烟肼原料药中规定要做该项目的检查，片剂中也规定了要做该项目的检查，说明在异烟肼片的生产过程中还会再产生游离肼杂质。

操作：依照质量标准"游离肼检查"项下制备供试品溶液、对照品溶液和系统适用性溶液，然后按照薄层色谱法操作规程进行点样、展开、斑点检视，与质量标准规定的现象进行比较，以判断该项检查是否符合规定。

检查2：有关物质的检查（特殊杂质检查）

本项检查采用的是高效液相色谱法中的主成分自身对照法。

有关物质：药品在生产过程中产生的中间体与副产物的总和。

主成分自身对照法：系将供试品溶液按照杂质限量稀释至规定浓度的溶液作为对照液，然后取供试液和对照液分别进样分析，供试品色谱图中的杂质峰与对照液色谱图中的主峰面积进行比较，应符合要求。

检查方法：

（1）系统适用性试验 用供试品溶液对仪器进行试验和调整，应达到规定的要求。

指标：n符合规定要求（本品理论板数按异烟肼峰计算不低于4000）；$R \geqslant 1.5$；$RSD \leqslant 2.0\%$；T在$0.95 \sim 1.05$之间。

操作：取对照液连续进样5针，计算5针峰面积的平均值、n、R、T、RSD，看是否符合要求。

目的：验证系统的可靠性、稳定性、重复性。

（2）空白试验 试验目的是验证系统是否清洗干净。

要求：色谱图应该为一条平直的直线（除溶剂峰外）。

操作：清洗进样器和进样口，取溶剂溶液进样一针，直至色谱图为一条平直的直线（除溶剂峰外）。

（3）样品分析　取供试液进样，得色谱图，进行图谱积分处理，按照所得峰面积用外标法计算杂质含量。

其他实验准备与仪器准备等要求参照"含量测定"项下。

检查3：溶出度

取本品6片，依照模块六——药物制剂的常规检查中"片剂的溶出度检查"项下操作并判断该项是否符合规定。

其他检查：微生物限度检查。参照"微生物限度检查法"由专人进行检查并出具报告。

5.含量测定

操作：依照质量标准检查"含量测定"项下制备供试品溶液、对照品溶液，按照其色谱条件，参照模块七——药物的含量测定中"片剂的含量测定"项下操作并判断该项是否符合规定。

四、书写检验记录

片剂检验原始记录

温度：28℃　　　相对湿度：57%　　　第　页　共　页

品名	异烟肼片	规格	0.1g*100 片	有效期	2019.8.20
批号	160820	生产单位	红旗制药有限公司	取样日期	2016 年 8 月 21 日
批量	10000 片	检验项目	全检	检验日期	2016 年 8 月 21 日
检验依据		《中华人民共和国药典》（2020 年版）二部			

【性状】

外观：本品为白色片。

规定：应为白色或类白色片。

结论：符合规定。

【鉴别】

（1）取本品的细粉 0.1408g（约相当于异烟肼 0.1g），加水 10mL，振摇，滤过，滤液加氨制硝酸银试液 1mL，溶液发生气泡与黑色浑浊，并在试管壁上生成银镜（溶液应发生气泡与黑色浑浊，并在试管壁上生成银镜）。

结论：呈正反应。

（2）在含量测定项下记录的色谱图中，供试品溶液主峰的保留时间应与对照品溶液主峰的保留时间一致（规定：一致）。

结论：符合规定。

（3）红外鉴别

仪器型号：Nicolet IR200　　仪器编号：01 温度：25℃　相对湿度：65%　扫描次数：16 次

试样制备方法：压片法（溴化钾），取本品细粉 0.0705g（约相当于异烟肼 50mg），加乙醇 10mL，研磨溶解，滤过，滤液蒸干，残渣经减压干燥，依法测定。

规定：本品的红外光吸收图谱应与对照的图谱（光谱集 166 图）一致。

结论：符合规定。

【检查】

游离肼

温度：25℃　　相对湿度：65%

仪器型号：DL2020-1 型电热恒温干燥箱　　　仪器编号：02

吸附剂：含 0.3% 羧甲基纤维素钠为黏合剂的硅胶 G

显色剂：乙醇制对二甲氨基苯甲醛试液

点样量：5μL

溶剂：丙酮 - 水（1：1）

供试品溶液：取本品细粉1.4002g，于10mL容量瓶中，加溶剂使异烟肼溶解并定容，滤过，取续滤液作为供试品溶液。

对照品溶液：取硫酸肼对照品0.0080g，于100mL容量瓶中，加溶剂使硫酸肼溶解并定容，作为对照溶液。

系统适用性溶液：取异烟肼10.0028g，硫酸肼0.0080g，于100mL容量瓶中，加溶剂溶解并稀释制成系统适用性溶液。

色谱条件：采用硅胶G薄层板，以异丙醇 - 丙酮（3：2）为展开剂。

系统适用性要求：系统适用性溶液所显游离肼与异烟肼的斑点应完全分离，游离肼的R_f值约为0.75，异烟肼的R_f值约为0.56。

测定法：吸取上述溶液各5μL，分别点于同一硅胶G薄层板上，以异丙醇 - 丙酮（3：2）为展开剂，展开，晾干，喷以乙醇制对二甲氨基苯甲醛试液，15min后检视。

色谱图：

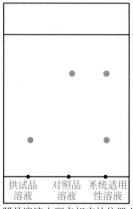

供试品溶液　对照品溶液　系统适用性溶液

规定：在供试品溶液主斑点前方与对照品溶液主斑点相应的位置上，不得显黄色斑点。

结论：符合规定。

有关物质

仪器：LC-20A 高效液相色谱仪　　　编号：04

天平型号：Mettler MT5　　　天平编号：18

色谱柱：C_{18}

流动相：0.02mol/L 磷酸氢二钠溶液（用磷酸调 pH 至 6.0）- 甲醇（85：15）

流速：1.0mL/min

检测波长：262nm

进样量：10μL

系统适用性试验：理论板数按异烟肼峰计算不低于4000。

供试品溶液：取本品20片，研细，精密称取细粉0.0702g，置100mL量瓶中加水使异烟肼溶解并稀释至刻度，滤过，取续滤液作为供试品溶液。

对照溶液：精密量取供试品溶液1mL，置100mL量瓶中，加水稀释至刻度，摇匀，作为对照溶液。

测定法：取对照液10μL注入液相色谱仪，调节检测灵敏度，使主成分色谱峰的峰高约为满量程的20%；再精密量取供试品溶液与对照溶液各10μL，分别注入液相色谱仪，记录色谱图至主成分峰保留时间的3.5倍。

数据记录：对照溶液色谱图中，理论板数按异烟肼峰计算为6500。

名称	项目	峰面积
对照溶液色谱图	主峰	271962
供试品溶液色谱图	杂质峰总面积	251486
	最大杂质峰	127458

结果：单个杂质峰面积最大为 127458，不大于对照溶液主峰面积的 0.5 倍（135981），各杂质峰面积的和为 251486，不大于对照溶液主峰面积（271962）。

规定：单个杂质峰面积不得大于对照溶液主峰面积的 0.5 倍（0.5%），各杂质峰面积的和不得大于对照溶液主峰面积（1.0%）。

结论：符合规定。

溶出度　第一法

溶出仪型号：RC806 溶出仪　　　　　　　编号：06

仪器型号：TU1810 紫外可见分光光度计　　编号：19

检测波长：263nm

测定法：篮法，以水 1000mL 为溶剂，转速 100r/min，37℃，经 30min，取溶液滤过，取滤液 6mL 于 25mL 容量瓶中，加水稀释至刻度，摇匀，作为供试品溶液，测定吸光度，按 $C_6H_7N_3O$ 的吸收系数（$E_{1cm}^{1\%}$）为 307 计算每片的溶出量。

计算公式：溶出量（%）$= \dfrac{\frac{A}{307}\times 1\%\times 1000\times \frac{25}{6}}{0.1}\times 100\%$

吸收度测定值	1	2	3	4	5	6	平均溶出量
	0.502	0.513	0.520	0.509	0.511	0.516	69.7
溶出量计算值 /%	68	70	71	69	69	70	

规定：限度为标示量的 60%。

结论：符合规定。

重量差异

天平型号：Mettler MT5　　　　　　天平编号：18

测定法：取供试品 20 片，依法检查。

20 片重：2.8013g　　平均片重：2.8013g/20=0.1400g

重量差异限度：0.1400±0.1400×7.5%=0.130g～0.151g

重量差异限度加倍：0.1400±0.1400×15%=0.111g～0.161g

测定片重：(1) 0.1412g　(2) 0.1502g　(3) 0.1378g　(4) 0.1411g　(5) 0.1309g
　　　　　(6) 0.1312g　(7) 0.1362g　(8) 0.1377g　(9) 0.1473g　(10) 0.1423g
　　　　　(11) 0.1218g　(12) 0.1498g　(13) 0.1478g　(14) 0.1401g　(15) 0.1445g
　　　　　(16) 0.1572g　(17) 0.1402g　(18) 0.1388g　(19) 0.1509g　(20) 0.1381g

结果：超出重量差异限度的药片 2 片，但均未超出限度 1 倍。

规定：超出重量差异限度的不得多于 2 片，并不得有 1 片超出限度的 1 倍。

结论：符合规定。

微生物限度

照微生物限度检查法操作。

测定结果：

细菌数：105 个 /g

霉菌、酵母菌数：58 个 /g

大肠埃希菌：未检出

规定：细菌数不得超过 1000 个 /g，霉菌、酵母菌数不得超过 100 个 /g，大肠埃希菌不得检出。

结论：符合规定。

【含量测定】

仪器：LC-20A 高效液相色谱仪　　　　编号：04

天平型号：Mettler MT5　　　　天平编号：18

色谱柱：C$_{18}$

流动相：0.02mol/L 磷酸氢二钠溶液（用磷酸调 pH 至 6.0）- 甲醇（85：15）

流速：1.0mL/min

检测波长：262nm

进样量：10μL

系统适用性试验：理论板数按异烟肼峰计算不低于4000。

对照品来源：中国食品药品检定研究院（140906，98.3%）

供试品溶液：取本品 20 片，研细，精密称取细粉（约相当于异烟肼 10mg），置 100mL 量瓶中加水使异烟肼溶解并稀释至刻度，滤过，取续滤液作为供试品溶液。

对照溶液：精密称取对照品 10mg，置 100mL 量瓶中，加水溶解并稀释至刻度，摇匀。

吸取上述两种溶液各 10μL，分别注入液相色谱仪，记录色谱图，按外标法，以峰面积计算出每片的含量。

W_{S_1}/mg	$A_{对}$	$A_{对（平均）}$	RSD/%
9.93	27235.9	27196.2	0.12
	27195.4		
	27179.8		
	27220.2		
	27149.7		

W_{S_2}/mg	$A_{对}$	回收率 /%	Rd/%
10.3	28053.6	99.4	0.00
	28043.3	99.4	

$W_{样}$/mg	20 片 /g	$A_{样}$	$A_{样（平均）}$	含量 /%	Rd/%	平均含量 /%
14.12	2.8013	28925.1	28780.25	102.46	0.18	102.3
		28635.4				
14.25		29048.7	28939	102.09		
		28829.3				

计算公式：标示量（%）$= \dfrac{\dfrac{A_{样} \times \dfrac{W_{对} \times 98.3\%}{A_{对}} \times \dfrac{2.8013}{20}}{W_{样}}}{0.1} \times 100\%$

规定：本品含异烟肼（$C_6H_7N_{30}$）应为标示量的 95.0% ～ 105.0%。

结论：符合规定。

结论：本品按符合《中华人民共和国药典》（2020 年版）二部标准，结果符合规定。

注：如部分参数未用到，请在相应栏目内划 "/"。

检验者： 校对者： 审核者：

五、发放检验报告

参照模块八中"原料药的检验报告"设计片剂的检验报告。

★ 学一学：必备知识与原理。

异烟肼属于杂环类化合物。杂环化合物是指碳环中夹杂有非碳原子的环状有机化合物，其中非碳元素原子称为杂原子，一般为氧、硫、氮等。杂环化合物种类繁多，数量庞大，在自然界分布很广。按其所含有的杂原子种类与数目、环的元数的不同可将杂环类药品分成吡啶类、吩噻嗪类、苯并二氮杂䓬类等。下面介绍吡啶类和吩噻嗪类药物。

一、吡啶类药物

（一）化学结构与性质

1. 化学结构

吡啶类药物的结构通式如下：

本类药品结构中含有吡啶环，典型药品有异烟肼、尼可刹米等。

2. 主要理化性质

（1）弱碱性　吡啶环上的氮原子为叔胺氮原子，具有弱碱性，可采用非水溶液滴定法测定其含量。

（2）吡啶环的开环反应（戊烯二醛反应）　本类药品分子结构中含有 β 或 γ 位被羧基衍生物取代的吡啶环，可发生开环反应，可用于鉴别。

（3）沉淀反应　本类药品具有吡啶环的结构，可与重金属盐类（如氯化汞、硫酸铜、碘化铋钾）及苦味酸等试剂形成沉淀。

（4）取代基的性质　①酰肼基。异烟肼的酰肼基具有较强的还原性，可被不同的氧化剂氧化，也可与某些含羰基的化合物发生缩合反应，可用于鉴别和含量测定。②酰胺基。尼可刹米含有酰胺基，可在碱性条件下水解产生二乙胺，可用于鉴别。

（5）紫外吸收特性　本类药物的结构中含有芳杂环，在紫外区有特征吸收，可用于鉴别和含量测定。

（二）典型药物

异烟肼结构中含有吡啶环，属于吡啶类药物，其化学结构如下：

1. 性状

（1）外观　异烟肼为无色结晶，白色或类白色的结晶性粉末；无臭；遇光渐变质。

（2）溶解度　异烟肼在水中易溶，在乙醇中微溶，在乙醚中极微溶解。

（3）熔点　异烟肼的熔点为 $170 \sim 173℃$。

2. 鉴别

（1）还原性　异烟肼的分子结构中，吡啶环 γ 位上被酰肼基取代，酰肼基具有较强的还原性，可被氧化剂氧化。《中国药典》（2020 年版）利用其还原性与氨制硝酸银发生氧化还原反应进行鉴别。

$$NH_2\text{-}NH_2 + 4AgNO_3 \longrightarrow 4Ag\downarrow + N_2\uparrow + 4HNO_3$$

方法如下：取异烟肼约 10mg，置试管中，加水 2mL 溶解后，加氨制硝酸银试液 1mL，即产生气泡（氮气）与黑色浑浊（银），并在试管壁上生成银镜。

（2）高效液相色谱法　《中国药典》（2020年版）对异烟肼采用高效液相色谱法进行鉴别，通过比较供试品溶液与对照品溶液主峰的保留时间的一致性进行鉴别。

（3）红外光谱法　异烟肼具有红外特征吸收峰，《中国药典》（2020年版）对异烟肼采用红外吸收光谱法进行鉴别。异烟肼的红外图谱应与对照图谱（光谱集166图）一致。

3. 特殊杂质检查

异烟肼在生产和贮存过程中易产生多种中间体和副产物，《中国药典》（2020年版）规定，异烟肼需检查酸碱度、溶液的澄清度与颜色、游离肼、有关物质、干燥失重、炽灼残渣、重金属、无菌（供无菌分装用）。

（1）游离肼

异烟肼生产过程中原料反应不完全或贮藏过程中降解可引入游离肼。肼是一种诱变剂和致癌物质，《中国药典》（2020年版）采用薄层色谱法对异烟肼及其制剂中游离肼进行限量检查。

检查方法：照薄层色谱法（通则0502）试验。

溶剂　丙酮-水（1∶1）。

供试品溶液　取本品适量，加溶剂溶解并定量稀释制成每1mL中约含0.1g的溶液。

对照品溶液　取硫酸肼对照品适量，加溶剂溶解并定量稀释制成每1mL中约含80μg（相当于游离肼20μg）的溶液。

系统适用性溶液　取异烟肼与硫酸肼各适量，加溶剂溶解并稀释制成每1mL中分别含异烟肼0.1g与硫酸肼80μg的混合溶液。

色谱条件　采用硅胶G薄层板，以异丙醇-丙酮（3∶2）为展开剂。

系统适用性要求　系统适用性溶液所显游离肼与异烟肼的斑点应完全分离，游离肼的 R_f 值约为0.75，异烟肼的 R_f 值约为0.56。

测定法　吸取供试品溶液、对照品溶液与系统适用性溶液各5μL，分别点于同一薄层板上，展开，晾干，喷以乙醇制对二甲氨基苯甲醛试液，15min后检视。

限度　在供试品溶液主斑点前方与对照品溶液主斑点相应的位置上，不得显黄色斑点。

（2）有关物质

有关物质主要指药物中存在的合成的起始物、中间体、副产物以及降解产物等，由于这些杂质和药物结构相似，《中国药典》（2020年版）规定采用高效液相色谱法中的主成分自身对照法来控制药物中杂质的限量。

检查方法：照高效液相色谱法（通则0512）测定。

供试品溶液　取本品适量，加水溶解并稀释制成每1mL中约含0.5mg的溶液。

对照溶液　精密量取供试品溶液1mL，置100mL量瓶中，用水稀释至刻度，摇匀。

色谱条件　用十八烷基硅烷键合硅胶为填充剂；以0.02mol/L磷酸氢二钠溶液（用磷酸调pH至6.0）-甲醇（85∶15）为流动相；检测波长为262nm；进样体积10μL。

系统适用性要求　理论板数按异烟肼峰计算不低于4000。

测定法　精密量取供试品溶液与对照溶液分别注入液相色谱仪，记录色谱图至主成分峰保留时间的3.5倍。

限度　供试品溶液色谱图中如有杂质峰，单个杂质峰面积不得大于对照溶液主峰面积的 0.35 倍（0.35%），各杂质峰面积的和不得大于对照溶液主峰面积（1.0%）。

4. 含量测定

异烟肼的性质中，能够有明确定量关系的性质包括与溴酸钾的氧化还原反应、紫外吸收性质以及高效液相色谱性质。《中国药典》（2020 年版）采用高效液相色谱法测定异烟肼、异烟肼片、注射用异烟肼的含量，可有效避免杂质及辅料等的干扰。

异烟肼的含量测定方法：照高效液相色谱法（通则 0512）测定。

供试品溶液　取本品适量，精密称定，加水溶解并定量稀释制成每 1mL 中约含 0.1mg 的溶液。

对照品溶液　取异烟肼对照品适量，精密称定，加水溶解并定量稀释制成每 1mL 中约含 0.1mg 的溶液。

色谱条件与系统适用性要求　见有关物质项下。

测定法　精密量取供试品溶液与对照品溶液，分别注入液相色谱仪，记录色谱图。按外标法以峰面积计算。

其含量计算公式为：

$$异烟肼的含量\% = \frac{C_R \times \dfrac{A_x}{A_R} \times D \times V}{m_s \times (1-干燥失重)} \times 100\%$$

式中，C_R 为对照品溶液的浓度，mg/mL；A_R 为对照品溶液的峰面积；A_x 为供试品溶液的峰面积；V 为供试品溶液的初始配制体积，mL；D 为供试品溶液的稀释倍数；m_s 为供试品的称样量，g。

二、吩噻嗪类药物

（一）化学结构与性质

1. 吩噻嗪类药物的结构

吩噻嗪类药物为苯并噻嗪的衍生物，其分子结构中均具有共同的硫氮杂蒽母核，基本结构为：

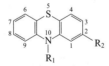

R₁=R₂=H：吩噻嗪

2. 主要理化性质

（1）还原性　本类药物硫氮杂蒽母核中的硫为二价，易被氧化成亚砜、砜而呈色。可用于本类药物的鉴别。

（2）与金属离子络合　本类药物母核中未被氧化的二价硫，可与金属离子（如钯离子）形成有色络合物，其氧化产物砜和亚砜则无此反应。利用此性质可进行鉴别和含量测定。

（3）弱碱性　本类药物吩噻嗪母核上氮原子的碱性极弱，而 10 位取代基 R 多为羟胺，具有碱性，可与生物碱沉淀剂、生物碱显色剂反应。可用于鉴别和含量测定。

（4）紫外和红外吸收特性　本类药物的紫外特征吸收，主要由母核共轭三环的

π系统所产生。一般具有三个峰值，即在204～209nm（205nm附近）、250～265nm（254nm）附近和300～325nm（300nm附近），最强峰多在250～265nm（254nm附近）。利用其紫外特征吸收可进行本类药物的鉴别。

（二）典型药物

盐酸氯丙嗪为吩噻嗪类药物，其化学结构如下：

1. 性状

（1）外观 本品为白色或乳白色结晶性粉末；有微臭，有引湿性；遇光渐变色，水溶液显酸性反应。

（2）溶解度 本品在水、乙醇或三氯甲烷中易溶，在乙醚或苯中不溶。

（3）熔点 异烟肼的熔点为194～198℃。

2. 鉴别

（1）还原性 盐酸氯丙嗪的分子结构中具有硫氮杂蒽母核，有还原性。《中国药典》（2020年版）利用其还原性与硝酸发生氧化还原反应进行鉴别。

鉴别方法：取盐酸氯丙嗪约10mg，加水1mL溶解后，加硝酸5滴即显红色，渐变淡黄色。

（2）紫外分光光度法 盐酸氯丙嗪的母核含有共轭三环的π系统，具有紫外特征吸收。可利用其紫外特征吸收可进行本类药物的鉴别。

鉴别方法：取本品，加盐酸溶液（9→1000）制成每1mL中含5μg的溶液，照紫外-可见分光光度法（通则0401）测定，在254nm与306nm的波长处有最大吸收，在254nm的波长处吸光度约为0.46。

（3）红外光谱法 盐酸氯丙嗪具有红外特征吸收峰，《中国药典》（2020年版）对其采用红外吸收光谱法进行鉴别。异烟肼的红外图谱应与对照图谱（光谱集391图）一致。

（4）氯化物鉴别法 本品为氯丙嗪的盐酸盐，其水溶液含有氯离子，能发生氯化物的鉴别的反应。

3. 特殊杂质检查

盐酸氯丙嗪在生产过程中，原料药中可能引入氯吩噻嗪和间氯二苯胺等有关物质。《中国药典》采用高效液相色谱法检查有关物质。

检查方法：照高效液相色谱法（通则0512）测定。避光操作。

供试品溶液 取本品20mg，置50mL量瓶中，加流动相溶解并稀释至刻度，摇匀。

对照溶液 精密量取供试品溶液适量，用流动相定量稀释制成每1mL中约含2μg的溶液。

色谱条件 用辛基硅烷键合硅胶为填充剂；以乙腈-0.5%三氟乙酸（用四甲基乙二胺调节pH至5.3）（50：50）为流动相；检测波长为254nm；进样体积10μL。

测定法 精密量取供试品溶液与对照溶液，分别注入液相色谱仪，记录色谱图至主成分峰保留时间的4倍。

限度 供试品溶液色谱图中如有杂质峰，单个杂质峰面积不得大于对照溶液主峰面积（0.5%），各杂质峰面积的和不得大于对照溶液主峰面积的2倍（1.0%）。

4. 含量测定

（1）非水溶液滴定法 盐酸氯丙嗪吩噻嗪母核上氮原子的碱性极弱，而10位取代基为烃胺具有碱性，可用非水溶液滴定法测定含量。《中国药典》（2020年版）采用此法测定盐酸氯丙嗪原料药的含量。

测定方法：取本品约0.2g，精密称定，加冰醋酸10mL与醋酐30mL溶解后，照电位滴定法（通则0701），用高氯酸滴定液（0.1mol/L）滴定，并将滴定的结果用空白试验校正。每1mL高氯酸滴定液（0.1mol/L）相当于35.53mg的$C_{17}H_{19}ClN_2S \cdot HCl$。

（2）紫外分光光度法 盐酸氯丙嗪吩噻嗪母核具有紫外吸收，可采用紫外分光光度法测定其含量。《中国药典》（2020年版）采用此法测定盐酸氯丙嗪片剂、注射液的含量。

盐酸氯丙嗪片的含量测定方法：照紫外-可见分光光度法（通则0401）测定。避光操作。

供试品溶液 取本品10片，除去包衣后，精密称定，研细，精密称取适量（约相当于盐酸氯丙嗪10mg），置100mL量瓶中，加盐酸溶液（9→1000）70mL，振摇使盐酸氯丙嗪溶解，用盐酸溶液（9→1000）稀释至刻度，摇匀，滤过，精密量取续滤液5mL，置100mL量瓶中，用盐酸溶液（9→1000）稀释至刻度，摇匀。

测定法 取供试品溶液，在254nm的波长处测定吸光度，按$C_{17}H_{19}ClN_2S \cdot HCl$的吸收系数（$E_{1cm}^{1\%}$）为915计算。

课堂互动：根据异烟肼的结构及其性质，写出其鉴别和含量测定方法？

★ **总结提高**：片剂检验的注意事项。

（1）片剂检验过程中凡质量标准中规定项目必须全部检验，尤其应该注意常规检查项目，切不可出现漏项。

（2）检验流程应遵循先简后繁的原则，检验过程中若出现一项不符合规定的，则后续复杂项目的检验不必进行。

（3）出现不合格项目不能轻易下不合格结论，应先自己查找原因，或自己再复试一遍，若结果相似，可请经验丰富的检验人员再复试后方可下结论。

（4）检验过程中必须如实做好原始记录，严禁事后补记或转抄。检验记录的书写要做到严肃、认真、正规、完整、清晰，不得任意涂改，确实需要改动时应笔着尺子用单线将涂改部分划掉，然后在划线右上签上修改者的姓名和日期，保证检验记录的真实性和可追踪性。

（5）检验记录中有效数字的保留应与法定标准一致。

★ **练一练**：举一反三，巩固提高。

根据学习过的内容，自主练习甲硝唑片的检验，根据评价表完成自我评定。

任务评价

片剂的检验任务评价表

班级：＿＿＿＿＿＿　　姓名：＿＿＿＿＿＿　　学号：＿＿＿＿＿＿

序号	任务要求	配分/分	得分/分
1	正确穿戴工作服	5	
2	正确设计检验流程	10	
3	正确准备检验所需的仪器和试剂	6	
4	正确进行取样	6	
5	正确鉴别	5	
6	正确进行杂质检查	8	
7	正确进行含量测定	10	
8	正确书写检验记录	10	
9	检验记录真实准确，书写规范	10	
10	正确书写检验报告	10	
11	正确处理和判断检验结果	10	
12	结束后清场、三废处理	5	
13	态度认真、操作规范有序	5	
	总分	100	

（邹小丽）

任务 8-3
注射剂的检验

注射剂系指药物与适宜的溶剂或分散介质混匀后制成的供注入体内的溶液、乳状液或混悬液及供临用前配制或稀释成溶液或混悬液的粉末或浓溶液的无菌制剂。概括起来注射剂可分为注射液、注射用无菌粉末与注射用浓溶液。

注射剂的质量控制项目包括：外观性状、鉴别、检查和含量测定。检查项下除杂质检查外，还包括注射剂的常规检查。除另有规定外，注射剂的常规检查项目包括装量或装量差异检查、可见异物检查、无菌检查；静脉用注射剂应检查细菌内毒素或热原；注射用无菌粉末，每个标示量不大于25mg或主药含量小于每个重量25%者，应检查含量均匀度；溶液型静脉用注射液、溶液型静脉注射用粉末及注射用浓溶液应检查不溶性微粒；静脉输液及椎管注射用注射液应检查渗透压摩尔浓度。

由于注射剂在生产过程中加入了抗氧剂、稀释剂、稳定剂、抑菌剂等附加成分，因而在分析方法的选择上应考虑消除附加成分的干扰。其次，注射剂的含量测定结果与限度、分析项目的要求等与片剂一致。

32. 认识注射剂

情境设定

2015年7月6日，广西柳州市食品药品监督管理局官方微信平台的一篇处罚信息的文章中曝光了1条由某药业股份有限公司生产的"盐酸普鲁卡因注射液"（批号为20140141）经检验可见异物项目不合格，判为劣药，又把注射剂质量问题摆到了桌面。

在药品监督管理中，注射剂属于高风险品种，近年来相继出现的药害事件大多是由于注射剂质量隐患引发的。因此，提高注射剂的质量控制标准势在必行。那么应如何进行注射剂的质量检验呢？

任务目标

1. 思政目标

具备"质量第一"的责任意识、标准意识、规范操作意识，具备知行合一、工匠精神、具体问题具体分析以及安全环保意识。

2. 知识目标

掌握注射液的检验项目、检验流程、全检记录与报告的书写，有效数字的处理与结果判定。

3. 技能目标

能按照质量标准设计注射液全检的操作流程；能规范进行各项检验；能正确记录并处理数据；能准确书写原始记录；能准确判断检验结果。

任务实施

★ 查一查：查阅《中国药典》（2020年版）二部盐酸普鲁卡因注射液的质量标准。

盐酸普鲁卡因注射液
Yansuan Pulukayin Zhusheye
Procaine Hydrochloride Injection

本品为盐酸普鲁卡因加氯化钠适量使成等渗的灭菌水溶液。含盐酸普鲁卡因（$C_{13}H_{20}N_2O_2 \cdot HCl$）应为标示量的 95.0% ~ 105.0%。

【性状】 本品为无色的澄明液体。

【鉴别】 （1）取本品，照盐酸普鲁卡因项下的鉴别（3）、（4）项试验，显相同的反应。

（2）在含量测定项下记录的色谱图中，供试品溶液主峰的保留时间应与对照品溶液主峰的保留时间一致。

（3）取本品（约相当于盐酸普鲁卡因 80mg），水浴蒸干，残渣经减压干燥，依法测定。本品的红外光吸收图谱应与对照的图谱（光谱集 397 图）一致。

【检查】 pH 应为 3.5 ~ 5.0（通则 0631）。

有关物质 照高效液相色谱法（通则 0512）测定。

供试品溶液 精密量取本品适量，用水定量稀释制成每 1mL 中约含盐酸普鲁卡因 0.2mg 的溶液。

对照溶液 精密量取供试品溶液 1mL，置 100mL 量瓶中，用水稀释至刻度，摇匀。

对照品溶液 取对氨基苯甲酸对照品适量，精密称定，加水溶解并定量稀释制成每 1mL 中约含 2.4μg 的溶液。

系统适用性溶液 取供试品溶液 1mL 与对照品溶液 9mL，混匀。

色谱条件与系统适用性要求 见盐酸普鲁卡因对氨基苯甲酸项下。

测定法 精密量取供试品溶液，对照溶液与对照品溶液，分别注入液相色谱仪，记录色谱图至主成分峰保留时间的 4 倍。

限度 供试品溶液色谱图中如有与对氨基苯甲酸保留时间一致的色谱峰，按外标法以峰面积计算，不得过盐酸普鲁卡因标示量的 1.2%，其他杂质峰面积的和不得大于对照溶液的主峰面积（1.0%）。

渗透压摩尔浓度 取本品，依法检查（通则 0632），渗透压摩尔浓度比应为 0.9 ~ 1.1。

细菌内毒素 取本品，可用 0.06EU/mL 以上高灵敏度的鲎试剂，依法检查（通则 1143），每 1mg 盐酸普鲁卡因中含内毒素的量应小于 0.20EU。

其他 应符合注射剂项下有关的各项规定（通则 0102）。

【含量测定】 照高效液相色谱法（通则 0512）测定。

供试品溶液 精密量取本品适量，用水定量稀释制成每 1mL 中含盐酸普鲁卡因 0.02mg 的溶液。

对照品溶液 取盐酸普鲁卡因对照品适量，精密称定，加水溶解并定量稀释制成每 1mL 中含 0.02mg 的溶液。

色谱条件 除检测波长为 290nn 外，其他见有关物质项下。

系统适用性要求 理论板数按普鲁卡因峰计算不低于 2000。普鲁卡因峰与相邻杂质峰的分离度应符合要求。

测定法 精密量取供试品溶液与对照品溶液，分别注入液相色谱仪，记录色谱图。按外标法以峰面积计算。

【类别】 同盐酸普鲁卡因。

【规格】 （1）2mL：40mg （2）10mL：100mg （3）20mL：50mg
（4）20mL：100mg

【贮藏】 遮光，密闭保存。

★ 做一做：完成对盐酸普鲁卡因注射液的检验。

一、查阅标准，设计流程

注射剂同片剂，全检项目中只要有一项检验结果不符合规定，则全检结论为不符合质量标准。因而除另有规定外，注射剂的全检程序通常按照先简单后复杂的原则进行。

二、检验准备

根据前面片剂所学，认真阅读质量标准，理清检验项目，再逐一列出检验全过程所需仪器设备、容量器具及规格数量、试药试剂，然后将仪器设备提前开机预热，容量器具准备足够数量，试药试剂准备齐全备用。

三、检验过程

1. 性状观测

取供试品，置于自然光下观察，记录外观性状。

2. 鉴别

鉴别1：化学鉴别

按照质量标准鉴别（1）项下，取供试液照《中国药典》（2020年版）四部"0301
氯化物鉴别"和"0301 芳香第一胺类"项下的操作进行，观察并记录产生的现象。然后与质量指标规定的现象进行比较，若完全一致，结果为符合规定；若有一项不符合，结果为不符合规定。

鉴别2：色谱鉴别

在含量测定项下进行，比较盐酸普鲁卡因对照品与供试品图谱保留时间的一致性。若一致，结果为符合规定。

鉴别3：红外鉴别

按照质量标准鉴别（3）项下处理供试品，参照模块八——药物综合检验中"片剂的检验"项下红外鉴别法进行红外光谱扫描，然后将峰的数量、位置及形状与光谱集166图进行比较，若完全一致，结果为符合规定；否则为不符合规定。

3. 检查

分析：盐酸普鲁卡因注射液的检查项下只规定了pH、有关物质、渗透压摩尔浓度、细菌内毒素，其他应符合注射剂项下有关的各项规定，这就意味着其他都属常规检查。盐酸普鲁卡因注射液属常规小容量注射剂，根据注射液的常规检查项目规定，本品应检查装量、可见异物、不溶性微粒、无菌。

检查1：pH

操作：依照模块三——药物的性状检查与物理常数测定中"pH"项下操作并判断该项是否符合规定。

检查2：有关物质

分析：盐酸普鲁卡因分子结构中有酯键，易发生水解反应。注射液制备过程中受灭菌温度、时间、溶液pH、贮藏时间以及光线和金属离子等因素的影响，可发生水解反应，生成对氨基苯甲酸和2-二乙氨基醇。其中对氨基苯甲酸随贮存时间的延长或高温加热，可进一步脱羧转化为苯胺，而苯胺又可被氧化为有色物，使注射液变黄。已变黄的注射液不仅疗效下降，而且毒性增加。《中国药典》（2020年版）规定采用高效液相色谱法，来控制对氨基苯甲酸及有关物质的限量。

操作：依照质量标准检查"有关物质"项下制备供试品溶液、对照溶液、对照品溶液、系统适用性溶液，按照其色谱条件，参照模块八——片剂的检验中"有关物质"检查项下操作并判断该项是否符合规定。

检查3：渗透压摩尔浓度

操作：依照模块六——药物制剂的常规检查中"注射剂的渗透压摩尔浓度测定"项下操作并判断该项是否符合规定。

检查4：装量

操作：依照模块六——药物制剂的常规检查中"注射剂的装量差异检查"项下操作并判断该项是否符合规定。

检查5：可见异物

操作：依照模块六——药物制剂的常规检查中"注射剂的可见异物检查"项下操作并判断该项是否符合规定。

检查6：不溶性微粒

操作：依照模块六——药物制剂的常规检查中"注射剂的不溶性微粒检查"项下操作并判断该项是否符合规定。

4.含量测定

操作：依照质量标准检查"含量测定"项下制备供试品溶液、对照品溶液，按照其色谱条件，参照模块七——药物的含量测定中"片剂的含量测定"项下操作并判断该项是否符合规定。

四、书写检验记录

33.注射剂检验记录与报告的书写

注射剂检验原始记录

温度：28℃　　　　　　相对湿度：57%　　　　　　第　页　共　页

品名	盐酸普鲁卡因注射液	规格	10mL：100mg*10支/盒	有效期	20210820
批号	190810	生产单位	江西药泽公司	取样日期	2020.8.12
批量	2000支	检验项目	全检	检验日期	2020.8.14
检验依据		《中华人民共和国药典》（2020年版）二部			

【性状】

外观：本品为无色的澄明溶液。

规定：应为无色的澄明溶液。

结论：符合规定。

【鉴别】

（1）取供试品溶液5mL，加稀盐酸1mL，必要时缓缓煮沸使溶解，加0.1mol/L亚硝酸钠溶液数滴，加与0.1mol/L亚硝酸钠溶液等体积的1mol/L脲溶液，振摇1min，滴加碱性β萘酚试液数滴，即生成橙红色沉淀（溶液应生成粉红到猩红色沉淀）。

结论：呈正反应。

取供试品溶液5mL，加稀硝酸使成酸性后，滴加硝酸银试液，即生成白色凝乳状沉淀（应呈现白色凝乳状沉淀）；分离，沉淀加氨试液溶解（沉淀应溶解），再加稀硝酸酸化后，沉淀出现（沉淀生成）。

结论：<u>呈正反应</u>。

（2）在含量测定项下记录的色谱图中，供试品溶液主峰的保留时间应与对照品溶液主峰的保留时间<u>一致</u>（规定：一致）。

结论：<u>符合规定</u>。

（3）红外鉴别

仪器型号：<u>Nicolet IR200</u>　　仪器编号：<u>01</u>　温度：<u>25℃</u>　相对湿度：<u>65%</u>　扫描次数：<u>16 次</u>

试样制备方法：<u>压片法（溴化钾），取本品 8mL，水浴蒸干，残渣经减压干燥，依法测定。</u>

规定：本品的红外光吸收图谱应与对照的图谱（光谱集 166 图）一致。

结论：<u>符合规定</u>。

【检查】

pH

温度：<u>25℃</u>　　相对湿度：<u>65%</u>

仪器型号：<u>PHS-3W 型酸度计</u>　　　仪器编号：<u>02</u>

仪器校正：用 pH 6.86 的磷酸盐缓冲液定位，pH 4.00 的邻苯二甲酸氢钾缓冲液核对，示值误差不大于 0.02pH 单位。

测定：pH ① <u>4.53</u>　　　② <u>4.52</u>　　　③ <u>4.54</u>

$pH_{（平均值）}$ = <u>4.53</u>

规定：应为 3.5 ~ 4.0。

结论：<u>符合规定</u>。

有关物质

照高效液相色谱法（通则 0512）测定。

仪器：<u>LC-20A 高效液相色谱仪</u>　　　编号：<u>04</u>

天平型号：<u>Mettler MT5</u>　　　　　天平编号：<u>18</u>

色谱柱：C_{18}

流动相：含 0.1% 庚烷磺酸钠的 0.05mol/L 磷酸二氢钾溶液（用磷酸调 pH 至 3.0）- 甲醇（68：32）

流速：1.0mL/min

检测波长：279nm

进样量：10μL

系统适用性要求：系统适用性溶液色谱图中，理论板数按对氨基苯甲酸峰计算不低于 2000，普鲁卡因峰与对氨基苯甲酸峰的分离度应大于 2.0。

对照品来源：中国食品药品生物检定研究院（210936，99.7%）。

供试品溶液的制备：精密量取本品 2mL，置于 100mL 容量瓶中，用水稀释至刻度，摇匀。

对照溶液的制备：精密量取供试品溶液 1mL，置 100mL 量瓶中，用水稀释至刻度，摇匀。

对照品溶液的制备：取对氨基苯甲酸对照品 <u>12.1mg</u>，置 100mL 量瓶中，用水稀释至刻度，摇匀。精密量取 2mL，置 100mL 量瓶中，用水稀释至刻度，摇匀。

系统适用性溶液的制备：取供试品溶液 1mL 与对照品溶液 9mL，混匀。

测定法：精密量取供试品溶液，对照溶液与对照品溶液，分别注入液相色谱仪，记录色谱图至主成分峰保留时间的 4 倍。

系统适用性试验结果

色谱图	项目
系统适用性溶液	理论板数按对氨基苯甲酸峰计算为 <u>4500</u>（应不低于 2000）
	普鲁卡因峰与对氨基苯甲酸峰的分离度为 <u>5.36</u>（应大于 2.0）

有关物质检查测定结果

色谱图	项目
供试品溶液	与对氨基苯甲酸保留时间一致的色谱峰峰面积为 <u>29652</u>，按外标法以峰面积计算含量为 <u>1.7%</u>
	供试品溶液色谱图中其他杂质峰面积的和为 <u>8627</u>
对照溶液	主峰面积为 <u>32547</u>

限度：供试品溶液色谱图中如有与对氨基苯甲酸保留时间一致的色谱峰，按外标法以峰面积计算，不得过盐酸普鲁卡因标示量的 1.2%，其他杂质峰面积的和不得大于对照溶液的主峰面积（1.0%）。

结论：符合规定。

渗透压摩尔浓度

仪器型号：STY-1D 渗透压测定仪

0.9%（g/mL）氯化钠标准溶液的制备：取基准氯化钠试剂，于 500 ～ 650℃ 干燥 40 ～ 50min，置干燥器（硅胶）中放冷至室温。取 0900g，精密称定，加水使溶解并稀释至 100mL，摇匀，即得。

供试品溶液的制备：直接测定。

供试品溶液测定结果（mOsmol/kg）：308、306

平均值 O_T（mOsmol/kg）：307

0.9%（g/mL）氯化钠标准溶液测定结果 O_S（mOsmol/kg）：302

渗透压摩尔浓度比：1.0

$$渗透压摩尔浓度比 = \frac{O_T}{O_S}$$

规定：渗透压摩尔浓度比应为 0.9 ～ 1.1。

结论：符合规定。

装量

测定：取供试品 3 支，依法检查。

供试品的实测装量：10.1mL、10.1mL、10.1mL

结果：每支注射液的装量均不少于 10mL。

规定：每支注射液的装量均不得少于其标示装量。

结论：符合规定。

可见异物

仪器型号：YB-Ⅱ型澄明度检测仪　　　　编号：01

光源：日光灯　　　　光照度：无色溶液注射剂 2500lx

测定：取供试品 20 支，依法检查。

玻璃屑：0 支　　　　纤维：0 支　　　　白块：0 支

不合格率（%）=0%

结果：未检出可见异物。

规定：供试品 20 支均不得检出。

结论：符合规定。

不溶性微粒

仪器型号：ZWJ-30 不溶性微粒检测仪　　　　编号：02

净化台型号：SW-CJ-2E 双人双面净化台

测定法：取供试品 5 支，依法检查。

测定结果：每个供试品容器中含 10μm 以上的微粒为 20 粒，含 25μm 以上的微粒为 0 粒。

规定：每个供试品容器中含 10μm 以上的微粒不得过 6000 粒，含 25μm 以上的微粒不得过 600 粒。

结论：符合规定。

无菌检查

照无菌检查法操作。

规定：不得检出。

结论：符合规定。

细菌内毒素检查

照细菌内毒素检查法操作。

规定：应符合规定。

结论：符合规定。

【含量测定】

仪器：LC-20A 高效液相色谱仪　　　　编号：04

天平型号：Mettler MT5　　　　天平编号：18

色谱柱：C_{18}

流动相：含 0.1% 庚烷磺酸钠的 0.05mol/L 磷酸二氢钾溶液（用磷酸调 pH 至 3.0）- 甲醇（68 ∶ 32）

流速：1.0mL/min

检测波长：290nm

进样量：10μL

系统适用性试验：理论板数按普鲁卡因峰计算不低于 2000。

对照品来源：中国食品药品生物检定研究院（210815，98.3%）。

供试品溶液的制备：精密量取供试液 1mL 于 50mL 容量瓶中，加水稀释至刻度，摇匀，即得。

对照溶液的制备：精密称取对照品 10mg，置 50mL 量瓶中，加水溶解并稀释至刻度，摇匀。

吸取上述两种溶液各 10μL，分别注入液相色谱仪，记录色谱图，按外标法，以峰面积计算出每片的含量。

W_{S1}/mg	$A_{对}$	$A_{对（平均）}$	RSD/%
	47236		
	47508		
10.03	47233	47497	0.56
	47845		
	47663		

W_{S2}/mg	$A_{对}$	回收率 /%	Rd/%
10.02	48053.6	99.4	0.00
	48043.3	99.4	

样品编号	$A_{样}$	$A_{样（平均）}$	含量 /%	Rd/%	平均含量 /%
1	28925.1	28780.25	103.3		
	28635.4			0.10	103.2
2	29048.7	28939	103.2		
	28829.3				

计算公式：标示量（%）$= \dfrac{\dfrac{A_{对}}{A_{样}} \times C_{对} \times V \times 标示装量}{V_{样} \times 标示量} \times 100\%$

规定：本品含异烟肼（$C_6H_7N_3O$）应为标示量的 95.0% ～ 105.0%。

结论：符合规定。

结论：本品按《中华人民共和国药典》（2020 年版）二部标准，结果符合规定。

注：如部分参数未用到，请在相应栏目内划"/"。

检验者： 校对者： 审核者：

五、发放检验报告

参照模块八中"原料药的检验报告"设计注射剂的检验报告。

★ 学一学：必备知识与原理。

盐酸普鲁卡因属于芳胺类药物。芳胺类药物是临床常用的药物，药典收载品种较多，有盐酸普鲁卡因、苯佐卡因、对乙酰氨基酚等，临床作用涉及局部麻醉药、解热镇痛药、拟肾上腺素药、抗菌药等。依据化学结构差异，可将芳胺类药物分为对氨基苯甲酸酯类和芳酰胺类等。

一、对氨基苯甲酸酯类药物

（一）化学结构与性质

1. 化学结构

对氨基苯甲酸类药物的结构通式如下：

$$R_1NH - - \overset{\overset{\displaystyle O}{\|}}{C} - OR_2$$

2. 主要理化性质

（1）性状　为白色结晶或结晶性粉末，易溶于水，难溶于有机溶剂。

（2）酸性　大都为盐酸盐，水溶液呈现酸性。

（3）水解性　分子药物结构中含有酯键，易水解。药物水解的速度受光、热或碱性条件的影响。

（4）芳伯氨基特性　R_1 无取代基则其结构中具有芳伯氨基，可发生芳香第一胺反应；可以用于定性鉴别及含量测定。

（5）光谱特征　含有苯环，在紫外光区和红外光区均有特征吸收。

（二）典型药物

盐酸普鲁卡因属于对氨基苯甲酸酯类药物，其结构中具有对氨基苯甲酸酯的母体，盐酸普鲁卡因的化学结构如下：

$$H_2N - - COOCH_2CH_2N(C_2H_5)_2 \cdot HCl$$

1. 性状

（1）外观　盐酸普鲁卡因为白色结晶或结晶性粉末；无臭，味微苦，随后有麻痹感。

（2）溶解性　盐酸普鲁卡因在水中易溶，在乙醇中略溶，在三氯甲烷中微溶，在乙醚中几乎不溶。

（3）熔点　盐酸普鲁卡因的熔点为 154～157℃。

2. 理化性质

（1）重氮化-偶合反应　盐酸普鲁卡因分子结构中具有游离芳伯氨基，在盐酸溶液中，可直接与亚硝酸钠进行重氮化反应，生成的重氮盐均可与碱性 β-萘酚偶合生成有色的偶氮染料。

方法如下：取供试品约 50mg，加稀盐酸 1mL，必要时缓缓煮沸使溶解，放冷，加 0.1mol/L 亚硝酸钠溶液数滴，滴加碱性 β-萘酚试液数滴，视供试品不同，生成猩红色沉淀。

（2）水解性　盐酸普鲁卡因分子结构中具有酯键，在碱性条件下水解，《中国药典》（2020 年版）利用其水解产物与试剂的反应进行鉴别。

方法如下：取盐酸普鲁卡因约 0.1g，加水 2mL 溶解后，加 10% 氢氧化钠溶液 1mL，即生成白色沉淀（普鲁卡因），加热变为油状物（液体普鲁卡因）；继续加热，发生的蒸汽（普鲁卡因的酯键水解产物，二乙氨基乙醇）能使湿润的红色石蕊试纸变为蓝色；热至油状物消失后（普鲁卡因的酯键水解产物，对氨基苯甲酸钠），放冷，加盐酸酸化，即析出白色沉淀（对氨基苯甲酸），此沉淀能溶解于过量的盐酸中。

（3）氯化物反应　临床上常用普鲁卡因的盐酸盐，是利用其在酸性条件下与银离子生成可溶于氨试液中的白色沉淀。

方法如下：取供试品溶液，加氨试液使成碱性，将析出的沉淀滤过除去，滤液加稀硝酸使成酸性后，滴加硝酸银试液，即生成白色凝乳状沉淀；分离，沉淀加氨试液即溶解，再加稀硝酸酸化后，沉淀复生成。

（4）紫外吸收特性　盐酸普鲁卡因结构中有苯环共轭系，具有紫外吸收特征，可供鉴别和测定含量。

（5）红外吸收光谱　盐酸普鲁卡因具有红外特征吸收峰，《中国药典》（2020 年版）对盐酸普鲁卡因采用红外吸收光谱法进行鉴别。盐酸普鲁卡因的红外图谱应与对照图谱（光谱集 397 图）一致。

3. 特殊杂质检查

盐酸普鲁卡因分子有含有酯键结构，易发生水解反应。在盐酸普鲁卡因特别是注射液的制备过程中，由于受到温度、pH、贮藏时间、重金属离子及光等因素的影响，易于水解生成对氨基苯甲酸，随着贮藏时间延长或高温加热等条件下，可进一步脱生成苯胺，苯胺又可被氧化为有色物质，使药物的颜色变黄，疗效降低，同时毒性增加。《中国药典》（2020 年版二部）采用高效液相色谱法检查盐酸普鲁卡因对氨基苯甲酸的限量。

照高效液相色谱法（通则 0512）测定。

供试品溶液　取本品，精密称定，加水溶解并定量稀释制成每 1mL 中含 0.2mg 的溶液。

对照品溶液　取对氨基苯甲酸对照品适量，精密称定，加水溶解并定量稀释制成每 1mL 中约含 1μg 的溶液。

系统适用性溶液　取供试品溶液 1mL 与对照品溶液 9mL，混匀。

色谱条件　用十八烷基硅烷键合硅胶为填充剂；以含 0.1% 庚烷磺酸钠的 0.05mol/L 磷酸二氢钾溶液（用磷酸调节 pH 至 3.0）- 甲醇（68∶32）为流动相；检测波长为 279nm；进样体积 10μL。

系统适用性要求 系统适用性溶液色谱图中，理论板数按对氨基苯甲酸峰计算不低于2000，普鲁卡因峰与对氨基苯甲酸峰的分离度应大于2.0。

测定法 精密量取供试品溶液与对照品溶液，分别注入液相色谱仪，记录色谱图。

限度 供试品溶液色谱图中如有与对氨基苯甲酸峰保留时间一致的色谱峰，按外标法以峰面积计算，不得过0.5%。

4.含量测定

（1）亚硝酸钠法 盐酸普鲁卡因分子中具有芳伯氨基结构，在酸性溶液中可与亚硝酸钠定量反应，生成重氮盐，用永停法指示反应终点，因此，可用亚硝酸钠滴定法测定含量。《中国药典》（2020年版）采用亚硝酸钠法进行盐酸普鲁卡因、注射用盐酸普鲁卡因的含量测定，永停滴定法指示终点。

$$Ar—NH_2+NaNO_2+2HCl \longrightarrow Ar—N_2^+Cl^-+NaCl+2H_2O$$

重氮化反应的速度受多种因素的影响，亚硝酸钠滴定液及反应生成的重氮盐也不够稳定，因此应用亚硝酸钠滴定法测定药物的含量时，应注意以下主要条件。

① 酸的种类及浓度。按其反应式，1mol的盐酸普鲁卡因需要与2mol的盐酸作用，但实际测定时常加入过量的盐酸，因过量的盐酸有利于重氮化反应速度加快且重氮盐在酸性溶液中稳定，同时为了防止生成偶氮氨基化合物，而影响测定结果。故实际测定时，盐酸的用量要多一些，实际用量芳胺：盐酸＝1：2.5～6mol。

② 加入适量溴化钾加快反应速度。

③ 反应温度。通常在室温（10～30℃）条件下滴定，温度高，重氮化反应速度快。一般温度每升高10℃，重氮化反应速度加快2.5倍，但生成的重氮盐亦随温度的升高而快速分解。

所以滴定适宜在低温下进行，由于低温时反应太慢，中国药典采用在室温条件下"快速滴定法"进行。

④ 快速滴定法。滴定时将滴定管尖端插入液面下约2/3处，一次将大部分亚硝酸钠滴定液在搅拌下迅速加入，可避免滴定过程中亚硝酸挥发和分解，使其尽快反应。将滴定管尖端提出液面，用少量水淋洗尖端，再慢慢滴定。尤其是在近终点时，因尚未反应的盐酸普鲁卡因的浓度极稀，须在最后一滴加入后，搅拌1～5min，再确定终点是否到达。这样可缩短滴定时间，同时不影响滴定结果。

⑤ 指示终点的方法。《中国药典》（2020年版）规定用永停滴定法指示终点。终点时溶液中有微量亚硝酸存在，电极发生氧化还原反应，线路中立即有电流通过，此时电流计指针突然偏转，并不再回零，即为滴定终点。

盐酸普鲁卡因的测定方法：取本品约0.6g，精密称定，照永停滴定法，在15～25℃，用亚硝酸钠滴定液（0.1mol/L）滴定，每1mL亚硝酸钠滴定液（0.1mol/L）相当于27.28mg的$C_{13}H_{20}N_2O_2 \cdot HCl$。

$$盐酸普鲁卡因的含量（\%）=\frac{T \times V \times F \times 10^{-3}}{m \times (1-干燥失重)} \times 100\%$$

式中，V为供试品消耗滴定液的体积，mL；T为滴定度，mg/mL；F为滴定液浓度校正因数；m为供试品取样量，g。

（2）高效液相色谱法 盐酸普鲁卡因注射液是由盐酸普鲁卡因加氯化钠适量制成的等渗灭菌水溶液。其含量测定方法为高效液相色谱法。该方法测定的色谱条件、溶液的制备、系统适用性要求及测定法见盐酸普鲁卡因注射液的质量标准。

含量计算按外标法以峰面积计算，计算公式为：

$$盐酸普鲁卡因注射液标示量（\%）=\dfrac{C_R \times \dfrac{A_X}{A_R} \times D \times V}{V_s \times S}\times 100\%$$

式中，C_R 为对照品溶液的浓度，mg/mL；A_R 为对照品溶液的峰面积；A_X 为供试品溶液的峰面积；V 为供试品溶液的初始配制体积，mL；D 为供试品溶液的稀释倍数；V_s 为供试品溶液的取样体积，mL；S 为标示量，mg。

二、芳酰胺类药物

（一）化学结构与性质

1. 化学结构

芳酰胺类药物的结构通式如下：

芳酰胺类药物是苯胺的酰基衍生物，在酰胺基的邻位或对位上有取代基。

2. 主要理化性质

（1）水解性　其结构中含有酰氨基可水解，生成芳伯氨基，可发生重氮化 - 偶合反应。有些方酰胺类药物在酰胺基的邻位上有两个甲基，产生空间位阻，不易水解，如利多卡因。

（2）酚羟基的特性　对乙酰氨基酚 R_1 为酚羟基，可与铁离子发生呈色反应，此性质可用于鉴别。

（3）碱性　某些芳酰胺类药物的侧链中具有叔氨氮原子，显弱碱性，能与酸成盐，如利多卡因。

（4）与重金属离子发生沉淀反应　具有脂烃胺侧链，能与生物碱沉淀剂或重金属离子反应。

（5）光谱特征　含有苯环，在紫外光区特征吸收。

（二）典型药物

对乙酰氨基酚属于芳酰胺类药物，其结构中具有芳酰胺的母体，在苯环上有酚羟基取代，对乙酰氨基酚的化学结构如下：

1. 性状

（1）外观　为白色结晶或结晶性粉末；无臭，味微苦。

（2）溶解性　在热水或乙醇中易溶，在丙酮中溶解，在水中略溶。

（3）熔点　熔点为 168 ～ 172℃。

2. 理化性质

（1）三氯化铁的反应　对乙酰氨基酚具有酚羟基，可与三氯化铁发生呈色反应。

方法如下：取供试品加水溶解后，加三氯化铁试液，溶液显蓝色。

（2）重氮化-偶合反应　对乙酰氨基酚分子结构中具有潜在芳伯氨基的药物，在盐酸或硫酸中加热水解为游离的芳伯氨基后，可发生重氮化-偶合反应。

方法如下：取本品约0.1g，加稀盐酸5mL，置水浴中加热40min，放冷；取0.5mL，滴加亚硝酸钠试液5滴，摇匀，用水3mL稀释后，加碱性β-萘酚试液2mL，振摇，即显红色。

（3）红外吸收光谱　对乙酰氨基酚具有红外特征吸收峰，《中国药典》（2020年版）对其采用红外吸收光谱法进行鉴别。对乙酰氨基酚的红外图谱应与对照图谱（光谱集131图）一致。

3. 特殊杂质检查

对乙酰氨基酚中的杂质主要来源于合成工艺。《中国药典》（2020年版）二部规定要检查酸度、乙醇溶液的澄清度与颜色、氯化物、硫酸盐、有关物质、对氯苯乙酰胺、干燥失重、炽灼残渣、重金属等项目。

（1）有关物质　对乙酰氨基酚的合成工艺路线较多，不同的工艺带入的杂质也有所不同，主要包括中间体、副产物及分解产物等。如对氨基酚、对氯苯乙酰胺、偶氮苯、氧化偶氮苯、苯醌等。《中国药典》（2020年版）二部采用高效液相色谱法控制有关物质的限量。

溶剂　甲醇-水（4∶6）。

供试品溶液　取本品适量，精密称定，加溶剂溶解并定量稀释制成每1mL中约含20mg的溶液。

对照品溶液　取对氨基酚对照品适量，精密称定，加溶剂溶解并定量稀释制成每1mL中约含0.1mg的溶液。

对照溶液　精密量取对照品溶液与供试品溶液各1mL，置同一100mL量瓶中，用溶剂稀释至刻度，摇匀。

色谱条件　用辛基硅烷键合硅胶为填充剂；以磷酸盐缓冲液（取磷酸氢二钠8.95g，磷酸二氢钠3.9g，加水溶解至1000mL，加10%四丁基氢氧化铵溶液12mL）-甲醇（90∶10）为流动相；检测波长为245nm；柱温为40℃；进样体积20μL。

系统适用性要求　理论板数按对乙酰氨基酚峰计算不低于2000。对氨基酚峰与对乙酰氨基酚峰之间的分离度应符合要求。

测定法　精密量取供试品溶液与对照溶液，分别注入液相色谱仪，记录色谱图至主峰保留时间的4倍。

限度　供试品溶液色谱图中如有与对氨基酚保留时间一致的色谱峰，按外标法以峰面积计算，含对氨基酚不得过0.005%，其他单个杂质峰面积不得大于对照溶液中对乙酰氨基酚峰面积的0.1倍（0.1%），其他各杂质峰面积的和不得大于对照溶液中对乙酰氨基酚峰面积的0.5倍（0.5%）。

（2）对氯苯乙酰胺　对氯苯乙酰胺是合成对乙酰氨基酚时的副产物，《中国药典》（2020年版）二部采用高效液相色谱法控制对氯苯乙酰胺的限量。

溶剂与供试品溶液　见有关物质项下。

对照品溶液　取对氯苯乙酰胺对照品与对乙酰氨基酚对照品各适量，精密称定，加溶剂溶解并定量稀释制成每1mL中约含对氯苯乙酰胺1μg与对乙酰氨基酚20μg的混合溶液。

色谱条件　用辛基硅烷键合硅胶为填充剂；以磷酸盐缓冲液（取磷酸氢二钠 8.95g，磷酸二氢钠 3.9g，加水溶解至 1000mL，加 10% 四丁基氢氧化铵 12mL）- 甲醇（60 ∶ 40）为流动相；检测波长为 245nm；柱温为 40℃；进样体积 20μL。

系统适用性要求　理论板数按对乙酰氨基酚峰计算不低于 2000。对氯苯乙酰胺峰与对乙酰氨基酚峰之间的分离度应符合要求。

测定法　精密量取供试品溶液与对照品溶液，分别注入液相色谱仪，记录色谱图。

限度　按外标法以峰面积计算，含对氯苯乙酰胺不得过 0.005%。

4. 含量测定

（1）紫外分光光度法　《中国药典》（2020 年版）采用紫外分光光度法进行对乙酰氨基酚原料药、片剂、咀嚼片、栓剂、胶囊剂、颗粒剂的含量测定。

对乙酰氨基酚原料药含量测定方法如下：

供试品溶液　取本品约 40mg，精密称定，置 250mL 量瓶中，加 0.4% 氢氧化钠溶液 50mL 溶解后，用水稀释至刻度，摇匀，精密量取 5mL，置 100mL 量瓶中，加 0.4% 氢氧化钠溶液 10mL，用水稀释至刻度，摇匀。

测定法　取供试品溶液，在 257nm 的波长处测定吸光度，按 $C_8H_9NO_2$ 的吸收系数（$E_{1cm}^{1\%}$）为 715 计算。

按干燥品计算，含 $C_8H_9NO_2$ 应为 98.0% ～ 102.0%。

含量计算公式如下：

$$A = \frac{A \times D \times V}{E_{1cm}^{1\%} \times 100 \times L \times m \times (1 - 干燥失重)} \times 100\%$$

式中，A 为吸光度；$E_{1cm}^{1\%}$ 为供试品的百分吸收系数；V 为供试品初次配制的体积，mL；D 为供试品的稀释倍数；L 为比色皿的厚度，cm；m 为称取的供试品重量，g。

（2）高效液相色谱法　《中国药典》（2020 年版）采用高效液相色谱法进行对乙酰氨基酚泡腾片、注射液的含量测定。

对乙酰氨基酚注射液的含量测定方法如下。

照高效液相色谱法（通则 0512）测定。

供试品溶液　精密量取本品适量，用流动相定量稀释制成每 1mL 中约含对乙酰氨基酚 0.125mg 的溶液。

对照品溶液　取对乙酰氨基酚对照品适量，精密称定，加流动相溶解并定量稀释制成每 1mL 中约含 0.125mg 的溶液。

色谱条件与系统适用性要求　见有关物质项下。检测波长为 257nm。

测定法　精密量取供试品溶液与对照品溶液，分别注入液相色谱仪，记录色谱图。按外标法以峰面积计算。

本品为对乙酰氨基酚的灭菌水溶液。含对乙酰氨基酚（$C_8H_9NO_2$）应为标示量的 95.0% ～ 105.0%。

课堂互动：根据盐酸普鲁卡因和对乙酰氨基酚的结构及其性质，写出其鉴别和含量测定方法？

★ **总结提高**：注射剂含量测定的注意事项。

（1）由于注射剂在生产过程中加入了抗氧剂、稀释剂、稳定剂、抑菌剂等附加成分，因而在分析方法的选择上应考虑消除附加成分的干扰。

（2）注射剂的含量测定结果与限度、分析项目的要求等与片剂一致。

★ **练一练**：举一反三，巩固提高。

根据学习过的内容，自主练习氯化钠注射液的检验，根据评价表完成自我评定。

任务评价

注射剂的检验任务评价表

班级：＿＿＿＿＿＿　　　姓名：＿＿＿＿＿＿　　　学号：＿＿＿＿＿＿

序号	任务要求	配分／分	得分／分
1	正确穿戴工作服	5	
2	正确设计检验流程	10	
3	正确准备检验所需的仪器和试剂	6	
4	正确进行取样	6	
5	正确鉴别	5	
6	正确进行杂质检查	8	
7	正确进行含量测定	10	
8	正确书写检验记录	10	
9	检验记录真实准确，书写规范	10	
10	正确书写检验报告	10	
11	正确处理和判断检验结果	10	
12	结束后清场、三废处理	5	
13	态度认真、操作规范有序	5	
	总分	100	

（邹小丽）

任务 8-4
胶囊剂的检验

胶囊剂系指原料药物或与适宜辅料充填于空心胶囊或密封于软质囊材中的固体制剂，可分为硬胶囊、软胶囊（胶丸）、缓释胶囊、控释胶囊和肠溶胶囊，主要供口服用。

胶囊剂的外观应整洁，不得有黏结、变形、渗漏或囊壳破裂现象，无异臭。硬胶囊内容物应干燥、疏松。软胶囊内容物含水量不得超过 5%。除另有规定外，胶囊剂应检查：水分（中药硬胶囊剂）、装量差异、崩解时限、微生物限度等。根据原料药物和制剂的特性，除来源于动、植物多组分且难以建立测定方法的胶囊剂外，溶出度、释放度、含量均匀度等应符合要求。必要时，内容物包衣的胶囊剂应检查残留溶剂。

情境设定

2020 年 2 月，新华制药重点抗感染药物——头孢氨苄胶囊，经国家药品监督管理局审批，通过了仿制药质量和疗效一致性评价。对于该产品如何进行质量评价？

任务目标

1. 思政目标

具备"质量第一"的责任意识、标准意识、规范操作意识，具备知行合一、工匠精神、具体问题具体分析、安全环保意识。

2. 知识目标

掌握胶囊剂的检验项目、检验流程、全检记录与报告的书写，有效数字的处理与结果判定。

3. 技能目标

能按照质量标准设计胶囊剂全检的操作流程；能规范进行各项检验；能正确记录并处理数据；能准确书写原始记录；能准确判断检验结果。

任务实施

★ **查一查**：查阅《中国药典》（2020 年版）二部头孢氨苄胶囊的质量标准。

头孢氨苄胶囊

Toubao'anbian Jiaonang

Cefalexin Capsules

本品含头孢氨苄（按 $C_{16}H_{17}N_3O_4S$ 计）应为标示量的 90.0% ～ 110.0%。

【鉴别】 在含量测定项下记录的色谱图中，供试品溶液主峰的保留时间应与对照品溶液主峰的保留时间一致。

【检查】 有关物质 照高效液相色谱法（通则 0512）测定。

供试品溶液 取装量差异项下的内容物适量，精密称定，加流动相 A 溶解并定量稀释制成每 1mL 中约含头孢氨苄（按 $C_{16}H_{17}N_3O_4S$ 计）1.0mg 的溶液，滤过，取续滤液。

对照溶液 精密量取供试品溶液 1mL，置 100mL 量瓶中，用流动相 A 稀释至刻度，摇匀。

pH7.0 磷酸盐缓冲液、杂质对照品溶液、系统适用性溶液、色谱条件、系统适用性要求与测定法见头孢氨苄有关物质项下。

限度 供试品溶液色谱图中如有杂质峰，含 7-氨基去乙酰氧基头孢烷酸与 α-苯甘氨酸按外标法以峰面积计算，均不得过标示量的 1.0%；其他单个杂质峰面积不得大于对照溶液主峰面积的 2 倍（2.0%），其他各杂质峰面积的和不得大于对照溶液主峰面积的 3 倍（3.0%），小于对照溶液主峰面积 0.05 倍的峰忽略不计。

水分 取本品的内容物，照水分测定法（通则 0832 第一法 1）测定，含水分不得过 9.0%。

溶出度 照溶出度与释放度测定法（通则 0931 第一法）测定。

溶出条件 以水 900mL 为溶出介质，转速为每分钟 100 转，依法操作，经 45min 时取样。

供试品溶液 取溶出液适量，滤过，精密量取续滤液适量，用溶出介质定量稀释制成每 1mL 中约含头孢氨苄（按 $C_{16}H_{17}N_3O_4S$ 计）25μg 的溶液。

对照品溶液 取头孢氨苄对照品适量，精密称定，加溶出介质溶解并定量稀释制成每 1mL 中约含 25μg 的溶液。

测定法 取供试品溶液与对照品溶液，照紫外-可见分光光度法（通则 0401），在 262nm 的波长处分别测定吸光度，计算每粒的溶出量。

限度 标示量的 80%，应符合规定。

其他 应符合胶囊剂项下有关的各项规定（通则 0103）。

【含量测定】 照高效液相色谱法（通则 0512）测定。

供试品溶液 取装量差异项下的内容物，混合均匀，精密称取适量（约相当于头孢氨苄，按 $C_{16}H_{17}N_3O_4S$ 计 0.1g），置 100mL 量瓶中，加流动相适量，充分振摇，使头孢氨苄溶解，再用流动相稀释至刻度，摇匀，滤过，精密量取续滤液 10mL，置 50mL 量瓶中，用流动相稀释至刻度，摇匀。

对照品溶液、系统适用性溶液、色谱条件、系统适用性要求与测定法见头孢氨苄含量测定项下。

【类别】 同头孢氨苄。

【规格】 按 $C_{16}H_{17}N_3O_4S$ 计 （1）0.125g （2）0.25g

【贮藏】 遮光，密封，在凉暗处保存。

★ 做一做：完成对头孢氨苄胶囊的检验。

一、查阅标准，设计流程

进行头孢氨苄胶囊的检验，首先查阅标准，根据质量标准进行相关仪器试剂设备准备。进行检验时，首先检查外观，然后进行鉴别、检查（常规检查、杂质检查及微生物限度检查）及含量测定。

二、检验准备

根据前面片剂所学，认真阅读质量标准，理清检验项目，再逐一列出检验全过程所需仪器设备、容量器具及规格数量、试药试剂，然后将仪器设备提前开机预热、容量器具准备足够数量、试药试剂准备齐全，备用。

三、检验过程

1. 性状观测

同"片剂"的全检。

2. 鉴别

鉴别：色谱鉴别

在含量测定项下进行，比较盐酸普鲁卡因对照品与供试品图谱保留时间的一致性。若一致，结果为符合规定。

3. 检查

分析：头孢氨苄胶囊的检查项下只规定了有关物质、水分、溶出度，其他应符合胶囊剂项下有关的各项规定，这就意味着其他都属常规检查。根据胶囊剂的常规检查项目规定，本品应检查装量差异、微生物限度。

检查1：有关物质

操作：依照质量标准检查"有关物质"项下制备供试品溶液、对照溶液、杂质对照溶液、系统适用性溶液，按照其色谱条件，参照模块八——片剂的检验项下"有关物质检查"操作并判断该项是否符合规定。

检查2：水分

操作：依照模块五——药物的杂质检查中"水分的测定"项下操作并判断该项是否符合规定。

检查3：溶出度

操作：依照模块六——药物制剂的常规检查中"片剂的溶出度检查"项下第一法操作并判断该项是否符合规定。

检查4：装量差异

34. 胶囊剂装量差异检查

操作：取供试品20粒，分别精密称定每粒重量后，倾出内容物（不得损失囊壳），硬胶囊取开囊帽，用小毛刷或其他适宜用具将囊壳（包括囊体和囊帽）内外拭净；软胶囊分别用剪刀或刀片划破囊壳，倾出内容物（不得损失囊壳），用乙醚等易挥发性溶剂洗净，置通风处使溶剂自然挥尽。并依次精密称定每一囊壳重量。根据每粒胶囊重量与囊壳重量之差求出每粒内容物重量，保留三位有效数字。求平均装量（$\overline{m}$），保留三位有效数字。按药典规定的装量差异限度，求出允许装量范围（$\overline{m}\pm\overline{m}\times$ 装量差异限度），按下表判断其装量是否符合规定。

平均装量或标示装量	装量差异限度
0.30g 以下	±10%
0.30g 及 0.30g 以上	±7.5%（中药 ±10%）

检查5：微生物限度

操作：依照模块六——药物制剂的常规检查中"微生物限度检查"项下操作并判断该项是否符合规定。

4.含量测定

操作：依照质量标准检查"含量测定"项下制备供试品溶液、对照品溶液，按照其色谱条件，参照模块七——片剂的含量测定项下"含量测定"操作并判断该项是否符合规定。

四、书写检验记录

胶囊剂检验原始记录

温度：28℃   相对湿度：75%   第 页 共 页

品名	头孢氨苄胶囊	规格	125mg	有效期	20200905
批号	130905	生产单位	明水药业	取样日期	2020.07.15
批量	20 盒	检验项目	全检	检验日期	2020.07.17
检验依据		《中华人民共和国药典》（2020 年版）二部			

【鉴别】

在含量测定项下记录的色谱图中，供试品溶液主峰的保留时间应与对照品溶液主峰的保留时间<u>一致</u>（规定：一致）。

结论：<u>符合规定</u>。

【检查】

有关物质

仪器：LC-20A 高效液相色谱仪   编号：<u>04</u>

天平型号：<u>Mettler MT5</u>   天平编号：<u>18</u>

色谱柱：C_{18}

流动相 A：0.2mol/L 磷酸二氢钠溶液（用氢氧化钠试液调节 pH 至 5.0）

流动相 B：甲醇

洗脱方式：线性梯度洗脱

时间 /min	流动相 A/%	流动相 B/%
0	98	2
1	98	2
20	70	30
23	98	2
30	98	2

流速：1.0mL/min

检测波长：220nm

进样量：20μL

7- 氨基去乙酰氧基头孢烷酸对照品来源：130718，95.6%

α- 苯甘氨酸对照品来源：140102，96.5%

系统适用性试验：理论板数按奥拉西坦峰计算不低于 4000；头孢氨苄峰与相邻杂质峰的分离度应符合要求。

供试品溶液：取本品 20 粒，研细，精密称取细粉 <u>0.1600g</u>，置 <u>100mL</u> 量瓶中加流动相 A 溶解并稀释至刻度，滤过，取续滤液作为供试品溶液。

对照溶液：精密量取供试品溶液 1mL，置 100mL 量瓶中，用流动相 A 稀释至刻度，摇匀。

杂质对照品溶液：精密称定 7- 氨基去乙酰氧基头孢烷酸对照品和 α- 苯甘氨酸对照品各 10.1mg 和 10.0mg，置同一 100mL 量瓶中，加 pH7.0 磷酸盐缓冲液约 20mL 超声使溶解，再用流动相 A 稀释至刻度，摇匀。精密量取 2.0mL，置 20mL 量瓶中，用流动相 A 稀释至刻度。

测定法：取杂质对照品溶液 20μL，注入液相色谱仪，记录色谱图，7- 氨基去乙酰氧基头孢烷酸峰与 α- 苯甘氨酸峰的分离度应符合要求。取供试品溶液 10mL，在 80℃水浴中加热 60min，冷却，取 20μL 注入液相色谱仪，记录色谱图，头孢氨苄峰与相邻杂质峰的分离度应符合要求。取对照溶液 20μL，注入液相色谱仪，调节检测灵敏度，使主成分色谱峰的峰高约为满量程的 20% ～ 25%。精密量取供试品溶液、对照溶液及杂质对照品溶液各 20μL，分别注入液相色谱仪，记录色谱图至供试品溶液主峰保留时间的 2 倍。

笔记

	$W_{7\text{-氨基去乙酰氧基头孢烷酸对照品}}$=10.1mg			$W_{\alpha\text{-苯甘氨酸对照品}}$=10.0mg		
	A	$A_{平均}$	$RSD/\%$	A	$A_{平均}$	$RSD/\%$
杂质对照液	248.579	248.536	0.1511	300.215	300.273	0.1634
	248.553			300.227		
	247.965			299.856		
	249.021			299.963		
	248.563			301.102		
对照液	$A_{主峰}$=221.235					
供试液	$W_{供试品}$=0.1600g	$A_{杂质(7\text{-氨基去乙酰氧基头孢烷酸})}$=371.721			$A_{杂质(\alpha\text{-苯甘氨酸})}$=457.563	
		$A_{杂质(其它最大)}$=407.869			$A_{其他各杂质杂质(总)}$=631.325	

$$杂质含量（\%）=\dfrac{\dfrac{A_{杂质}}{A_{杂质对照品}}\times W_{杂质对照品}\times 纯度\times \dfrac{2}{20}}{W_{供试品}}\times 100\%$$

结果：7-氨基去乙酰氧基头孢烷酸的含量（%）$=\dfrac{\dfrac{371.721}{248.536}\times 10.1\times 95.6\%\times \dfrac{2}{20}}{160}\times 100\%=0.9\%$

α-苯甘氨酸含量（%）$=\dfrac{\dfrac{457.563}{300.273}\times 10.1\times 96.5\%\times \dfrac{2}{20}}{160}\times 100\%=0.9\%$

其他单个杂质峰面积为 407.869，不大于对照溶液主峰面积的 2 倍（442.47）；其他各杂质峰面积的和为 631.325，不大于对照溶液主峰面积的 3 倍（663.705）。

规定：含 7-氨基去乙酰氧基头孢烷酸与 a-苯甘氨酸按外标法以峰面积计算，均不得过 1.0%；其他单个杂质峰面积不得大于对照溶液主峰面积的 2 倍（2.0%），其他各杂质峰面积的和不得大于对照溶液主峰面积的 3 倍（3.0%）。

结论：符合规定。

水分

仪器型号：MA-1A 全自动卡尔费休水分测定仪　　　　编号：04
天平型号：Mettler MT5　　　　　　　　　　　　　天平编号：18
费休试液的标定：精密称取纯化水约 30mg 置干燥具塞玻瓶中。

项目	1	2	3
瓶+水的总重 /g	17.1530	18.3271	17.1545
瓶的重量 /g	17.1239	18.2990	17.1254
水的重量 /g	0.0291	0.0281	0.0291

加无水甲醇 2mL，用费休试液滴定至终点，另作空白实验。

项目	1	2	3
供试品消耗滴定液体积 A/mL	8.98	8.58	8.98
空白实验消耗滴定液体积 B/mL	0.48	0.47	

$B_{（平均值）}$=（0.48+0.47）/2=0.48（mL）
F_1=29.1/（8.98-0.48）=3.42（mg/mL）
F_2=28.1/（8.58-0.48）=3.47（mg/mL）
F_3=29.1/（8.98-0.48）=3.42（mg/mL）
$F_{（平均值）}$=（3.42+3.47+3.42）/3=3.44（mg/mL）

供试品测定：精密称取供试品适量（约消耗费休试液 1 ～ 5mL），置干燥具塞玻瓶中，加无水甲醇 2mL，用费休试液滴定至终点，另作空白实验。

项目	1	2	3
瓶＋样的总重 /g	17.7627	17.0582	17.7890
瓶的重量 /g	17.6254	16.8800	17.6269
样品的重量 /g	0.1373	0.1782	0.1621
供试品消耗滴定液体积 A/mL	3.07	3.31	3.27

计算：

$$水分_1 = \frac{3.44 \times 3.07}{137.3} \times 100\% = 7.7\%$$

$$水分_2 = \frac{3.44 \times 3.31}{178.2} \times 100\% = 6.4\%$$

$$水分_3 = \frac{3.44 \times 3.27}{162.1} \times 100\% = 6.9\%$$

$$水分_{(平均值)} = \frac{7.7\% + 6.4\% + 6.9\%}{3} = 7.0\%$$

规定：含水分不得过 9.0%。

结论：符合规定。

溶出度　第一法

溶出仪型号：<u>RC806 溶出仪</u>　　　　编号：<u>06</u>

天平型号：<u>Mettler MT5</u>　　　　天平编号：<u>18</u>

仪器型号：<u>TU1810 紫外可见分光光度计</u>　　编号：<u>19</u>　　检测波长：<u>262nm</u>

对照品来源：中国食品药品生物检定研究院（190215，98.7%）。

对照品溶液：精密称取头孢氨苄对照品 12.6mg，置 500mL 量瓶中，加水溶解并稀释至刻度，摇匀。

测定法：篮法，以水 900mL 为溶剂，转速 100r/min，37℃，经 45min，取溶液滤过，取滤液 5mL 于 25mL 容量瓶中，加水稀释至刻度，摇匀，作为供试品溶液。供试品溶液和对照品溶液同法测定吸光度，计算每片的溶出量。

计算公式：溶出量（%）$= \dfrac{\dfrac{A_{对照}}{A_{供试}} \times \dfrac{W_{对照} \times 98.7\%}{500} \times \dfrac{25}{5} \times 900}{125} \times 100\%$

项目	供试液						对照液
吸收度测定值	0.502	0.513	0.520	0.509	0.511	0.498	0.533
溶出量计算值 /%	84	86	88	89	89	84	

规定：限度为标示量的 80%。

结论：符合规定。

装量差异

天平型号：<u>Mettler MT5</u>　　　　天平编号：<u>18</u>

测定法：取供试品 20 粒，依法检查。

20 粒样＋壳重	5.6401g	
20 粒壳重	1.3302g	平均装量 $= \dfrac{4.3099}{20} = 0.2156g$
20 粒样重	4.3099g	

装量差异限度：　　　　0.2155±0.2155×10%=0.194g ～ 0.237g

装量差异限度加倍：　　0.2155±0.2155×20%=0.172g ～ 0.259g

测定装量　0.2089g　0.2268g　0.2094g　0.2218g　0.1976g　0.2151g　0.2138g

　　　　　0.2145g　0.2013g　0.2216g　0.2137g　0.2367g　0.2347g　0.2183g

　　　　　0.2222g　0.2012g　0.2242g　0.2048g　0.2118g　0.2107g

结果：无一粒超出装量差异限度。
规定：超出装量差异限度的不得多于 2 粒，并不得有 1 粒超出限度的 1 倍。
结论：符合规定。
微生物限度
照微生物限度检查法操作。测定结果如下。
细菌数：112 个 /g
霉菌、酵母菌数数：23 个 /g
大肠埃希菌：未检出
规定：细菌数不得超过 1000 个 /g，霉菌、酵母菌数不得超过 100 个 /g，大肠埃希菌不得检出。
结论：符合规定。

【含量测定】
仪器：LC-20A 高效液相色谱仪　　　　编号：04
天平型号：Mettler MT5　　　　　　天平编号：18
色谱柱：C_{18}
流动相：水 - 甲醇 -3.86% 醋酸钠溶液 -4% 醋酸溶液（742：240：15：3）
流速：1.0mL/min
检测波长：254nm　　　进样量：10μL
系统适用性试验：取供试品溶液适量，在 80℃水浴中加热 60min，冷却，取 20μL 注入液相色谱仪，记录色谱图，头孢氨苄峰与相邻杂质峰的分离度应符合要求。
供试品溶液：取装量差异项下的内容物，混合均匀，精密称取适量（约相当于头孢氨苄 0.1g），置 100mL 量瓶中，加流动相适量，充分振摇，使头孢氨苄溶解，再用流动相稀释至刻度，摇匀，滤过，精密量取续滤液 10mL，置 50mL 量瓶中，用流动相稀释至刻度，摇匀。
对照溶液：精密称取对照品 20mg，置 100mL 量瓶中，加水溶解并稀释至刻度，摇匀。
吸取上述两种溶液各 10μL，分别注入液相色谱仪，记录色谱图，按外标法，以峰面积计算出每粒的溶出量。

$W_{对}$/mg	$A_{对}$	$A_{对（平均）}$	RSD/%
20.1	28763.5	28462.76	1.8
	28770.2		
	27963.5		
	27853.4		
	28963.2		
	29482.3		

$W_{对}$/mg	$A_{对}$	回收率/%	Rd/%
20.2	29033.2	101.5	0.049
	29012.3	101.4	

$W_{样}$/mg	20 片/g	$A_{样}$	$A_{样（平均）}$	含量/%	Rd/%	平均含量/%
173.4	4.3099	28402.3	28400.25	98.40	1.0	99.4
		28398.2				
173.6		29023.5	29034.65	100.48		
		29045.8				

计算公式：头孢氨苄相当于标示量的百分含量 $=\dfrac{\dfrac{A_{样}}{A_{对}}\times\dfrac{W_{对}\times98.7\%}{W_{样}}\times\dfrac{50}{10}\times\dfrac{4.3099}{20}}{0.125}\times100\%$

规定：本品含头孢氨苄（$C_{16}H_{17}N_3O_4S$）应为标示量的 90.0%～110.0%。
结论：符合规定。

结论：本品按《中华人民共和国药典》（2020 年版）二部标准，结果符合规定。

注：如部分参数未用到，请在相应栏目内划"/"。
检验者：　　　　　　　校对者：　　　　　　　审核者：

五、发放检验报告

参照模块八中"原料药的检验报告"设计胶囊剂的检验报告。

★ **学一学**：必备知识与原理。

头孢氨苄为抗生素类药物。抗生素是指在低微浓度下即可对某些生物的生命活动有特异抑制作用的化学物质的总称。

抗生素类药品是临床上经常使用的一类非常重要的药品。主要由微生物发酵、化学提纯、精制和化学修饰等过程，最后制成适当的制剂。为了保证用药的安全、有效，根据抗生素的生产方法的特殊性和复杂性，各国药典都制定了抗生素标准，除规定抗生素药品的杂质检查项目和含量测定方法外，还规定了测定操作步骤，使操作方法统一，以保证测定结果的可靠性。

抗生素类药物种类繁多、性质复杂，常用化学结构分类，通常习惯将抗生素分为 β- 内酰胺类（青霉素类、头孢菌素等）、氨基糖苷类（链霉素、庆大霉素等）、四环素类（四环素、多西环素、土霉素等）、大环内酯类（红霉素、阿奇霉素等）、多烯大环类（制霉菌素、两性霉素 B 等）、多肽类（多黏菌素、放线菌素等）、酰胺醇类（氯霉素、甲砜霉素等）等。以 β- 内酰胺类、氨基糖苷类抗生素为重点进行介绍。

一、β- 内酰胺类抗生素

（一）化学结构与性质

1. 化学结构

β- 内酰胺类抗生素包括青霉素类和头孢菌素类，它们的分子结构中均含有 β- 内酰胺环，因此统称为 β- 内酰胺类抗生素。

青霉素类和头孢菌素类分子中都有一个游离羧基和酰胺侧链。青霉素类抗生素分子的母核称为 6- 氨基青霉烷酸（由 β- 内酰胺环和氢化噻唑环组成的双杂环，称为 6- 氨基青霉烷酸，简称 6-APA）；头孢菌素类抗生素分子的母核称为 7- 氨基头孢菌烷酸（由 β- 内酰胺环和二氢噻嗪环组成的双杂环，称为 7- 氨基头孢菌烷酸，简称 7-ACA）。由此也可以说，青霉素族的分子结构由侧链 RCO— 与母核 6-APA 两部分结合而成；头孢菌素族是由侧链 RCO— 与母核 7-ACA 组成。青霉素类和头孢菌素类抗生素结构通式如下：

青霉素类　　　　　头孢菌素类

《中国药典》（2020 年版）收载的青霉素类药物有阿莫西林、青霉素钠、氨苄西林等原料药及制剂，收载的头孢菌素类药物有头孢氨苄、头孢拉定、头孢噻肟钠等原料药及制剂。

2. 主要理化性质

（1）性状　β- 内酰胺类抗生素大多数为白色、类白色或微黄色粉末或结晶性粉末。

（2）酸性　β- 内酰胺类抗生素分子中的游离羧基具有较强的酸性，大多数 pKa 在 2.5 ～ 2.8，能与无机碱或某些有机碱形成盐，它们的碱金属盐易溶于水，遇酸可析出白色沉淀；而有机碱盐难溶于水，易溶于有机溶剂。

（3）旋光性　β- 内酰胺类抗生素分子中均含有手性碳原子，其中青霉素类药物具有三个手性碳原子，头孢菌素类药物具有两个手性碳原子，具有旋光性，可用于定性鉴别和定量分析。

（4）β- 内酰胺环的不稳定性　β- 内酰胺类抗生素遇水、酸、碱、重金属、青霉素酶等条件下发生水解和重排，使 β- 内酰胺环发生开环，药物失去抗菌作用。β- 内酰胺环稳定性与含水量和纯度有很大关系，干燥条件下青霉素和头孢菌素类药物均较稳定，室温条件下密封保存可贮存 3 年以上，但他们的水溶液很不稳定，随 pH 和温度而有很大变化。

（5）紫外吸收特性　青霉素类药物分子结构中，其母核无共轭结构，但其侧链部分具有苯环或其他共轭系统，可产生紫外吸收特性。头孢菌素类由于母核部分含有共轭结构，取代基有苯环等共轭系统，有紫外吸收特性。该性质可用于鉴别和含量测定。

（6）羟肟酸铁反应　β- 内酰胺类抗生素在碱性条件下，与盐酸羟胺发生反应，可使 β- 内酰胺环开环生成羟肟酸，与高铁离子生成有色配位化合物。该性质可用于 β- 内酰胺类抗生素的鉴别。

（7）碱金属盐的性质　β- 内酰胺类抗生素药物的注射剂多以钠盐或钾盐形式使用，其水溶液可显钠离子、钾离子的特征鉴别反应。

（二）典型药物

头孢氨苄为第一代头孢类药物，从结构上看为头孢菌素类抗生素。适于敏感细菌所致的轻、中度感染，其化学结构如下：

1. 性状

（1）外观　为白色至微黄色结晶性粉末；微臭。

（2）溶解度　本品在水中微溶，在乙醇或乙醚中不溶。

（3）比旋度　取本品，精密称定，加水溶解并定量稀释制成每 1mL 中约含 5mg 的溶液，依法测定（通则 0621），比旋度为 +149° 至 +158°。

（4）吸收系数　取本品，精密称定，加水溶解并定量稀释制成每 1mL 中约含 20μg 的溶液，照紫外 - 可见分光光度法（通则 0401），在 262nm 的波长处测定吸光度，吸收系数（$E_{1cm}^{1\%}$）为 220 ～ 245。

2. 鉴别

（1）高效液相色谱法　《中国药典》（2020 年版）采用高效液相色谱法对头孢氨苄原料药及其制剂进行鉴别，规定：在含量测定项下记录的色谱图中，供试品溶液主峰的保留时间应与对照品溶液主峰的保留时间一致。

（2）红外光谱法　头孢氨苄分子结构中存在 β- 内酰胺环与苯环等结构，具有红外特征吸收，可用红外光谱法鉴别。《中国药典》（2020 年版）规定药品的红外光吸收图谱应与对照图谱（光谱集 441 图）一致。

3. 特殊杂质检查

《中国药典》（2020 年版）规定的头孢氨苄原料药需检查酸度、有关物质、2- 奈酚、水分、炽灼残渣。其特殊杂质为有关物质和 2- 奈酚。

（1）有关物质　头孢氨苄是以青霉素钾为原料，经氧化、扩环、裂解得 7- 氨基去乙酰氧基头孢烷酸，再与侧链 α- 苯甘氨酸缩合而成。因此该两种原料有可能作为主要杂质残留在成品中，此外还有其他有关物质。《中国药典》（2020 年版）采用高效液相色谱法测定该类杂质，测定方法如下。

照高效液相色谱法（通则 0512）测定。

pH7.0 磷酸盐缓冲液　取无水磷酸氢二钠 28.4g，加水 800mL 使溶解，用 30% 的磷酸溶液调节 pH 至 7.0，用水稀释至 1000mL，混匀。

供试品溶液　取本品适量，精密称定，加流动相 A 溶解并定量稀释制成每 1mL 中约含头孢氨苄（按 $C_{16}H_{17}N_3O_4S$ 计）1.0mg 的溶液。

对照溶液　精密量取供试品溶液 1mL，置 100mL 量瓶中，用流动相 A 稀释至刻度，摇匀。

杂质对照品溶液　取 7- 氨基去乙酰氧基头孢烷酸对照品和 α- 苯甘氨酸对照品各约 10mg，精密称定，置同一 100mL 量瓶中，加 pH7.0 磷酸盐缓冲液约 20mL，超声使溶解，再用流动相 A 稀释至刻度，摇匀，精密量取 2mL，置 20mL 量瓶中，用流动相 A 稀释至刻度，摇匀。

系统适用性溶液　取供试品溶液适量，在 80℃ 水浴中加热 60min，冷却。

色谱条件　用十八烷基硅烷键合硅胶为填充剂；流动相 A 为 0.2mol/L 磷酸二氢钠溶液（用氢氧化钠试液调节 pH 至 5.0），流动相 B 为甲醇，按下表进行线性梯度洗脱；检测波长为 220nm；进样体积 20μL。

时间 /min	流动相 A/%	流动相 B/%
0	98	2
1	98	2
20	70	30
23	98	2
30	98	2

系统适用性要求　杂质对照品溶液色谱图中，7- 氨基去乙酰氧基头孢烷酸峰与 α- 苯甘氨酸峰之间的分离度应符合要求；系统适用性溶液色谱图中，头孢氨苄峰与相邻杂质峰之间的分离度应符合要求。

测定法　精密量取供试品溶液、对照溶液与杂质对照品溶液，分别注入液相色谱仪，记录色谱图。

限度　供试品溶液色谱图中如有杂质峰，7-氨基去乙酰氧基头孢烷酸与α-苯甘氨酸按外标法以峰面积计算，均不得过 1.0%；其他单个杂质的峰面积不得大于对照溶液主峰面积的 1.5 倍（1.5%），其他各杂质峰面积的和不得大于对照溶液主峰面积的 2.5 倍（2.5%），小于对照溶液主峰面积 0.05 倍的峰忽略不计。

（2）2-萘酚　2-萘酚为头孢氨苄的生产工艺中产品的分离及纯化环节所用的试剂，对人体皮肤、眼、血液和肾脏有毒害作用。《中国药典》（2020 年版）采用高效液相色谱法测定，规定在头孢氨苄中的 2-萘酚的残留限度为不得过 0.05%，测定方法如下。

照高效液相色谱法（通则 0512）测定。

供试品溶液　取本品适量，精密称定，加流动相溶解并定量稀释制成每 1mL 中约含 10mg 的溶液，充分振摇，取混悬液适量，以每分钟 15000 转速率离心 5min，取上清液。

对照品溶液　取 2-萘酚对照品适量，精密称定，加流动相溶解并定量稀释制成每 1mL 中约含 0.5μg 的溶液。

色谱条件　用十八烷基硅烷键合硅胶为填充剂；以甲醇-水（55∶45）为流动相；流速为每分钟 1mL；检测波长为 225nm；进样体积 20μL。

系统适用性要求　对照品溶液色谱图中，2-萘酚峰的保留时间约为 7min，2-萘酚峰与相邻峰之间的分离度应符合要求。

测定法　精密量取供试品溶液与对照品溶液，分别注入液相色谱仪，记录色谱图。

限度　按外标法以峰面积计算，含 2-萘酚的量不得过 0.05%。

4. 含量测定

《中国药典》（2020 年版）采用高效液相色谱法进行头孢氨苄原料药、干混悬剂、片剂、胶囊剂、颗粒剂的含量测定，按外标法计算含量。

头孢氨苄原料药含量测定方法如下：

照高效液相色谱法（通则 0512）测定。

供试品溶液　取本品适量（约相当于头孢氨苄，按 $C_{16}H_{17}N_3O_4S$ 计 50mg），精密称定，置 50mL 量瓶中，加流动相溶解并稀释至刻度，摇匀，精密量取 10mL，置 50mL 量瓶中，用流动相稀释至刻度，摇匀。

对照品溶液　取头孢氨苄对照品适量，精密称定，加流动相溶解并定量稀释制成每 1mL 中约含头孢氨苄（按 $C_{16}H_{17}N_3O_4S$ 计）0.2mg 的溶液。

系统适用性溶液　取供试品溶液适量，在 80℃ 水浴中加热 60min，冷却。

色谱条件用十八烷基硅烷键合硅胶为填充剂；以水-甲醇-3.86% 醋酸钠溶液-4% 醋酸溶液（742∶240∶15∶3）为流动相；检测波长为 254nm；系统适用性溶液进样体积 20μL，其他溶液进样体积 10μL。

系统适用性要求　系统适用性溶液色谱图中，头孢氨苄峰与相邻杂质峰之间的分离度应符合要求。

测定法　精密量取供试品溶液与对照品溶液，分别注入液相色谱仪，记录色谱图。按外标法以峰面积计算供试品中 $C_{16}H_{17}N_3O_4S$ 的含量。

按无水物计算，含头孢氨苄（以 $C_{16}H_{17}N_3O_4S$ 计）不得少于 95.0%。

计算公式：头孢氨苄的百分含量 $= \dfrac{\dfrac{A_X}{A_R} \times C_R \times D \times V}{m} \times 100\%$

式中，A_X 为供试品溶液的峰面积；A_R 为对照品溶液的峰面积；C_R 为对照品溶液的浓度，g/mL；D 为供试品溶液的稀释倍数，$D=50/10=5$；V 为供试品溶液的初始配制体积，mL；m 为供试品的称样量，g。

二、氨基糖苷类抗生素

（一）化学结构与性质

1. 化学结构

氨基糖苷类抗生素的化学结构都是以碱性环己多元醇为苷元，与氨基糖缩合而成的苷，故称为氨基糖苷类抗生素。有链霉素、庆大霉素、卡那霉素等，它们的抗菌谱和化学性质都有共同之处。链霉素和庆大霉素的化学结构如下。

链霉胍　链霉糖　N-甲基-L-葡萄糖胺
└链霉双糖胺┘
链霉素

绛红糖胺　2-脱氧　加洛糖胺
链霉胺
庆大霉素

2. 主要理化性质

（1）性状　氨基糖苷类抗生素大多为白色或类白色粉末；无臭或几乎无臭；有引湿性。硫酸盐在水中易溶，在乙醇、三氯甲烷等有机溶剂中几乎不溶。

（2）碱性　氨基糖苷类抗生素的分子结构中含有多个羟基和碱性基团，能与有机酸或无机酸成盐，临床上主要用其硫酸盐。

（3）旋光性　本类抗生素分子结构中含有多个氨基糖，具有多个手性中心，具有旋光性。

（4）水解性　链霉素的硫酸盐水溶液在 pH5 ～ 7.5 最为稳定，过酸或过碱条件下易水解失效。在酸性条件下，链霉素水解为链霉胍和链霉双糖胺，进一步水解则得 N- 甲基 -L- 葡萄糖胺；碱性也能使链霉素水解为链霉胍及链霉双糖胺，并使链霉糖部分发生分子重排生成麦芽酚，这是链霉素所特有的性质，可用于鉴别和含量测定。而硫酸庆大霉素对光、热、空气均较稳定，水溶液亦稳定。

（5）紫外吸收特性　链霉素分子中含有胍基，在230nm处有紫外吸收。但庆大霉素、奈替米星在紫外区无吸收。

（二）典型药物

硫酸链霉素为氨基糖苷类抗生素，以其为代表分析该类抗生素的质量分析方法。

1. 性状

（1）外观　为白色或类白色的粉末；无臭或几乎无臭；有引湿性。

（2）溶解度　本品在水中易溶，在乙醇中不溶。

2. 鉴别

（1）坂口反应　坂口反应为链霉胍的特有反应。链霉素在碱性溶液中水解生成链霉胍，链霉胍、8-羟基喹啉在碱性溶液中分别与次溴酸钠反应，生成的产物相互作用后生成橙红色产物。

方法如下：取本品约0.5mg，加水4mL溶解后，加氢氧化钠试液2.5mL与0.1%8-羟基喹啉的乙醇溶液1mL，放冷至约15℃，加次溴酸钠试液3滴，即显橙红色。

（2）麦芽酚反应　麦芽酚反应为链霉素的特征反应。链霉素在碱性溶液中，链霉糖经分子重排使环扩大形成六元环，然后消除N-甲基葡萄糖胺，再消除链霉胍生成麦芽酚（α-甲基-β-羟基-γ-吡喃酮），麦芽酚与高铁离子在微酸性溶液中形成紫红色配位化合物。

方法如下：取本品约20mg，加水5mL溶解后，加氢氧化钠试液0.3mL，置水浴上加热5min，加硫酸铁铵溶液（取硫酸铁铵0.1g，加0.5mol/L硫酸溶液5mL使溶解）0.5mL，即显紫红色。

（3）红外光谱法　硫酸链霉素的分子结构具有红外特征吸收，可用红外光谱法鉴别。《中国药典》（2020年版）规定药品的红外光吸收图谱应与对照图谱（光谱集491图）一致。

（4）硫酸盐鉴别　硫酸链霉素为硫酸盐，其水溶液含有硫酸根离子，因此本品的水溶液显硫酸盐的鉴别反应（通则0301）。

方法如下：①取供试品溶液，滴加氯化钡试液，即生成白色沉淀；分离，沉淀在盐酸或硝酸中均不溶解。②取供试品溶液，滴加醋酸铅试液，即生成白色沉淀；分离，沉淀在醋酸铵试液或氢氧化钠试液中溶解。③取供试品溶液，加盐酸，不生成白色沉淀（与硫代硫酸盐区别）。

3. 杂质检查

《中国药典》（2020年版）规定硫酸链霉素原料药需检查酸度、溶液的澄清度与颜色、硫酸盐、有关物质、干燥失重、可见异物（供无菌分装用）、不溶性微粒（供无菌分装用）、异常毒性（供注射用）、细菌内毒素（供注射用）、无菌（供无菌分装用）。

（1）酸度　硫酸链霉素水溶液在pH5～7.5范围稳定，过酸与过碱条件下均易水解失效。故《中国药典》（2020年版）规定硫酸链霉素应控制酸度。检查方法如下。

取本品，加水制成每1mL中含20万单位的溶液，依法测定（通则0631），pH

应为 4.5 ～ 7.0。

（2）溶液的澄清度与颜色　硫酸链霉素规定应检查溶液的澄清度与颜色，目的是为控制生产中引入杂质、菌丝体、培养基、降解产物和色素等的限量，故《中国药典》（2020 年版）规定硫酸链霉素应控制溶液的澄清度与颜色。检查方法如下。

取本品 5 份，各 1.5g，分别加水 5mL，溶解后，溶液应澄清无色；如显浑浊，与 2 号浊度标准液（通则 0902 第一法）比较，均不得更浓；如显色，与各色 5 号标准比色液（通则 0901 第一法）比较，均不得更深。

（3）硫酸盐　硫酸链霉素的临床应用为硫酸盐，《中国药典》（2020 年版）采用 EDTA 配位滴定法测定硫酸链霉素中硫酸盐的含量。检查方法如下。

取本品 0.25g，精密称定，置碘量瓶中，加水 100mL 使溶解，用氨试液调节 pH 至 11，精密加入氯化钡滴定液（0.1mol/L）10mL 与酞紫指示液 5 滴，用乙二胺四醋酸二钠滴定液（0.1mol/L）滴定，注意保持滴定过程中的 pH 为 11，滴定至紫色开始消退，加乙醇 50mL，继续滴定至紫蓝色消失，并将滴定结果用空白试验校正。每 1mL 氯化钡滴定液（0.1mol/L）相当于 9.606mg 的硫酸盐（SO_4^{2+}）。按干燥品计算，含硫酸盐应为 18.0% ～ 21.5%。

（4）有关物质　《中国药典》（2020 年版）采用高效液相色谱法进行硫酸链霉素中有关物质的限量检查，检查方法如下。

供试品溶液　取本品适量，加水溶解并定量稀释制成每 1mL 中约含链霉素 3.5mg 的溶液。

对照溶液（1）　精密量取供试品溶液适量，用水定量稀释制成每 1mL 中约含链霉素 35μg 的溶液。

对照溶液（2）　精密量取供试品溶液适量，用水定量稀释制成每 1mL 中约含链霉素 70μg 的溶液。

对照溶液（3）　精密量取供试品溶液适量，用水定量稀释制成每 1mL 中约含链霉素 0.14mg 的溶液。

系统适用性溶液　取链霉素标准品适量，加水溶解并稀释制成每 1mL 中约含链霉素 3.5mg 的溶液，置日光灯（3000lx）下照射 24h；另取妥布霉素标准品适量，用此溶液溶解并稀释制成每 1mL 中约含妥布霉素 0.06mg 的混合溶液。

色谱条件　用十八烷基硅烷键合硅胶为填充剂；以 0.15mol/L 的三氟醋酸溶液为流动相，流速为每分钟 0.5mL；用蒸发光散射检测器检测（参考条件：漂移管温度为 110℃，载气流速为每分钟 2.8L）；进样体积 10μL。

系统适用性要求　系统适用性溶液色谱图中，链霉素峰保留时间约为 10 ～ 12min，链霉素峰与相对保留时间约为 0.9 处的杂质峰的分离度和链霉素峰与妥布霉素峰之间的分离度应分别大于 1.2 和 1.5。对照溶液（1）～（3）色谱图中，以对照溶液浓度的对数值与相应峰面积的对数值计算线性回归方程，相关系数（r）应不小于 0.99。

测定法　精密量取供试品溶液与对照溶液（1）、（2）、（3），分别注入液相色谱仪，记录色谱图至主成分峰保留时间的 2 倍。

限度　供试品溶液色谱图中如有杂质峰（除硫酸峰外），用线性回归方程计算，单个杂质不得过 2.0%，杂质总量不得过 5.0%。

4. 含量测定

氨基糖苷类抗生素的效价测定主要有微生物检定法和 HPLC 法。氨基糖苷类抗生素若采用 HPLC 测定法，由于本类抗生素多数无紫外吸收，不能直接用紫外或荧光检测器，需进行柱前或柱后衍生化，或采用电化学检测器、蒸发光检测器检测。《中国药典》（2020 年版）采用抗生素微生物检定法进行硫酸链霉素原料药及注射用硫酸链霉素的含量测定。抗生素微生物检定法是在适宜条件下，根据量反应平行线原理设计，通过检测抗生素对微生物的抑制作用，计算抗生素活性（效价）的方法。

硫酸链霉素原料药含量测定方法如下：

精密称取本品适量，加灭菌水溶解并定量稀释制成每 1mL 中约含 1000 单位的溶液，照抗生素微生物检定法（通则 1201）测定。1000 链霉素单位相当于 1mg 的 $C_{21}H_{39}N_7O_{12}$。

按干燥品计算，每 1mg 的效价不得少于 720 链霉素单位。

★ 总结提高：胶囊剂的常规检查注意事项。

《中国药典》（2020 年版）制剂通则项下规定胶囊剂的常规检查项目包括水分、装量差异、崩解时限和微生物限度。部分品种需检查含量均匀度、溶出度及释放度。

凡规定检查含量均匀度的胶囊剂不再检查装量差异；凡规定检查溶出度或释放度的胶囊剂不再检查崩解时限。

★ 练一练：举一反三，巩固提高。

根据学习过的内容，自主练习对乙酰氨基酚胶囊的检验，根据评价表完成自我评定。

任务评价

胶囊剂的检验任务评价表

班级：_____   姓名：_____   学号：_____

序号	任务要求	配分 / 分	得分 / 分
1	正确穿戴工作服	5	
2	正确设计检验流程	10	
3	正确准备检验所需的仪器和试剂	6	
4	正确进行取样	6	
5	正确鉴别	5	
6	正确进行杂质检查	8	
7	正确进行含量测定	10	

笔记

序号	任务要求	配分 / 分	得分 / 分
8	正确书写检验记录	10	
9	检验记录真实准确，书写规范	10	
10	正确书写检验报告	10	
11	正确处理和判断检验结果	10	
12	结束后清场、三废处理	5	
13	态度认真、操作规范有序	5	
	总分	100	

（邹小丽）

任务 8-5
药用辅料的检验

情境设定

左旋多巴注射液临床上用于帕金森病（震颤麻痹），脑炎后或合并有脑动脉硬化以及中枢系统的一氧化碳与锰中毒后的症状性帕金森综合征（非药源性震颤麻痹综合征），也用于急性肝功能衰竭引起的肝昏迷。某药厂生产的左旋多巴注射液处方如下：左旋多巴 1g，乙二胺四乙酸二钠 0.1g，亚硫酸氢钠 0.4g，甲基纤维素 0.1g，注射用水适量，总量 100mL。

其工艺流程如下：先将药物与抗氧剂溶于 20mL 注射用水中，再将甲基纤维素分散于 30mL 注射用水中，加入药物溶液，用氢氧化钠调节 pH 值至 9，加注射用水至全量。

在该注射液的生产过程中，用到哪些药用辅料？各有什么作用？其质量有何要求？

任务目标

1.思政目标

具备"质量第一"的责任意识、标准意识、规范操作意识，具备知行合一、工匠精神、具体问题具体分析、安全环保意识。

2.知识目标

掌握辅料的检验项目、检验流程、全检记录与报告的书写，有效数字的处理与结果判定。

3.技能目标

能按照质量标准设计辅料全检的操作流程；能规范进行各项检验；能正确记录并处理数据；能准确书写原始记录；能准确判断检验结果。

任务实施

★ 查一查：查阅《中国药典》（2020 年版）四部（656 页）亚硫酸氢钠的质量标准。

亚硫酸氢钠

Yaliusuanqingna

Sodium Bisulfite

$NaHSO_3$　104.06

[7631-90-5]

本品为亚硫酸氢钠与焦亚硫酸钠的混合物，焦亚硫酸钠为亚硫酸氢钠放置过程中可能产生的转换物。按二氧化硫（SO_2）计算，应为 61.5%～67.4%。

【性状】 本品为白色颗粒或结晶性粉末；有二氧化硫的微臭。

本品在水中易溶，在乙醇中几乎不溶。

【鉴别】（1）本品的水溶液（1→20）呈酸性，显亚硫酸氢盐的鉴别反应（通则0301）。

（2）本品的水溶液显钠盐的鉴别反应（通则0301）。

【检查】 溶液的澄清度与颜色 取本品1.0g，加水10mL使溶解，依法检查（通则0901与通则0902）。溶液应澄清无色。

硫酸盐 取本品50mg，置坩埚中，加盐酸2mL，置水浴上蒸干，用适量水溶解并稀释至10.0mL，摇匀，量取2.0mL，置50mL纳氏比色管中，依法检查（通则0802），与标准硫酸钾溶液4.0mL制成的对照液比较，不得更浓（4.0%）。

铁盐 取本品1.0g，加盐酸2mL，置水浴上蒸干，加水适量使溶解，依法检查（通则0807），与标准铁溶液1.0mL制成的对照液比较，不得更深（0.001%）。

重金属 取本品1.0g，加水10mL溶解后，加盐酸5mL，置水浴上蒸干，加水10mL使溶解，加酚酞指示液1滴，滴加氨试液适量至溶液显粉红色，加醋酸盐缓冲液（pH3.5）2mL与水适量使成25mL，依法检查（通则0821第一法），含重金属不得过百万分之十。

砷盐 取本品2.0g，加水10mL溶解后，加硫酸1mL，置砂浴上蒸至白烟冒出，放冷，加水21mL与盐酸5mL，依法检查（通则0822第二法），应符合规定（0.0001%）。

【含量测定】 取本品约0.15g，精密称定，精密加碘滴定液（0.05mol/L）50mL，密塞，振摇使溶解，在暗处放置5min，用硫代硫酸钠滴定液（0.1mol/L）滴定，至近终点时，加淀粉指示液1mL，继续滴定至蓝色消失，并将滴定的结果用空白试验校正。每1mL碘滴定液（0.05mol/L）相当于3.203mg的SO_2。

【类别】 药用辅料，抗氧剂。

【贮藏】 密封，在干燥处保存。

★ 做一做：完成药用辅料亚硫酸氢钠的检验。

一、查阅标准，设计流程

操作流程：药用辅料亚硫酸氢钠→外观性状检测→鉴别→检查（溶液的澄清度与颜色、硫酸盐、铁盐、重金属、砷盐）→含量测定。

二、检验准备

仪器：电子天平、滴定管、水浴锅、纳氏比色管、坩埚、砂浴锅、检砷器、碘量瓶、移液管、烧杯、量筒、容量瓶等。

试剂：亚硫酸氢钠、盐酸、硝酸亚汞试液、15%碳酸钾溶液、焦锑酸钾试液、标准硫酸钾溶液、稀盐酸、标准铁溶液、25%氯化钡溶液、硫氰酸铵溶液、硝酸、氨试液、酚酞指示液、醋酸盐缓冲液（pH3.5）、硫代乙酰胺试液、硫酸、盐酸、碘化钾试液、氯化亚锡试液、标准砷溶液、溴化汞试纸、碘滴定液（0.05mol/L）、硫代硫酸钠滴定液（0.1mol/L）、淀粉指示液等。

三、检验过程

1.性状观测

取本品适量，置载玻片上，目视观察应为白色颗粒或结晶性粉末；有二氧化硫的微臭。

2.鉴别

鉴别1：化学鉴别

按照质量标准鉴别（1）项下，取本品1g，加水使成20mL，应呈酸性，然后按照《中国药典》（2020年版）四部"通则0301一般鉴别试验"项下亚硫酸氢盐的鉴别操作，若呈现的现象和规定完全一致，结果为符合规定；若有一项不符合，结果为不符合规定。

鉴别2：化学鉴别

按照质量标准鉴别（2）项下，取本品按照《中国药典》（2020年版）四部"通则0301一般鉴别试验"项下亚硫酸氢盐、钠盐的鉴别操作，若呈现的现象和规定完全一致，结果为符合规定；若有一项不符合，结果为不符合规定。

3.检查

检查1：溶液的澄清度与颜色

操作：依照质量标准"溶液的澄清度与颜色"检查项下制备供试液，然后按照模块五——药物的杂质检查中"溶液澄清度的检查"项和"溶液颜色的检查"项下操作，与溶液应澄清无色，以判断该项检查是否符合规定。

检查2：硫酸盐

操作：依照质量标准"硫酸盐"检查项下制备供试液，然后按照模块五——药物的杂质检查中"硫酸盐的检查"项下操作，比较供试液和对照液产生的浑浊，以判断该项检查是否符合规定。

检查3：铁盐

操作：依照质量标准"铁盐"检查项下制备供试液，然后按照模块五——药物的杂质检查中"硫酸盐的检查"项下操作，比较供试液和对照液产生的颜色深浅，以判断该项检查是否符合规定。

检查4：重金属

操作：依照质量标准"重金属"检查项下制备供试液，然后按照模块五——药物的杂质检查中"重金属的检查"项下第一法操作，比较供试液和对照液产生的颜色深浅，以判断该项检查是否符合规定。

检查5：砷盐

操作：依照质量标准"砷盐"检查项下制备供试液，然后按照模块五——药物的杂质检查中"砷盐的检查"项下第二法操作，比较供试液和对照液产生的砷斑颜色深浅，以判断该项检查是否符合规定。

4.含量测定

分析：亚硫酸氢钠具有还原性，先准确加入过量的碘滴定液至被测物质中，待反应完全后，再用硫代硫酸钠滴定液滴定上述剩余的碘滴定液，据此求出亚硫酸氢钠（按二氧化硫计算）的含量。

操作：

（1）称量　亚硫酸氢钠约0.15g（两份），精密称定。

（2）溶解　精密加碘滴定液（0.05mol/L）50mL，密塞，振摇使溶解，在暗处放置5min。

（3）滴定　用硫代硫酸钠滴定液（0.1mol/L）滴定。

（4）终点　近终点时，加淀粉指示液1mL，继续滴定至蓝色消失。

（5）空白试验。

（6）记录消耗体积，计算含量。

四、书写检验记录

药用辅料检验原始记录

温度：23℃   相对湿度：57%   第　页　共　页

品名	亚硫酸氢钠	规格	25kg/袋	有效期	20230820
批号	110819	生产单位	江苏中正药用辅料公司	取样日期	2020.12.12
批量	500kg	检验项目	全检	检验日期	2020.12.14
检验依据		《中华人民共和国药典》（2020年版）四部			

【性状】

外观　本品为白色结晶或结晶性粉末；微臭。

规定：应为白色颗粒或结晶性粉末；有二氧化硫的微臭。

结论：符合规定。

【鉴别】

（1）取本品1g，加水成20mL溶液，即得供试品溶液。取供试品溶液，滴加碘试液，碘的颜色消退（碘的颜色应消退）。

结论：呈正反应。

（2）取铂丝，用盐酸湿润后，蘸取供试品，在无色火焰中燃烧，火焰即显鲜黄色（应为鲜黄色）。

取供试品约100mg，置10mL试管中，加水2mL溶解，加15%碳酸钾溶液2mL，加热至沸，无沉淀生成（应不得有沉淀生成）；加焦锑酸钾试液4mL，加热至沸；置冰水中冷却，必要时，用玻棒摩擦试管内壁，有致密的沉淀生成（应有致密的沉淀生成）。

结论：呈正反应。

【检查】

溶液的澄清度与颜色

取本品1.0g，置于25mL的纳氏比色管中，加水10mL使溶解。另取10mL水，置于另一25mL纳氏比色管中，两管同置白色背景上，自上向下透视，供试品管呈现的颜色与所用溶剂相同。

取本品1.0g，置配对的比浊用玻璃管中，加水10mL使溶解。另取10mL水，置配对的比浊用玻璃管中，在暗室内垂直同置于伞棚灯下，照度为1000lx，从水平方向观察、比较。供试品管溶液的澄清度与所用溶剂相同。

规定：溶液应澄清无色。

结论：符合规定。

硫酸盐

取本品50mg，置坩埚中，加盐酸2mL，置水浴上蒸干，用适量水溶解并稀释至10.0mL，摇匀，量取2.0mL，置50mL纳氏比色管中，加水溶解使约40mL，加盐酸2mL，摇匀，即得供试品溶液；另取标准硫酸钾溶液4.0mL，置50mL纳氏比色管中，加水溶解使约40mL，加盐酸2mL，摇匀，即得对照品溶液。于供试品溶液与对照品溶液中，分别加入25%氯化钡溶液5mL，用水稀释至50mL，充分摇匀，放置10min，同置黑色背景上，从比色管上方向下观察、比较，即得。供试品溶液呈现的浑浊浅于供试品溶液。

标准规定：供试品溶液与对照液比较，不得更浓（4.0%）。

结论：符合规定。

铁盐

取本品1.0g，加盐酸2mL，置水浴上蒸干，加水溶解使成25mL，移置50mL纳氏比色管中，加稀盐酸4mL与过硫酸铵50mg，用水稀释使成35mL后，加30%硫氰酸铵溶液3mL，再加水适量稀释成50mL，摇匀；如显色，立即与对照液（标准铁溶液1.0mL，置50mL纳氏比色管中，加水使成25mL，加稀盐酸4mL与过硫酸铵50mg，用水稀释使成35mL，加30%硫氰酸铵溶液3mL，再加水适量稀释成50mL，摇匀）比较，即得。供试品溶液不显色。

标准规定：供试品溶液与对照液比较，不得更深（0.001%）。

结论：符合规定。

重金属　第一法

甲管：取标准铅溶液 1.0mL（10μg/mL）于 25mL 的纳氏比色管中，加 pH3.5 醋酸盐缓冲液 2mL，加水适量使成 25mL，摇匀。

乙管：取供试品 1.0g，加水 10mL 溶解后，加盐酸 5mL，置水浴上蒸干，加水 10mL 使溶解，加酚酞指示液 1 滴，滴加氨试液适量至溶液显粉红色，加醋酸盐缓冲液（pH3.5）2mL 与水适量使成 25mL，摇匀。

丙管：取供试品 1.0g，加水 10mL 溶解后，加盐酸 5mL，置水浴上蒸干，加水 10mL 使溶解，加酚酞指示液 1 滴，滴加氨试液适量至溶液显粉红色，加 1.0mL 标准铅溶液和 pH3.5 醋酸盐缓冲液 2mL，加水适量使成 25mL，摇匀。

丙管中显出的颜色深于甲管，乙管中显出的颜色浅于甲管。

规定：丙管中显出的颜色不浅于甲管时，乙管中显出的颜色与甲管比较，不得更深（含重金属不得过百万分之十）。

结论：符合规定。

砷盐　第二法

取本品 2.0g，加水 10mL 溶解后，加硫酸 1mL，置砂浴上蒸至白烟冒出，放冷，加水 21mL 与盐酸 5mL，依法检查（通则 0822 第二法），应符合规定（0.0001%）。

精密量取标准砷溶液 2mL，加水 10mL 溶解后，加硫酸 1mL，置砂浴上蒸至白烟冒出，放冷，加水 21mL 与盐酸 5mL，再加碘化钾试液 5mL 与酸性氯化亚锡试液 5 滴，在室温放置 10min 后，加锌粒 2g，立即将准备好的导气管塞塞，并将反应瓶置 25～40℃水浴中反应 45min，取出 D 管，添加三氯甲烷至刻度，混匀，即得。取供试品 2.0g，同法操作。

将供试品溶液与标准砷对照液同置白色背景上，从 D 管上方向下观察、比较。

供试品溶液的颜色浅于标准砷对照液。

规定：供试品溶液的颜色不得比标准砷对照液更深（0.0001%）。

结论：符合规定。

【含量测定】

天平型号：Mettler MT5　　　　50mL 酸式滴定管 4 号

碘滴定液浓度：0.5004mol/L

计算公式：百分含量 =

$$\dfrac{\dfrac{0.05004}{0.1} \times 3.203 \times (V - V_0) \times 10^{-3}}{m} \times 100\%$$

测定法：取本品约 0.15g，精密称定，精密加碘滴定液（0.05mol/L）50mL，密塞，振摇使溶解，在暗处放置 5min，至近终点时，加淀粉指示液 1mL，继续滴定至蓝色消失，并将滴定的结果用空白试验校正。每 1mL 碘滴定液（0.05mol/L）相当于 3.203mg 的 SO_2。

项目	1	2
称样量 m/g	0.1523	0.1506
消耗滴定液体积 V/mL	30.45	30.04
空白试验消耗滴定液体积 V_0/mL	0.04	
含量/%	64.01	63.86
相对平均偏差 Rd/%	0.2	
平均含量/%	63.9	

规定：按二氧化硫（SO_2）计算，应为 61.5%～67.4%。

结论：符合规定。

结论：本品按《中华人民共和国药典》（2020 年版）四部标准，结果符合规定。

注：如部分参数未用到，请在相应栏目内划"/"。

检验者：　　　　　　　校对者：　　　　　　　审核者：

五、发放检验报告

参照模块八中"原料药的检验报告"设计药用辅料的检验报告。

★ 学一学：必备知识与原理。

一、药用辅料概述

药用辅料系指生产药品和调配处方时使用的赋形剂和附加剂；是除活性成分或前体以外，在安全性方面已进行了合理的评估，一般包含在药物制剂中的物质。

二、药用辅料的作用

药用辅料是药物制剂的重要组成部分，是保证药物制剂生产和使用的物质基础，决定药物制剂的性能及其安全性、有效性和稳定性。在药物制剂中使用的药用辅料通常具有特定的功能性，归属不同功能类别，而对辅料功能性和制剂性能具有重要影响的物理化学性质，可称为药用辅料的功能性相关指标。如稀释剂粒径可能影响固体制剂的成型性，增稠剂分子量可能影响液体制剂的黏度，粒径和分子量就属于功能性相关指标。因此，对功能性相关指标的测定、分级和制定限度范围对保证制剂的质量具有重要意义。

在作为非活性物质时，药用辅料除了赋形、充当载体、提高稳定性外，还具有增溶、助溶、调节释放等重要功能，是可能会影响到制剂的质量、安全性和有效性的重要成分。因此，应关注药用辅料本身的安全性以及药物-辅料相互作用及其安全性。

三、药用辅料的分类

药用辅料可从来源、剂型、用途、给药途径进行分类。

按来源分类 可分为天然物、半合成物和全合成物。

按用于制备的剂型分类 可分为片剂、注射剂、胶囊剂、颗粒剂、眼用制剂、鼻用制剂、栓剂、丸剂、软膏剂、乳膏剂、吸入制剂、喷雾剂、气雾剂、凝胶剂、散剂、糖浆剂、搽剂、涂剂、涂膜剂、酊剂、贴剂、贴膏剂、口服溶液剂、口服混悬剂、口服乳剂、植入剂、膜剂、耳用制剂、冲洗剂、灌肠剂、合剂等。

按用途分类 可分为溶剂、抛射剂、增溶剂、助溶剂、乳化剂、着色剂、黏合剂、崩解剂、填充剂、润滑剂、润湿剂、渗透压调节剂、稳定剂（如蛋白稳定剂）、助流剂、抗结块剂、矫味剂、抑菌剂、助悬剂、包衣剂、成膜剂、芳香剂、增黏剂、抗黏着剂、抗氧剂、抗氧增效剂、螯合剂等。

按给药途径分类 可分为口服、注射、黏膜、经皮或局部给药、经鼻或吸入给药和眼部给药等。

同一药用辅料可用于不同给药途径、不同剂型、不同用途。

四、常见药用辅料简介

1.稀释剂

稀释剂也称填充剂，指制剂中用来增加体积或重量的成分。在药物剂型中稀释剂通常占有很大比例，其作用不仅可保证制剂的一定的体积大小，而且可减少主药成分的剂量偏差，改善药物的压缩成型性。

常见的稀释剂包括无机盐类、纤维素类、淀粉类、糖类。重要的化学性质包括酸碱度、解离度、氧化 - 还原性质等。

2. 黏合剂

黏合剂系指一类使无黏性或黏性不足的物料粉末聚集成颗粒，促进压缩成型，具有黏性的固体粉末或溶液。黏合剂可改善颗粒性质，如流动性、强度、抗分离、降低含尘量、压缩性或药物释放等。黏合剂可分为湿黏合剂和干黏合剂。

黏合剂多为聚合物，聚合物的化学属性包括结构、单体性质和聚合顺序、功能基团、取代度和交联度，这些都将会影响制粒过程中的相互作用。天然聚合物由于来源和合成的不同，它们的性质更可能显示出较大的差异。常用黏合剂包括淀粉浆、纤维素衍生物、聚维酮、明胶等。

3. 崩解剂

崩解剂是加入处方中促使制剂迅速崩解成小单元并使药物更快溶解的功能性成分。崩解剂包括天然、合成或化学改造的天然聚合物。当崩解剂接触水分、胃液或肠液时，它们通过吸收液体膨胀溶解或形成凝胶，引起制剂结构的破坏和崩解，增大比表面积，从而促进药物的溶出。

常用崩解剂包括干淀粉、羧甲淀粉钠、低取代羟丙基纤维素、交联羧甲纤维素钠、交联聚维酮、泡腾崩解剂等。

4. 润滑剂

润滑剂是指固体制剂制备中的润滑性辅料，其作用为减小颗粒间、颗粒和固体制剂生产设备金属接触面之间（如压片机冲头和冲模）的摩擦力。

润滑剂可以分为界面润滑剂、流体薄膜润滑剂和液体润滑剂。在压片过程中，润滑剂往往具有抗黏着的作用，可降低颗粒与冲头的粘连，以防止压片物料黏着于冲头表面。液体润滑剂可用于减小金属与金属间的摩擦力。

常用的润滑剂有硬脂酸镁、微粉硅胶、滑石粉、氢化植物油、聚乙二醇类、十二烷基硫酸钠等。

5. 助流剂和（或）抗结块剂

助流剂的主要作用是增加颗粒的流动性，提高粉末流速，提高制剂的均匀度；用于直接压片时，还可防止粉末的分层现象。抗结块剂是可减少粉末聚集结块的物质，也可减少粉末加工中和漏斗排空过程中粉体结块和颗粒桥的形成。大多数情况下，助流剂具有抗结块剂的功能，常用的有微粉硅胶和滑石粉。

6. 包衣剂或增塑剂

包衣剂是对制剂进行包衣的物质的总称，包括包衣成膜材料、增塑剂、遮光剂、色素、打光剂等；包括用于糖衣、薄膜衣、肠溶衣及缓控释包衣的包衣剂。包衣剂的作用包括：掩盖药物异味、改善口感和外观、保护药物不受外界环境影响、调节药物释放（如膜控释和肠溶包衣）等。增塑剂是一种低分子量的物质，当加入另一种材料（通常为高分子聚合物）中时，会使得高分子材料具有柔韧性和弹性，且易于加工。增塑剂主要用于包衣剂中。

目前广泛应用的增塑剂可分为水溶性和脂溶性两大类。水溶性增塑剂主要是多元醇类化合物，脂溶性增塑剂主要是有机羧酸酯类化合物（如柠檬酸酯和邻苯二甲酸酯）。

7. 表面活性剂

表面活性剂是指含有固定的亲水亲油基团，由于其两亲性而倾向于集中在溶液表面、两种不相混溶液体的界面或者集中在液体和固体的界面，能降低表面张力或者界面张力的一类化合物。由于界面现象普遍存在于制剂的研制和生产过程中，表面活性剂在多类剂型中均有广泛应用，可作为增溶剂、润湿剂、助悬剂、絮凝和反絮凝剂、起泡剂、消泡剂、抑菌剂、稳定剂（如蛋白稳定剂）等。

化学性质根据来源，表面活性剂可分为天然表面活性剂和合成表面活性剂；根据分子组成特点和极性基团的解离性质，可分为离子型表面活性剂（包括阳离子表面活性剂、阴离子表面活性剂和两性离子表面活性剂）和非离子型表面活性剂；根据溶解性，可分为水溶性表面活性剂和油溶性表面活性剂；根据相对分子质量，可分为高分子表面活性剂和低分子表面活性剂。

8. 栓剂基质

栓剂基质为制造直肠栓剂和阴道栓剂的基质。常用栓剂基质包括油脂性基质（如可可豆脂、半合成椰油酯、半合成或全合成脂肪酸甘油酯等）和水溶性基质（如甘油明胶、聚乙二醇、泊洛沙姆等）。

高熔点亲脂性栓剂基质是半合成的长链脂肪酸甘油三酯的混合物，包括单甘油酯、双甘油酯，也可能存在乙氧化脂肪酸。根据基质的熔程、羟值、酸值、碘值、凝固点和皂化值，可将基质分为不同的类别。

亲水性栓剂基质通常是亲水性半固体材料的混合物，在室温条件下为固体，而使用时，药物会通过基质的熔融、溶蚀和溶出机制而释放出来。相对于高熔点栓剂基质，亲水性栓剂基质有更多羟基和其他亲水性基团。聚乙二醇为一种亲水性基质，具有合适的熔化和溶解行为。

课堂互动：药用辅料的质量是否要符合药用要求？为什么？

★ 总结提高：药用辅料质量的相关要求。

药品研究和生产中研究者及上市许可持有人选用药用辅料应保证该辅料能满足制剂安全性和有效性要求，并加强药用辅料的适用性研究。

适用性研究应充分考虑药用辅料的来源、工艺，及其制备制剂的特点、给药途径、使用人群和使用剂量等相关因素的影响。应选择功能性相关指标符合制剂要求的药用辅料，且尽可能用较小的用量发挥较大的作用。

在制订药用辅料标准时既要考虑辅料自身的安全性，也要考虑影响制剂生产、质量、安全性和有效性的性质。药用辅料的标准主要包括两部分：与生产工艺及安全性有关的项目，如性状、鉴别、检查、含量测定等项目；影响制剂性能的功能性相关指标，如黏度、粒度等。药用辅料应满足所用制剂的要求，用于不同制剂时，需根据制剂要求进行相应的质量控制。

药用辅料的残留溶剂应符合要求；药用辅料的微生物限度应符合要求；用于无除菌工艺的无菌制剂的药用辅料应符合无菌要求（通则 1101）；用于静脉用注射剂、冲洗剂等的药用辅料照细菌内毒素检查法（通则 1143）或热原检查法（通则 1142）检查，应符合规定。

★ 练一练：举一反三，巩固提高。

根据学习过的内容，自主练习二甘醇的质量检验，根据评价表完成自我评定。

笔记

药用辅料的检验任务评价表

班级：_____　　姓名：_____　　学号：_____

序号	任务要求	配分/分	得分/分
1	正确穿戴工作服	5	
2	正确设计检验流程	10	
3	正确准备检验所需的仪器和试剂	6	
4	正确进行取样	6	
5	正确鉴别	5	
6	正确进行杂质检查	8	
7	正确进行含量测定	10	
8	正确书写检验记录	10	
9	检验记录真实准确，书写规范	10	
10	正确书写检验报告	10	
11	正确处理和判断检验结果	10	
12	结束后清场、三废处理	5	
13	态度认真、操作规范有序	5	
	总分	100	

（邹小丽）

任务 8-6
制药用水的检验

情境设定

水是药物生产中用量最大，使用最广的一种原料，用于生产过程及药物制剂的制备，而且生产过程中的用水量很大，其中工艺用水量占相当比例。水在药品生产中是保证药品质量的关键因素之一，尤其是输液生产中工艺用水显得更为重要。

制药用水有哪些种类？制药用水有哪些质量要求？应如何进行制药用水的质量检验？

任务目标

1. 思政目标

具备"质量第一"的责任意识、标准意识、规范操作意识，具备知行合一、工匠精神、具体问题具体分析、安全环保意识。

2. 知识目标

掌握制药用水的检验项目、检验流程、全检记录与报告的书写，有效数字的处理与结果判定。

3. 技能目标

能按照质量标准设计制药用水全检的操作流程；能规范进行各项检验；能正确记录并处理数据；能准确书写原始记录；能准确判断检验结果。

任务实施

★ **查一查**：查阅《中国药典》（2020 年版）二部纯化水的质量标准。

纯化水
Chunhuashui
Purified Water

H_2O　18.02

本品为饮用水经蒸馏法、离子交换法、反渗透法或其他适宜的方法制得的制药用水，不含任何添加剂。

【性状】　本品为无色的澄清液体；无臭。

【检查】　酸碱度取本品 10mL，加甲基红指示液 2 滴，不得显红色；另取 10mL，加溴麝香草酚蓝指示液 5 滴，不得显蓝色。

硝酸盐　取本品 5mL 置试管中，于冰浴中冷却，加 10% 氯化钾溶液 0.4mL 与 0.1% 二苯胺硫酸溶液 0.1mL，摇匀，缓缓滴加硫酸 5mL，摇匀，将试管于 50℃ 水浴中放置 15min，溶液产生的蓝色与标准硝酸盐溶液［取硝酸钾 0.163g，加水溶解并稀释至100mL，摇匀，精密量取1mL，加水稀释成100mL，再精密量取10mL，加水稀释成100mL，摇匀，即得（每1mL相当于1μgNO₃）]0.3mL，加无硝酸盐的水4.7mL，用同一方法处理后的颜色比较，不得更深（0.000006%）。

亚硝酸盐　取本品10mL，置纳氏管中，加对氨基苯磺酰胺的稀盐酸溶液（1→100）1mL与盐酸萘乙二胺溶液（0.1→100）1mL，产生的粉红色，与标准亚硝酸盐溶液［取亚硝酸钠0.750g（按干燥品计算），加水溶解，稀释至100mL，摇匀，精密量取1mL，加水稀释成100mL，摇匀，再精密量取1mL，加水稀释成50mL，摇匀，即得（每1mL相当于1μgNO₃）]0.2mL，加无亚硝酸盐的水9.8mL，用同一方法处理后的颜色比较，不得更深（0.000002%）。

氨　取本品50mL，加碱性碘化汞钾试液2mL，放置15min；如显色，与氯化铵溶液（取氯化铵31.5mg，加无氨水适量使溶解并稀释成1000mL）1.5mL，加无氨水48mL与碱性碘化汞钾试液2mL制成的对照液比较，不得更深（0.00003%）。

电导率　应符合规定（通则0681）。

总有机碳　不得过0.50mg/L（通则0682）。

易氧化物　取本品100mL，加稀硫酸10mL，煮沸后，加高锰酸钾滴定液（0.02mol/L）0.10mL，再煮沸10min，粉红色不得完全消失。

以上总有机碳和易氧化物两项可选做一项。

不挥发物　取本品100mL，置105℃恒重的蒸发皿中，在水浴上蒸干，并在105℃干燥至恒重，遗留残渣不得过1mg。

重金属　取本品100mL，加水19mL，蒸发至20mL，放冷，加醋酸盐缓冲液（pH3.5）2mL与水适量使成25mL，加硫代乙酰胺试液2mL，摇匀，放置2min，与标准铅溶液1.0mL加水19mL用同一方法处理后的颜色比较，不得更深（0.000 01%）。

微生物限度　取本品不少于1mL，经薄膜过滤法处理，采用R2A琼脂培养基，30～35℃培养不少于5天，依法检查（通则1105），1mL供试品中需氧菌总数不得过100cfu。

R2A琼脂培养基处方及制备

酵母浸出粉	0.5g	磷酸氢二钾	0.3g
蛋白胨	0.5g	无水硫酸镁	0.024g
酪蛋白水解物	0.5g	丙酮酸钠	0.3g
葡萄糖	0.5g	琼脂	15g
可溶性淀粉	0.5g	纯化水	1000mL

除葡萄糖、琼脂外，取上述成分，混合，微温溶解，调节pH使加热后在25℃的pH为7.2±0.2，加入琼脂，加热溶化后，再加入葡萄糖，摇匀，分装，灭菌。

R2A琼脂培养基适用性检查试验照非无菌产品微生物限度检查：微生物计数法（通则1105）中"计数培养基适用性检查"的胰酪大豆胨琼脂培养基的适用性

检查方法进行，试验菌株为铜绿假单胞菌和枯草芽孢杆菌。应符合规定。

【类别】 溶剂、稀释剂。

【贮藏】 密闭保存。

★ 做一做：完成纯化水的检验。

一、查阅标准，设计流程

操作流程：纯化水→外观性状检测→检查（酸碱度、硝酸盐、亚硝酸盐、氨、二氧化碳、电导率、总有机碳、易氧化物、不挥发物、重金属、微生物限度）→检验记录和报告。

二、检验准备

试管、量筒、冰浴、试管、水浴、容量瓶、烧杯、滴管、电导率测定机、电炉、蒸发皿、烘箱、比色管等；纯化水、甲基红、指示液、溴麝香草酚蓝指示液、硫酸、10%氯化钾溶液、0.1%二苯胺硫酸溶液、标准硝酸盐溶液、对氨基苯磺酰胺的稀盐酸溶液、盐酸萘乙二胺溶液、标准亚硝酸盐溶液、碱性碘化汞钾试液、氯化铵溶液、碱性碘化汞钾试液、稀硫酸、高锰酸钾滴定液（0.02mol/L）、醋酸盐缓冲液（pH3.5）、硫代乙酰胺试液等。

三、检验过程

1. 性状观测

取本品适量，置洁净烧杯中，目视观察应为无色的澄清液体；无臭。

2. 检查

检查1：酸碱度

操作：依照质量标准"酸碱度"检查项下取规定量的纯化水加入规定的指示液，若不产生相应的颜色判为符合规定，否则判为不符合规定。

检查2：硝酸盐

操作：依照质量标准"硝酸盐"检查项下制备供试液和对照液，比较供试液和对照液产生的颜色，以判断该项检查是否符合规定。若供试品溶液产生的颜色不深于对照溶液，判为符合规定，否则判为不符合规定。

检查3：亚硝酸盐

操作：依照质量标准"亚硝酸盐"检查项下制备供试液和对照液，比较供试液和对照液产生的颜色，以判断该项检查是否符合规定。若供试品溶液产生的颜色不深于对照溶液，判为符合规定，否则判为不符合规定。

检查4：氨

操作：依照质量标准"氨"检查项下制备供试液和对照液，比较供试液和对照液产生的颜色，以判断该项检查是否符合规定。若供试品溶液产生的颜色不深于对照溶液，判为符合规定，否则判为不符合规定。

检查5：电导率

操作：按照《中国药典》（2020年版）四部"0681制药用水电导率测定法"项下操作，如测定的电导率值不大于限度值，则判为符合规定；如测定的电导率值大于限度值，则判为不符合规定。

检查6：易氧化物

操作：依照质量标准"易氧化物"检查项下操作，粉红色未完全消失，判为符合规定，否则判为不符合规定。

检查 7：不挥发物

操作：依照质量标准"不挥发物"检查项下操作，水浴蒸干后，按照模块五——药物的杂质检查中"干燥失重检查法"项下第一法操作，以判断该项检查是否符合规定。

检查 8：重金属

操作：依照质量标准"重金属"检查项下制备供试液和对照液，比较供试液和对照液产生的颜色，以判断该项检查是否符合规定。若供试品溶液产生的颜色不深于对照溶液，判为符合规定，否则判为不符合规定。

检查 9：微生物限度

操作：依照质量标准"微生物限度"检查项，按照《中国药典》（2020 年版）四部"1105 非无菌产品微生物限度检查：微生物计数法"项下操作，与质量标准规定进行比较，以判断该项检查是否符合规定。

四、书写检验记录

纯化水检验原始记录

温度：28℃   相对湿度：57%   第　页　共　页

品名	纯化水		检验项目	全检
取样日期	2020 年 8 月 14 日		检验日期	2020 年 8 月 14 日
检验依据		《中华人民共和国药典》（2020 年版）二部		

【性状】

外观：本品为无色的澄清液体；无臭，无味。

规定：应为无色的澄清液体；无臭，无味。

结论：符合规定。

【检查】

酸碱度

取本品 10mL，加甲基红指示液 2 滴，不显红色；另取 10mL，加溴麝香草酚蓝指示液 5 滴，不显蓝色。

规定：取本品 10mL，加甲基红指示液 2 滴，不得显红色；另取 10mL，加溴麝香草酚蓝指示液 5 滴，不得显蓝色。

结论：符合规定。

硝酸盐

取本品 5mL 置试管中，于冰浴中冷却，加 10% 氯化钾溶液 0.4mL 与 0.1% 二苯胺硫酸溶液 0.1mL，摇匀，缓缓滴加硫酸 5mL，摇匀，将试管于 50℃ 水浴中放置 15min，溶液产生的蓝色与标准硝酸盐溶液〔取硝酸钾 0.163g，加水溶解并稀释至 100mL，摇匀，精密量取 1mL，加水稀释成 100mL，再精密量取 10mL，加水稀释成 100mL，摇匀，即得（每 1mL 相当于 1μgNO₃）〕0.3mL，加无硝酸盐的水 4.7mL，用同一方法处理后的颜色比较。

规定：纯化水显出的颜色　浅　于标准硝酸盐溶液显出的颜色。

结论：符合规定。

亚硝酸盐

取本品 10mL，置纳氏管中，加对氨基苯磺酰胺的稀盐酸溶液（1 → 100）1mL 与盐酸萘乙二胺溶液（0.1 → 100）1mL，产生的粉红色，与标准亚硝酸盐溶液〔取亚硝酸钠 0.750g（按干燥品计算），加水溶解，稀释至 100mL，摇匀，精密量取 1mL，加水稀释成 100mL，摇匀，再精密量取 1mL，加水稀释成 50mL，摇匀，即得（每 1mL 相当于 1μgNO₂）〕0.2mL，加无亚硝酸盐的水 9.8mL，用同一方法处理后的颜色比较。

规定：纯化水显出的颜色　浅　于标准亚硝酸盐溶液显出的颜色。

结论：符合规定。

氨

取本品 50mL，加碱性碘化汞钾试液 2mL，放置 15min；如显色，与氯化铵溶液（取氯化铵 31.5mg，加无氨水适量使溶解并稀释成 1000mL）1.5mL，加无氨水 48mL 与碱性碘化汞钾试液 2mL 制成的对照液比较。

规定：纯化水显出的颜色 浅 于对照液显出的颜色。

结论：符合规定。

电导率

电导率仪型号：DDS-307 型电导率仪　　　　编号：02　　　温度：25℃

测定法：取本品 100mL，调节温度至 25℃，按照电导率仪的使用操作规程测定其电导率为 1.9μScm⁻¹。

规定：25℃时，纯化水的电导率应不超过 5.1μScm⁻¹。

结论：符合规定。

易氧化物

取本品 100mL，加稀硫酸 10mL，煮沸后，加高锰酸钾滴定液（0.02mol/L） 0.10mL，再煮沸 10min，现象为粉红色。

规定：粉红色不得完全消失。

结论：符合规定。

不挥发物

仪器型号：DHG-9070B 型电热恒温干燥箱　　　　　仪器编号：01

取本品 100mL，置 105℃恒重的蒸发皿中，在水浴上蒸干，并在 105℃干燥至恒重。

检验结果如下：

第一次恒重蒸发皿重量：6.5347g

第二次恒重蒸发皿重量：6.5346g

蒸干后恒重总重量：6.5348g

继续干燥 1h 后恒重总重量：6.5348g

遗留残渣重量：0.2mg

规定：遗留残渣不得过 1mg。

结论：符合规定。

重金属

取本品 100mL，加水 19mL，蒸发至 20mL，放冷，加醋酸盐缓冲液（pH3.5）2mL 与水适量使成 25mL，加硫代乙酰胺试液 2mL，摇匀，放置 2min，与标准铅溶液 1.0mL 加水 19mL 用同一方法处理后的颜色比较。

规定：纯化水显出的颜色 浅 于对照溶液显出的颜色。

结论：符合规定。

微生物限度

取本品，采用薄膜过滤法处理后，照微生物限度检查法操作。测定结果如下：

细菌数：33 个 /g

霉菌、酵母菌数数：21 个 /g

规定：细菌、霉菌和酵母菌总数每 1mL 不得过 100 个。

结论：符合规定。

结论：上述检验符合《中华人民共和国药典》（2020 年版）二部标准，结果符合规定。

注：如部分参数未用到，请在相应栏目内划"/"。

检验者：　　　　　　　　　　校对者：　　　　　　　　　　审核者：

五、发放检验报告

参照模块八中"原料药的检验报告"设计纯化水的检验报告。

★ 学一学：必备知识与原理。

一、制药用水的分类

水是药物生产中用量大、使用广的一种辅料，用于生产过程及药物制剂的制备。

药典中所收载的制药用水，因其使用的范围不同而分为饮用水、纯化水、注射用水及灭菌注射用水。一般应根据各生产工序或使用目的与要求选用适宜的制药用水。药品生产企业应确保制药用水的质量符合预期用途的要求。制药用水的原水通常为饮用水。

制药用水的制备从系统设计、材质选择、制备过程、贮存、分配和使用均应符合药品生产质量管理规范的要求。制水系统应经过验证，并建立日常监控、检测和报告制度，有完善的原始记录备查。制药用水系统应定期进行清洗与消毒，消毒可以采用热处理或化学处理等方法。采用的消毒方法以及化学处理后消毒剂的去除应经过验证。

1. 饮用水

饮用水为天然水经净化处理所得的水。饮用水可作为药材净制时的漂洗、制药用具的粗洗用水。除另有规定外，也可作为饮片的提取溶剂。

2. 纯化水

纯化水为饮用水经蒸馏法、离子交换法、反渗透法或其他适宜的方法制得的制药用的水，不含任何附加剂。采用离子交换法、反渗透法、超滤法等非热处理制备的纯化水，一般又称去离子水。采用特殊设计的蒸馏器用蒸馏法制备的纯化水，一般又称蒸馏水。

纯化水可作为配制普通药物制剂用的溶剂或试验用水；可作为中药注射剂、滴眼剂等灭菌制剂所用药材的提取溶剂；口服、外用制剂配制用溶剂或稀释剂；非灭菌制剂用器具的精洗用水；也用作非灭菌制剂所用药材的提取溶剂。纯化水不得用于注射剂的配制与稀释。

3. 注射用水

注射用水为纯化水经蒸馏所得的水，应符合细菌内毒素试验要求。注射用水必须在防止细菌内毒素产生的设计条件下生产、贮藏及分装。注射用水可作为配制注射剂、滴眼剂所用的溶剂或稀释剂及容器的使用。

4. 灭菌注射用水

灭菌注射用水为注射用水依照注射剂生产工艺制备所得的水。灭菌注射用水用于灭菌粉末的溶剂或注射液的稀释剂。

二、制药用水的水质标准

1. 饮用水

饮用水的质量必须符合现行中华人民共和国国家标准《生活饮用水卫生标准》。需定期检测饮用水水质，在当前原水水质遭受有机物等污染日益加剧的情况下，应针对不同的污染物，采取有效措施，避免因饮用水水质波动而影响药品质量。

2. 纯化水

纯化水应符合《中国药典》（2020 年版）二部所收载的纯化水标准。《中国药典》（2020 年版）对纯化水在酸碱度、硝酸盐、亚硝酸盐、氨、二氧化碳、电导率、总有机碳或易氧化物、不挥发物、重金属、微生物限度等项均提出了具体的检验方法及要求。在制水工艺中通常采用在线检测纯化水的电阻率值的大小。由于生产纯化水的过程中存在水质被污染的可能性，所以对各种生产装置特别要注意是否有微生物污染，对其各个部位及其流出的水应经常监测，尤其是当这些部位停用几小时后再使用时。为防止微生物的滋生和污染。应定期清洗设备管道、更换膜组件或再生离子交换树脂。

3. 注射用水

注射用水为纯化水经蒸馏所得的水，应符合《中国药典》（2020 年版）所收载的注射用水标准。

《中国药典》（2020年版）对注射用水的水质除对硝酸盐与亚硝酸盐、电导率、总有机碳、不挥发物与重金属各项依照纯化水项下的方法检查，并应符合规定外，在氨的测试中所采用的氯化铵溶液（为对照液）的用量作了变动，由1.5mL减为1.0mL。增加了pH检验项目，取100mL注射用水加饱和氯化钾溶液0.3mL后其pH应为5.0～7.0。对水中细菌内毒素的含量提出了检测方法及要求，要求每1mL注射用水中含细菌内毒素应小于0.25EU。微生物限度检查要求100mL注射用水中需氧菌总数不得过10cfu。注射用水必须在防止细菌内毒素产生的设计条件下生产、贮藏及分类。注射用水制备装置应定期清洗，消毒灭菌，验证合格后方可投入使用。注射用水水质应逐批检测，保证符合药典标准。

4. 灭菌注射用水

灭菌注射用水为注射用水照注射剂生产工艺制备所得，应符合《中国药典》（2020年版）所收载的灭菌注射用水标准。

《中国药典》（2020年版）对灭菌注射用水的水质除对硝酸盐与亚硝酸盐、氨、电导率、不挥发物、重金属与细菌内毒素各项依照注射用水项下的方法检查，并应符合规定。增加了氯化物、硫酸盐与钙盐、二氧化碳、易氧化物的检验。应按规定进行pH检验，其pH应为5.0～7.0。

三、制药用水的管理要求

制药用水容器上应用标签标示，包括名称和品质等级；制备日期或从制备设备中取用日期；从制备设备中取水人的姓名；有效期。

应使用专门的聚乙烯容器或玻璃容器储存，在水的供应，储存和配送的过程中应采取预防措施避免污染。

储水容器应定期清洁，新购置的专用容器首次使用前，先注满自来水，旋紧桶盖，放置2h，然后将自来水倾出。取2L蒸馏水于容器，先用洁净的刷子刷洗容器内壁，将废液倾出，再用蒸馏水清洗三次，每次用量不低于2L。日常使用的专用容器，每次取水前用蒸馏水荡洗容器三次。

应定期清洗与消毒注射用水系统。注射用水的储存方式和静态储存期限应经过验证确保水质符合质量要求，例如可以在80℃以上保温或70℃以上保温循环或4℃以下的状态下存放。

灭菌注射用水灌装规格应与临床需要相适应，避免大规格、多次使用造成的污染。

课堂互动：制药用水的电导率大小和其纯度之间有什么关系？

★总结提高：制药用水的储存注意事项。

（1）纯化水储存周期不宜大于24h，其储罐宜采用不锈钢材料或经验证无毒、耐腐蚀、不渗出污染离子的其他材料制作。储罐通气口应安装不脱落纤维的疏水性除菌滤器。储罐内壁应光滑，接管口和焊缝不形成死角或沙眼，不宜采用可能导致水污染的波位计和温度计。对储罐要定期清洗、消毒灭菌，并对清洗、灭菌效果验证。

（2）注射用水储存周期不宜大于12h，否则应在80℃以上保温保存或65℃以上保温循环。其储罐应采用优质低碳不锈钢或其他经验证合格的材料制作。储罐宜采用保温夹套，保证注射用水在80℃以上存放。储罐若不采用氮气保护，那么保护其通气口应安装不脱落纤维的疏水性除菌滤器。储罐宜采用球形或圆柱形，内壁应光滑，接管和焊缝不应有死角和沙眼。应采用不会形成水污染的显示液面、温度压力等参数的传感器。对注射用水储罐要定期清洗、消毒灭菌，并对清洗，灭菌效果验证。

（3）灭菌注射用水对储罐的要求与注射用水的储罐要求基本相同，但用于灭菌注射用水的储罐宜采用氯气保护。

★ 练一练：举一反三，巩固提高。

根据学习过的内容，自主练习注射用水的质量检验，根据评价表完成自我评定。

任务评价

注射用水的检验任务评价表

班级：_____ 姓名：_____ 学号：_____

序号	任务要求	配分/分	得分/分
1	正确穿戴工作服	5	
2	正确设计检验流程	10	
3	正确准备检验所需的仪器和试剂	6	
4	正确进行取样	6	
5	正确鉴别	5	
6	正确进行杂质检查	8	
7	正确进行含量测定	10	
8	正确书写检验记录	10	
9	检验记录真实准确，书写规范	10	
10	正确书写检验报告	10	
11	正确处理和判断检验结果	10	
12	结束后清场、三废处理	5	
13	态度认真、操作规范有序	5	
	总分	100	

（邹小丽）

模块小结

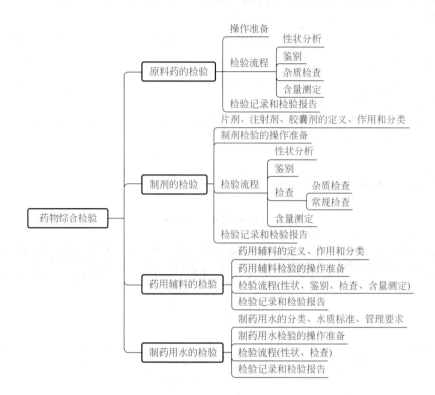

原料药的检验
　操作准备
　检验流程
　　性状分析
　　鉴别
　　杂质检查
　　含量测定
　检验记录和检验报告

制剂的检验
　片剂、注射剂、胶囊剂的定义、作用和分类
　制剂检验的操作准备
　检验流程
　　性状分析
　　鉴别
　　检查
　　　杂质检查
　　　常规检查
　　含量测定
　检验记录和检验报告

药用辅料的检验
　药用辅料的定义、作用和分类
　药用辅料检验的操作准备
　检验流程(性状、鉴别、检查、含量测定)
　检验记录和检验报告

制药用水的检验
　制药用水的分类、水质标准、管理要求
　制药用水检验的操作准备
　检验流程(性状、检查)
　检验记录和检验报告

药物综合检验

参考文献

［1］ 国家药典委员会.中华人民共和国药典（2020 年版）［M］.北京：中国医药科技出版社，2020.

［2］ 中国食品药品检定研究院.中国药品检验标准操作规范 2019 年版［M］.北京：中国医药科技出版社，2020.

［3］ 国家药品监督管理总局执业药师资格认证中心.国家执业药师考试指南——药学专业知识（一）［M］.北京：中国医药科技出版社，2020.

［4］ 王金香.药物检验技术（第 2 版）［M］.北京：人民卫生出版社，2013.

［5］ 梁述忠，王炳强.药物分析（第 3 版）［M］.北京：化学工业出版社，2017.

［6］ 甄会贤.药物检测技术（第 3 版）［M］.北京：人民卫生出版社，2018.

［7］ 梁颖.药物检验技术（第 2 版）［M］.化学工业出版社.2018.

［8］ 边虹铮，卢海刚.药物分析检测技术（第 2 版）［M］.化学工业出版社.2017.

［9］ 欧阳卉，唐倩.药物分析（第 3 版）［M］.北京：中国医药科技出版社，2017.

［10］ 杨元娟.药品生物检定技术［M］.北京：人民卫生出版社，2018.

［11］ 卓菊，宋金玉.中药制剂检测技术（第 2 版）［M］.北京：中国医药科技出版社，2017.

［12］ 杨红，朱丽波.药物分析（第 3 版）［M］.西安：西安交通大学出版社，2020.